中国口腔医学年鉴

YEARBOOK OF CHINESE STOMATOLOGY

2014 年卷

主　编　周学东

副主编　王　兴　俞光岩　张志愿
赵铱民　边　专　凌均棨
王松灵　夏　刚

四川科学技术出版社
·成都·

图书在版编目(CIP)数据

中国口腔医学年鉴. 2014 年卷 / 周学东主编. — 成都 :
四川科学技术出版社, 2015.9
ISBN 978 -7 -5364 -8204 -3

Ⅰ. ①中… Ⅱ. ①周… Ⅲ. ①口腔科学 - 中国 -
2014 - 年鉴 Ⅳ. ①R78 -54

中国版本图书馆 CIP 数据核字(2015)第 227197 号

中国口腔医学年鉴 2014 年卷

主　　编　周学东
出 品 人　钱丹凝
责任编辑　任维丽
责任校对　吴　婷
责任出版　欧晓春
出版发行　四川科学技术出版社
　　　　　成都市槐树街 2 号　邮政编码 610031
　　　　　官方微博:http://e.weibo.com/sckjcbs
　　　　　官方微信公众号:sckjcbs
　　　　　传真:028 -87734039
成品尺寸　185mm × 260mm
　　　　　印张 19.5　字数 440 千
印　　刷　成都市富生实业有限公司
版　　次　2015 年 9 月第一版
印　　次　2015 年 9 月第一次印刷
定　　价　83.00 元
ISBN 978 -7 -5364 -8204 -3

■本书如有缺页、破损、装订错误,请寄回印刷厂调换。
■如需购本书,请与本社邮购组联系。
地址/成都市槐树街 2 号　电话/(028)87734035
邮政编码/610031

《中国口腔医学年鉴》第十二届编辑委员会

李长义　天津医科大学
李宁毅　青岛大学
李秉琦　四川大学
李铁军　北京大学
李新春　开封大学
李德华　第四军医大学
杨丕山　山东大学
沈　刚　上海交通大学
谷志远　浙江中医药大学
邱蔚六　上海交通大学
陆支越　卫生部北京医院
陈　力　哈尔滨医科大学
陈　刚　天津医科大学
陈　智　武汉大学
陈万涛　上海交通大学
陈吉华　第四军医大学
陈扬熙　四川大学
陈　江　福建医科大学
陈谦明　四川大学
周　洪　西安交通大学
周　健　安徽医科大学
周　诺　广西医科大学
周延民　吉林大学
周学东　四川大学
周曾同　上海交通大学
屈志国　内蒙古自治区人民医院
易新竹　四川大学
林　野　北京大学
罗颂椒　四川大学
郑立舸　泸州医学院
郑家伟　上海交通大学
金　岩　第四军医大学
侯玉东　滨州医学院
俞立英　复旦大学
俞光岩　北京大学
宫　苹　四川大学
胡　敏　解放军总医院
胡　静　四川大学
胡勤刚　南京大学
赵　今　新疆医科大学
赵士芳　浙江大学
赵云凤　四川大学
赵守亮　同济大学
赵志河　四川大学
赵怡芳　武汉大学
赵铱民　第四军医大学
钟良军　浙江中医药大学
钟德钰　广东省口腔医院
倪龙兴　第四军医大学
凌均棨　中山大学
唐瞻贵　中南大学
夏　刚　国家卫生计生委
徐　欣　山东大学
徐礼鲜　第四军医大学
徐　韬　北京大学
栾文民　卫生部北京医院
聂敏海　泸州医学院
高　军　银川市口腔医院
宿玉成　北京协和医学院
巢永烈　四川大学
康　宏　兰州大学
曹选平　郑州大学
梁景平　上海交通大学
章锦才　广东省口腔医院
章魁华　北京大学
麻健丰　温州医科大学
黄世光　暨南大学
黄建文　台湾牙医师协会
黄洪章　中山大学
傅民魁　北京大学
彭贵平　澳门牙医学会
曾祥龙　北京大学
温玉明　四川大学
程祥荣　武汉大学
葛建埔　台北牙医师公会
董福生　河北医科大学
蒋欣泉　上海交通大学
谢志坚　浙江大学
路振富　中国医科大学
漆　明　宁夏医科大学
樊明文　武汉大学
潘亚萍　中国医科大学
翦新春　中南大学
魏奉才　山东大学

序　言

《中国口腔医学年鉴》是中国口腔医学领域唯一一部史书性、综合性、实用性和资料密集型的连续出版物，自1984年创刊至2014年已连续出版了22卷。本卷为2014年卷，选材基础时限为2014年1月至12月。该书的编纂出版旨在客观、公正、全面地向国内外读者介绍中国口腔医学界的历史与现状。其汇集的重要资料主要体现于学科建设、人才培养、科学研究、医院建设等领域，是了解和研究中国口腔医学发展史的珍贵资料，也是中国口腔医学与国际口腔医学广泛交流的重要平台。

本卷栏目主要内容按照回顾与论坛、口腔医疗工作、口腔医学教育和科学研究、口腔医学学会工作分类。“回顾与论坛”栏目特别邀请了中华口腔医学会口腔生物医学专业委员会主任委员王松灵教授、口腔材料专业委员会主任委员李伟教授、儿童口腔医学专业委员会主任委员王小竞教授、牙周病学专业委员会主任委员束蓉教授、颞下颌关节病学与殆学专业委员会主任委员张志光教授对各自领域近年取得的成果进行了回顾，并对未来进行了展望。“医疗工作”栏目汇总了2014年度中国开展口腔疾病预防与治疗的相关文献。“教育”栏目汇总了2014年度中国高等学校口腔医学专业学生的培养文献，介绍了2014年度中国高等学校口腔医学博士、硕士研究生及本科生招生培养简况。“科学研究”栏目重点介绍中国高等院校口腔医学院、口腔医院科技成果获奖和获得的科研基金资助项目，介绍了2014年公开出版发行的口腔医学专著、教材等。“学会工作”栏目更新了2014年中华口腔医学会及其口腔医学专业委员会与学组组织机构名录、省和直辖市口腔医学会组织机构名录、记载了2014年度在中国召开的口腔学术会议、各类展会、学会简讯及院校新闻动态。

《中国口腔医学年鉴》在编纂出版过程中得到了全国口腔医学院(系)、口腔医院以及众多口腔医学专家们的鼎力支持和热心帮助，受到广大读者的厚爱和关心，出版单位与编委会保持着长期友好的合作关系，在此谨致衷心谢意。为进一步办好《中国口腔医学年鉴》，不断丰富和充实内容，提高质量，欢迎广大读者提出宝贵的建议和意见。

借史鉴今，奋发图强；革故鼎新，开创未来。我们当砥砺前行，共创中国口腔医学事业的辉煌明天。

《中国口腔医学年鉴》第十二届编辑委员会

2015年7月

目　次

回顾与论坛

口腔生物医学专业研究工作回顾与展望

中华口腔医学会口腔生物医学专业委员会
首都医科大学口腔医学院　王松灵

为了推进会员发展工作，中华口腔医学会口腔生物医学专业委员会第一届专委会设立了中华口腔医学会口腔生物医学专业委员会专科会员管理办法，至 2014 年大专委会建设完成时发展了 1 339 人专科会员，引入竞争性青年委员机制吸收做出成绩的青年才俊进入专委会，鼓励更多青年才俊有志于口腔生物医学研究。

一、中华口腔医学会口腔生物医学专业委员会换届

2014 年 10 月 24 日，中华口腔医学会第二届口腔生物医学专业委员会换届改选大会召开，产生委员 120 人。随后，来自全国 40 多个口腔院校的 400 余名代表参加了同期举办的“2014 全国口腔生物医学学术年会”。年会特邀非口腔医学的专家及海外口腔医学专家做专题讲演；年会邀请了国内著名口腔医学专家做专题报告，展示我国口腔医学研究新成果；年会还开展了以国内口腔医学中青年专家为主的大会发言，交流研究成果；年会最后进行了第三届口腔生物医学优秀青年研究奖的评选，为我国致力于口腔生物医学研究的中青年学术骨干提供学术交流、分享科研成果的平台。

二、当前口腔生物医学研究热点

目前口腔生物医学口腔覆盖的范围明显增多，如口腔发育生物学、口腔干细胞及组织工程学、口腔基因治疗及蛋白质组学、肿瘤生物学、骨生物学等。其中牙发育生物学、口腔组织工程与再生医学、口腔肿瘤生物学、口腔微生态学等是当今口腔医学学科交叉多，发展很快、很活跃的领域，代表了当前口腔医学研究的前沿水平及发展方向。

（一）牙发育生物学

牙齿是典型的上皮-间充质细胞相互诱导发育的器官，其发生和发育是一个非常复杂的生物学过程，目前对牙胚发育过程中上皮-间充质细胞相互作用的调控机制及微环境的影响仍缺乏系统深入了解。通过上皮及间充质相互作用，模拟牙齿发育的自然途径实现全牙再生是研究牙再生及牙齿发育微环境最有效的途径之一。该方法模拟牙胚发育模式，被认为是最有可能实现全牙再生的方法。在研究牙齿发育及全牙再生研究方面，最广泛使用的是啮齿类动物，而鼠与人牙发育差别明显，其具有不停生长的切牙，缺少尖牙和前磨牙牙型（只有切牙和磨牙）、前后牙之间存在间隙（diastema）、单牙列（没有牙齿替换）等特点，致使其在牙型决定机制、牙齿替换机制方面的研究应用受限。与小鼠相比，猪在解剖组织学、生理学和免疫学等方面与人类有很多相似性，已应用于生物学、医学的各研究领域。小型猪作为人类医学研究的理想模型动物已逐渐获得广泛共识。近年来，由于小型猪口腔颌面部解剖结构与人类更为接近并患有人类的某些口腔疾病，其在口腔医学研究中的应用越来越受到重视。在

研究牙齿发育和再生方面，小型猪更是引起口腔医学界的极大兴趣。其在牙齿的大小、形态、数量、牙型和双牙列替换等方面都与人类相似；小型猪乳牙与人恒牙大小相似，牙齿的形态绝大部分与人相似；小型猪拥有人类的所有牙齿类型（包括切牙、尖牙、前磨牙和磨牙），小型猪与人一样也为双牙列（乳牙列和恒牙列），其恒牙的萌出、替换顺序和替换周期与人具有可比性。另外，猪基因组草图正在完成中，各种转基因猪相继报道，这些都为进一步从分子水平研究猪的牙齿发育和替换机制与再生提供可能，猪已成为异种器官移植手术供体器官最有希望的来源。此外，采用小型猪作为模式动物来研究牙齿的发育和再生对解释人类牙发生发育的机制更具有说服力。

综上所述，相对于啮齿类动物模型，小型猪有明显的优势，是研究牙齿发育和再生的更加理想模型。到目前为止，有关小型猪牙齿的发育研究资料极少。虽然已有的一些报道涉及家猪和小型猪乳牙的发育和萌出、恒牙的钙化和萌出，但是有关猪恒牙的早期的发育特点尚无资料可循，而尚无小型猪牙齿替换模式的报道。目前有关牙齿替换的机制还不清楚，一个很重要的原因是，绝大多数牙发育相关研究是基于啮齿类动物模型，缺少与人类似的动物模型是主要障碍。因此，应系统地研究小型猪牙齿替换恒牙和非替换恒牙的发育时相和发育规律；构建小型猪乳恒磨牙基因表达文库及表达谱；进行基于细胞重组技术的小型猪全牙再生研究，表明在大型动物模型小型猪上开展牙发育和再生研究的可行性。这些为进一步开展大型动物恒牙发育、替换调控和再生研究奠定了重要基础。

（二）口腔组织工程与再生医学

口腔组织工程与再生医学是近二十年来发展起来的一门新兴学科。口腔组织工程与再生医学研究口腔颌面部各种组织器官的正常组织特征与功能、发育与疾病发生机制以及创伤修复与再生机制，以此促进机体自我修复与再生，或构建新的组织与器官，以改善或恢复病损口腔组织和器官的结构与功能。如采用干细胞与组织工程等方法研制修复口腔颌面部的各种组织或器官。随着口腔发育生物学、细胞生物学、分子生物学、遗传学等基础学科的迅猛发展以及干细胞和组织工程技术在现代口腔医学基础和临床的应用，口腔组织工程与再生医学已显示出良好的发展前景。

目前，我国组织工程与再生医学的研究发展迅速，基本与国际先进水平接轨。可喜的是口腔医学研究工作者是我国组织工程与再生医学研究中的一支引人瞩目的科研力量，在牙齿、骨与软骨、皮肤与口腔黏膜、关节、涎腺等多个组织器官的发育再生机制、基因调控与干细胞研究、特别是组织工程研究领域做出了突出的成绩，积极参加了国内外的学术交流活动，部分院校已经开设了相关的讲座与课程并成立了相关的研究机构。承担了国家级的一些重大项目，如牙和骨相关的“973计划”等重大项目。

（三）口腔肿瘤生物学

随着分子生物学、计算机信息学、生物制药及生物医学工程学的迅猛发展，肿瘤生物学的发展整合了肿瘤相关领域的所有前沿问题，几乎体现了当代医学发展的最高水平，引导着肿瘤临床诊治的未来发展方向。正是在肿瘤生物学发展的基础上，各种新的分子诊断技术、治疗方法、靶向治疗药物的研发和应用，早期诊断和早期治疗、基于分子分类的个体化治疗才成为可能，转化医学正是推动肿瘤生物学研究成果进入临床真正造福患者的关键，两者的有力结合可望真正向实现治愈肿瘤这一最终目标迈进医大步。目前，国际上的美国癌症研究协会（AACR）每年召开国际大规模的学术会议，也是旨在推进肿瘤生物学研究及转化医学的发展，促进肿瘤专业的学术交流和人才培养。可见成立“肿瘤生物学与转化医学”学组是与国际、国内肿瘤内科学科发展接轨的需要，将利于完善口腔生物医学专业委员会的架构，促进专委会的专业发展，便于同肿瘤内科学界进行学术交流。

在国内，肿瘤生物学研究一直是一个备受关注的永恒课题，肿瘤早已成为一个严重威胁国民健康的重要问题；我国口腔颌面-头颈癌发病率稳步地上升，长期治疗后生存率徘徊在 60% 上下。要进一步提高患者生存率和生存质量，对其生物学机制进行深入的攻关研究和阐明，将创新成果转化应用到临床，是国内外认同的最可行之路。随着各项肿瘤研究手段的开展，细胞生物学、分子生物学、分子病理学、遗传学及表观遗传学等相关领域的发展，以及肿瘤模型建立及转基因动物的广泛应用，肿瘤生物学研究已经进入了多学科合作和交叉时代，蛋白组学、基因组学、代谢组学、药物组学早已经和肿瘤生物学的研究密不可分，而肿瘤的临床治疗、如免疫治疗、基因治疗、生物治疗、个体化治疗也越来越依赖于肿瘤生物学的发展。

在经历了几代人的不懈努力下，我国口腔颌面-头颈肿瘤学科的诊治水平有了很大进步。特别是口腔颌面外科专业在口腔癌的临床手术治疗方面独树一帜，取得了骄人的成绩，达到了世界先进水平，被誉为“中国式”的口腔颌面外科。同样，口腔肿瘤生物学与转化医学研究也在老一辈专家的关心爱护下蓬勃发展起来，经历了从小到大、从弱到强的过程。随着肿瘤研究手段的不断发展和发病机制认识的不断深入，我国在口腔肿瘤生物学和转化医学领域取得了长足发展，正逐步培养出一支稳定的专业队伍，在此基础上，一些系统、深入的基础研究和转化合作研究也逐步在全国范围内展开，并取得了一些原创性研究成果，转化研究成果更是值得期待。与此同时，各种规模的口腔肿瘤生物学学术会议及转化研究论坛也在全国范围内开展得有声有色，日益受到国内外同行的关注，正吸引越来越多的同仁加入进来。

（四）口腔微生态学

微生态学是 20 世纪 70 年代才崛起的一门新兴的边缘学科，也是生命科学的重要分支，近年来发展迅速。口腔相关疾病的微生态学基础研究也是近年来口腔医学研究的热点问题，口腔微生态学也正式成为了一门学科。口腔微生态学主要是研究口腔微生态系的特性及动力生态学、口腔正常微生物群的相互关系和口腔生态系的生态平衡与生态失调、口腔常见感染性疾病的生态学、口腔疾病的发病机制及生态防治以及口腔微生态学常用的研究方法。目前国内微生态领域的研究多集中在龋病、牙周病的微生物致病机制和防治，义齿修复对口腔微生态的影响，种植体修复与口腔微生态的关系，口腔放疗等对口腔微生态的影响等。对口腔微生态系的相关研究可以更好地解释口腔感染性疾病等的发病机制，为正确高效地防治此类疾病提供有效的靶点和途径。

三、展望

2014 年是第二届口腔生物医学专业委员会换届的一年，在中华口腔医学会的领导及指导下，在大家共同努力帮助支持下，中华口腔医学会第二届口腔生物医学专业委员会将继续肩负着十分重要而艰巨的重任。作为一个年轻的学科，专委会今后的主要工作是搭建一个平台，做好三件事，发挥好三个作用。即搭建好口腔生物医学研究及交流的国际国内高水平平台。在这个平台上做好三件事：积极从事口腔医学前沿研究，着力推动基础研究成果转化应用到临床，潜心培养高素质口腔医学人才；发挥好三个作用：起到引领口腔医学发展方向，解决口腔医学基础及临床难题，培养造就高水平口腔医学人才的作用。

在 21 世纪中国口腔医学蓬勃发展的今天，口腔生物医学研究将成为整个口腔医学发展的前沿及重要基础。无论是颅颌生长发育、干细胞组织工程、还是基因转导、基因诊断及治疗、肿瘤生物学、骨生物学等，这些新兴的研究领域都成为口腔生物医学研究的主要内容和热点。为了更好推动我国口腔生物医学发展和交流，中华口腔医学会口腔生物医学专业委员会和南京医科大学本着精诚合作、相互支持、发挥优势的原则，达成合作协议合办《口腔生物医学》杂志。自2010年口腔生物医学专业委员会与《口腔生物医学》杂志签订合作协议以来，双方本着共同参与、共同发展的原则，在提高期刊学术水平、扩大专委会学术影响力、共同搭建口腔生物医学学术平台等方面取得了互惠共赢的成果。在此基础上，为进一步深化杂志与专委会的合作，2014年拟对杂志办刊方式进行改革，在维持原有主管主办单位不变的前提下，本着自愿合作、共同发展的原则，由会、刊共同组稿，由专委会主任、副主任委员或常委作为执行主编，以一定的学术主题或研究方向组稿，稿件内容为口腔医学及相关学科基础研究的论著、综述、述评等，由快速通道发表。执行主编需在规定时间内完成组稿任务，同时对优秀稿件有减免版面费和优先出版的权利，并可根据需要任命执行副主编协助组稿工作。这将为口腔生物医学界的同仁们提供了新的交流平台，为中国口腔生物医学研究水平的提高奠定了可能的基础。

[关键词]　牙发育；组织工程；再生医学；肿瘤生物学；口腔微生态

我国近三年口腔材料学研究综述

中华口腔医学会口腔材料专业委员会
四川大学华西口腔医学院　李　伟

近年来我国口腔材料的研究发展较快，特别是在口腔种植材料、全瓷修复材料和口腔树脂材料方面，基本上和国际研究方向和水平同步，取得了较丰富的成绩。本文就近三年我国口腔材料研究的发展和趋势进行一个总结。该综述所依据的资料是近三年三次全国口腔材料学术交流会的投稿和报告内容。虽然仍有不少涉及口腔材料学的研究是在国内的非口腔医学领域的科研机构完成，并未在全国口腔材料学术交流会上进行交流，可能导致本文的叙述难免囊括不足，不过从中也能窥见出我国口腔材料学当下的主要研究方向和研究进展。

一、第七次全国口腔材料学术交流会

2011年11月在北京召开了第七次全国口腔材料学术交流会，会议收到学术论文93篇，研究内容涉及口腔植入材料、全瓷修复材料、牙科粘结材料、桩核材料、抗菌材料、树脂材料、矿化材料等口腔材料学基础与临床的各个方面，反映出当前国内口腔材料学的研究已经比较全面，涉及领域较为广泛，研究也逐步深入。

该次会议报告的研究热点之一是口腔植入材料，有17篇论文涉及钛种植体表面改性和新型骨替代材料研究，如在钛种植体表面加载FGF－2因子，以促使种植体与周围牙龈软组织形成健康紧密的整合，抵御微生物侵袭及防止冠方上皮的根方过度生长；聚L－赖氨酸－海藻酸钠在种植体表面层层自组装对成骨细胞分化和增殖的影响；钙磷浓度变化对钛合金微弧氧化涂层表面形貌及微观力学性能的影响。在新型骨替代材料方面，应用具有骨诱导性的人工羟基磷灰石材料与成骨干细胞相结合在动物体内异位成骨，并将所成骨组织用于动物颌骨缺损修复取得进展；通过电化学沉积法在钛种植体表面形成掺锌纳米羟基磷灰石涂层和骨植入后的骨结合效果观察研究；可控生物降解半透生物膜－海藻酸钠－壳聚糖复合膜在牙槽骨引导再生中的应用研究，发现该材料具有良好的性能和潜在的广泛应用前景。其中基于“有机基质模板矿化”理论，采用“自下而上(bottom－up)”方法的自组装纳米合成技术复制天然矿化组织多等级纳米结构的方法，引起了大家的兴趣。

粘接材料的研究也是此次会议的另一个热点。主要涉及两方面的问题：一是充填修复材料与牙本质间的粘接；二是金属与瓷修复体间的粘接。在牙本质粘接方面，有报告发现天然交联剂交联酸蚀后的胶原纤维网络可以提高牙本质的粘接强度。在金瓷修复体的粘接方面，特别是锆瓷和铝瓷的铝瓷粘接效果还有待提高。有学者通过氧化锆表面不同处理方法和粘结剂种类对氧化锆陶瓷之间剪切强度的影响发现喷砂是氧化锆表面粘接前较好的粗化方法，树脂水门汀的粘接效果优于玻璃离子水门汀。

镍铬合金的生物相容性研究方面，有学者报道了咬合力对用于瓷熔附金属的镍铬合金镍离子释放特性影响的研究结果、镍离子的细胞毒性评价及其与氧化应激关系，这些研究结果表明，在口腔功能环境中镍离子的释放大于一般环境，镍离子对组织细胞有一定的细胞毒性，并与细胞内的氧化应激有一定的关系。

在树脂材料研究方面，报道了用激光测距装置测量复合树脂固化收缩量以及采用力学传感器测量复合树脂固化收缩力的方法；用 micro－CT 观测 V 类洞复合树脂修复体边缘微渗漏，为充填物边缘微渗漏的观测提出了新的测试方法。

在口腔预防材料方面，报道了氟化物涂膜的基质载体材料对其释氟性和氟化牙齿硬组织影响的研究，结果对研制新型氟化物涂膜材料有重要的指导意义。新型螯合亚锡氟技术的研究为口腔释氟类材料提出了一种新的氟源。以及介孔材料负载钙磷酸盐在治疗牙本质敏感症上的潜在应用等。

二、第八次全国口腔材料学术交流会

第八次全国口腔材料学术交流会 2013 年 8 月在上海召开，会议发表学术论文 79 篇，研究涉及内容主要在植入材料、陶瓷材料、抗菌材料，树脂材料和矿化材料等方面。

本次会议收到涉及口腔植入材料的论文 16 篇，其研究内容主要关注于仍关注在植入材料的表面改性方面。如关于钛锆合金新型牙种植体材料的制备及表面处理方法的研究；真空烧结多孔钛基体材料表面微弧氧化制备 TiO_2 层的研究，种植体表面载银 TiO_2 纳米管涂层方法的研究，钛表面的微量元素修饰技术的研究，钛材表面纳米掺镁 HA 涂层改性方法的研究，钛合金表面仿细胞外基质活性涂层的研究，钛合金表面喷砂酸蚀多巴胺活化改性后制备 HA 涂层的研究等。这些研究力图采用新型涂层改性技术以使钛材获得良好生物相容性或抗菌性能，改善材料植入后的生物学性能。此外，关于植入材料表面形貌和微纳结构的研究也有所涉及，这些研究不仅关注材料表面形貌对细胞附着的影响，也关注了对细菌附着的影响。还有部分研究关注了钛及钛合金加工对其细胞毒性的影响。关于组织工程支架材料的研究也有部分文章涉及。如采用硅酸钙和磷酸钙复合材料制备组织工程支架材料的研究，采用静电纺丝聚乙烯醇/透明质酸复合纳米纤维支架材料的研究等，表明口腔材料研究领域对组织工程支架材料的关注。

关于口腔陶瓷材料的研究论文 8 篇，主要集中在全瓷材料应用，氧化锆陶瓷的性能研究，陶瓷底涂剂，陶瓷的粘结性能和色泽影响等研究方面。其中较多研究关注了陶瓷材料在不同条件下的粘结性能。如对不同底涂剂和树脂水门汀对氧化锆陶瓷粘结强度的影响，专用底涂剂对二氧化锆陶瓷和自粘结树脂水门汀粘结效果的影响观察，致密烧结前喷砂对粘结效果的影响，一步法粘结剂对金属，陶瓷材料粘结性能的影响等研究等。也有学者关注了不同的代型材料对全冠颜色的影响。

本年度研究的另外一个关注点是抗菌材料的研究。会议共发表有关抗菌材料的研究论文 10 篇，研究内容涉及了纳米二氧化硅、载银纳米二氧化钛，纳米氧化锌/HA 晶须复合材料，TiO_2-xNx 薄膜，以及生物玻璃等材料的抗菌性能研究。此外采用抗菌性材料修饰复合树脂以达到抗菌功效的研究也有报道。这些研究的出现表明我国牙科材料研究开始向开发具备抗菌功能的材料方向发展。

另一主要研究内容是树脂材料和矿化材料。这一研究方向的论文共发表 13 篇。研究内容关注了充填材料氟缓释的性能和效果研究，以及复合树脂材料的收缩、硬度，着色等性能测试等。

三、第九次全国口腔材料学术交流会

第九次全国口腔材料大会于 2014 年 10 月在大连召开，会议共收到学术论文 115 篇，包含的内容广泛，涉及口腔种植、牙槽外科、牙周、修复、牙体牙髓、正畸、预防等各个方面的口腔材料以及口腔材料的性能评价研究。学者们针对口腔种植材料、骨修复材料、陶瓷材料、复合树脂、粘接材料、防龋材料等以及口腔材料性能的评价研究进行大会交流。

此次会议报道口腔种植新材料、新型表面处理方式等方向的论文 23 篇。如针对口腔疾病治疗对钛及钛合金的性能需求，研发了具有抗菌功能的正畸用钛合金（Ti－Ni－Ag）、新型 Ti－Ca 或 Ti－Ge 合金修复支架材料、经碱热处理和过氧化热处理的纯钛表面改性等。将银离子注入纳米结构的钛表面，可增加材料的抗菌性能及成骨效应。

关于骨修复材料如骨粉、胶原膜的研究方向的论文 18 篇。如在磷酸钙骨水泥中复合脂联素的研究，发现其明显增加了材料的骨诱导作用，提高骨质疏松状态下的颌骨缺损修复能力。比较不同比例壳聚糖/聚已内酯静电纺纳米纤维膜对骨髓间充质干细胞的骨分化能力的影响，发现了壳聚糖/PCL 比例为 30/70 时骨诱导分化能力最佳；在壳聚糖膜的降解与时间、膜接触的体液量、膜周围的酶种类以及壳聚糖的分子量等有关系研究中，发现含明胶的中、低分子量（10 万，20 万）的壳聚糖膜降解速度适中；通过三聚磷酸钠交联的壳聚糖制备了包含致密层和疏松层的组织再生膜，可提高材料骨细胞的黏附，改善了材料的机械性能和可降解性能。通过诱导脱细胞牛心包仿生矿化制备的具有矿化胶原纤维结构的骨组织引导再生膜，解决现有骨引导组织再生膜机械强度不足的问题。关于骨填充材料的研究主要集中于羟基磷灰石、磷酸三钙中掺杂镁、锌、纳米氧化锌等材料，以及通过聚多巴胺修饰羟基磷灰石等方法来增加其骨诱导能力，提高成骨速度和程度。随着纳米材料在口腔领域的应用逐渐增多，也增加了其生物学风险。对羟基磷灰石纳米颗粒在体内组织分布研究发现肺脏、肝脏和脾脏是纳米羟基磷灰石颗粒在体内主要的分布组织，提示其生物安全性还有待于进一步的研究。

关于陶瓷材料，尤其是氧化锆陶瓷材料的制备、力学性能、与饰瓷的粘接性能、美学性能及临床应用等方面的论文 16 篇。由于氧化锆陶瓷材料近些年来在口腔领域中应用逐渐增加，关于氧化锆陶瓷材料的研究也是重要内容。会上介绍了目前牙科饰面瓷的研究现状，以及中科院过程所自行开发的饰面瓷的情况。有研究发现氧化锆陶瓷材料的表面抛光以及润湿可以提高材料的透射率，提出临床上对氧化锆修复体进行表面处理可以更好地模拟天然牙的光学性能和降低口腔细菌的附着。通过对氧化锆坯体渗透硅，显著增加了氧化锆与饰瓷的结合强度，是降低氧化锆崩瓷率的良好手段。对氧化锆材料的处理，如核瓷打磨、切割、喷砂等，虽然对氧化锆材料的静态强度无明显不良影响，但需要对其疲劳强度的影响加以考虑。

本次会议关于复合树脂材料和义齿基托材料方面的论文 11 篇。有研究通过向树脂材料中添加纳米颗粒或者在树脂材料中自生成纳米颗粒，以改善材料的力学和生物性能。复合树脂的耐磨耗性能也一直广受关注的课题之一。研究显示不同后牙复合树脂材料的耐磨耗性能差异明显，耗机制也同，其中超微填料含量高的复合树脂主要表现为疲劳磨损，超微填料含量低的复合树脂主要表现为磨料磨损。关于复合树脂材料的聚合收缩力影响因素较多，如材料的弹性模量、体积收缩量等，研究显示体积收缩率对于聚合收缩率的影响大于材料弹性模量的影响。开发低收缩复合树脂基质是目前解决复合树脂聚合收缩的手段之一，有研究开发出了用不饱和螺环原碳酸酯膨胀单体以降低复合树脂的体积收缩率，获得良好效果。有研究对如何正确评价复合树脂的聚合收缩性能，建立精准的评价方法等也进行了探索。

关于粘接材料，包括牙釉质、牙本质粘接剂、树脂水门汀等有机复合材料的论文 11 篇，内容涵盖了含氟牙釉质粘接剂对防龋性能的影响，树脂粘接的色调对瓷贴面美学效果的影响，向自酸蚀粘接剂中添加纳米无定形磷酸钙可增加其对牙本质的粘接强度等。

关于美白材料、金属材料、牙本质的脱矿与再矿化材料、口腔材料性能评价方法及动物模型等方面文章共 36 篇。涵盖了生物矿化对牙本质过敏的影响，美白胶对牙齿腐蚀性能以及对修复材料如复合树脂表面粗糙度、微硬度的影响；氟化防龋材料的开发以及效果评价；口腔修复材料断裂韧性、骨修复材料的动物评价模型等。新材料的研发与产品转化离不开对材料性能的正确评价。关于口腔材料性能评价方法也有论文涉及，如“口腔材料的性能评价方法”和“多层次组学技术评价生物材料的生物相容性”等。

四、小结

总的来说，近几年我国口腔材料的研究主要关注了植入材料表面改性的新方法和新技术，在这些领域的研究众多，也比较深入，取得了一定的成就。同时，国内科研人员对复合树脂材料的改性、抗菌材料的开发方面也倾注了大量精力，取得了一些进展。但整体上我国口腔材料的研究水平和国际上的最前沿研究还有一些距离，主要表现在基础理论的研究不足，应用和开发性研究上未形成完整链条，这些都需要从事口腔材料学研究的人士进一步合作和努力，以提高我国口腔材料的研究和开发水平。

[关键词] 中国；口腔材料；研究；综述

（鸣谢：本文参考了赵信义教授撰写的《全国第七次口腔材料学术交流会纪要》和林红教授撰写的《第九届全国口腔材料学学术交流会会议纪要》，在此表示衷心感谢！）

中国儿童口腔医学专业近年回顾与前景展望

中华口腔医学会儿童口腔医学专业委员会
第四军医大学口腔医学院　王小竞

儿童口腔医学是口腔医学的重要组成部分。作为一门独立的学科，儿童口腔医学是以处在生长发育过程中的儿童为研究对象，研究其口腔范围内的牙齿、牙列、殆、颌及软组织等的形态和功能、诊断、治疗和预防口腔疾病及畸形，使之成为有健全功能的咀嚼器官的学科。在儿童口腔医学的临床实践中，儿童口腔科医生需要熟练掌握并应用牙体牙髓病学、牙周病学、口腔黏膜病学、口腔修复学、口腔正畸学和口腔外科学等学科的方法和技术，结合处在生长发育中的儿童的自身解剖、生理、心理等特点，制定合理有效且具有可行性的综合治疗方案。

随着我国社会的进步和口腔医学的发展，我国的儿童口腔医学也趁势而起，近年来也有了长足的发展和进步。这主要体现在以下几个方面：1）各地市口腔专科医院和综合医院口腔科的儿童口腔科陆续建立；2）各口腔高等院校纷纷开展儿童口腔医学学科教育；3）中华口腔医学会儿童口腔专业委员会不断的发展壮大，各地市儿童口腔医学分委会纷纷建立并发挥作用；4）各类儿童口腔医学论坛、研讨会和继续教育学习班如火如荼地进行，为各地的儿童口腔医师交流经验体会、提高专业技能等提供了良好的平台；5）各级政府支持儿童口腔医学预防和宣传工作。诸如此类，不一而足。但是，我们仍然需要看到我国儿童口腔医学发展的不足之处，比如相比较于发达国家而言，我国儿童口腔医生的工作仍以治疗为重心，孩子的口腔保健预防工作仅占平时工作的五分之一以下；而相比于临床研究的火热进行，儿童口腔医学的基础性研究逊色很多。现就近年来我国儿童口腔医学专业的研究进展回顾如下并作相应展望。

一、乳牙龋病的治疗进展回顾和展望

乳牙龋病特别是低龄儿童龋一直处于我国儿童口腔疾病发病率的首位。20世纪90年代，国际已经就如何提高乳牙龋病的治疗成功率，避免乳牙龋坏进一步加重、减少继发龋和牙髓感染的可能，防止修复体脱落，并且恢复乳牙咬合功能做出了一系列的临床对比研究。比较公认的结论是，对于龋坏范围较小的乳磨牙GV BLACK Ⅰ类窝洞，使用银汞合金、玻璃离子水门汀或复合树脂充填均具有良好的效果。但是如果乳磨牙龋坏范围较大，龋坏涉及多个牙面或龋坏过深，充填性治疗的成功率远远低于金属预成冠的治疗。最近几年随着我国儿童口腔医学与国际的交流日渐增多，部分地区的儿童口腔医师也逐步掌握金属预成冠的使用并将之作为乳磨牙龋坏修复的常规治疗手段。国内对于金属预成冠与其他治疗方式的成功率对比研究的成果也与国际研究一致。

世纪之初，邓迪大学的Dafydd Evans教授等报道了苏格兰的Hall医生的临床尝试：在治疗乳磨牙龋坏时，与传统的去除干净龋坏组织的治疗理念不同，操作者并不去除患牙的龋坏组织，而直接将大小合适的金属预成冠通过玻璃离子水门汀粘固在龋坏的牙齿上。近两年来，通过大样本的临床对比研究表明，这种治疗方式是有效并值得推广的。我国的儿童口腔科医生也紧跟科技前沿，并结合我国的实际情况，在国内学术杂志上介绍这种新技术并进行了临床研究：在使用

Hall 技术之前选用不会给患儿带来不适的 Carisolv 凝胶去除腐质，此方法更容易被患儿接受并提高 Hall 技术临床治疗成功率，为治疗乳磨牙大面积龋坏提供更好更便捷的途径。这在我国目前儿童口腔医师相对不足情况下，更能突出该技术不需必备高速涡轮机，对患儿的配合度要求相对较低的优势，同时提供了一个在边远地区和特殊情况下治疗乳磨牙龋病的新方法。

我国儿童口腔最大的实际情况是乳牙龋病患者多、病情重，但是口腔专业医师少。为了改变这一现状，儿童口腔医学的发展前沿必是加强龋病的预防。目前龋病预防的研究热点从通过提取变形链球菌主要毒力因子 Gbp B 蛋白、纳米级脱乙酰壳多糖-葡聚糖结合蛋白 A 聚合体等获取特异性抗体从而获得 DNA 疫苗的主动免疫防龋，转变到通过高通量测序等基因检测的方式，筛选变形链球菌等口腔致病菌的在人体的蛋白质调控开放阅读框 FN1253 等，从而达到有针对性的防治龋坏。如何将以上龋病预防的研究热点应用于临床，使实验室研究顺利走向实际操作，仍是我辈儿童口腔医学工作者需要探索的方向。

二、乳牙牙髓病和根尖周病的治疗进展回顾和展望

由于口腔健康知识的缺乏和我国经济发展自身特点等原因，我国儿童患龋率居高不下。儿童龋病未得到及时有效地治疗，儿童乳牙牙髓根尖周组织极易有各种类型的继发疾病，这主要表现为可复性牙髓炎、有症状或无症状的不可复性牙髓炎、牙髓坏死及根尖周炎，这些疾病严重影响着儿童的局部口腔健康甚至全身健康。由于我国儿童口腔医学仍处在快速发展的阶段，乳牙牙髓病、根尖周病的临床治疗尚无规范化的临床指南，故而乳牙牙髓病和根尖周病的治疗研究仍是我国儿童口腔医学研究的重心。

据不完全统计，我国儿童口腔医生在治疗乳牙牙髓病时，大多采用根管治疗术，少部分医生则根据患牙牙髓的情况采取牙髓切断术。随着牙体牙髓病学的发展，根管治疗术已形成理论体系完善、操作步骤规范、器械设备标准化和疗效恒定的保存患牙的治疗方法，大多数儿童口腔科医生也能熟练掌握根管治疗术。而牙髓切断术是在国内治疗中并不常用的治疗术式，乳牙的牙髓切断术为在局麻下切除感染的乳牙冠髓组织，以盖髓剂覆盖于牙髓断面，保留根部健康牙髓组织的方法。根据所用盖髓剂的不同，牙髓切断术可以分为氢氧化钙牙髓切断术、甲醛甲酚牙髓切断术、MTA 牙髓切断术、硫酸亚铁牙髓切断术。然而，国外一项系统综述显示，虽然有相当数量的关于切髓材料和技术的牙髓切断术的研究证实牙髓切断术有效，但 Cochrane 综述显示，尚无明确的证据证实牙髓切断术是治疗乳磨牙牙髓病最恰当的技术。这大约是由于各型牙髓感染程度差异较大所造成的。因此，什么是乳牙牙髓感染最适宜的治疗方式，各种治疗方式的最佳适应症是什么，仍是摆在我国儿童口腔医生面前急需解决的问题。

间接盖髓术是在治疗深龋近髓患牙时，为避免露髓，有意识地保留洞底近髓的部分龋坏牙本质，用氢氧化钙等生物相容性材料覆盖龋坏牙本质，以抑制龋病进展，促进被保留的龋坏牙本质再矿化及其下方修复性牙本质的形成，保存牙髓活力的治疗方式。这种注重乳牙牙髓的生物学的治疗手段近年来引起了广泛的关注。国外有学者研究显示，间接盖髓术表现出了与牙髓切断术相同的成功率，是一种可以替代牙髓切断术的治疗术式。国内是否也具有相同的临床疗效和适用价值，间接盖髓术在短期和长期究竟会对乳牙的存留、功能的行使和替换有什么影响，也是需要我国儿童口腔医生探索之处。

三、年轻恒牙的牙髓再生和根管继续发育的潜力

无论是牙外伤露髓还是畸形中央尖折断抑或龋坏，年轻恒牙坏死牙髓的治疗一直是国内国际儿童口腔医学的研究前沿。牙髓坏死的年轻恒牙的根管治疗困难重重：根管内感染难以清除干净，且未发育完全的年轻恒牙根管粗大、牙体组织薄弱，增加了牙齿折断的风险。氢氧化钙的根尖诱导成形术有其优点，但也可能导致根管钙化、根管内继发感染等问题。现阶段使用的 MTA 根尖屏障术已被证实可以在根管内产生良好的封闭作用。可是这些治疗均无法解决牙齿折裂的问题。

为解决根管粗大、牙体组织薄弱的问题，国内外学者从组织工程处入手，研究通过间充质细胞、干细胞、牙乳头细胞等细胞中分化出成牙本质细胞以促进牙根继续发育。分化出的成牙本质细胞需要残存的牙乳头细胞或血凝块中分化形成微血管供应营养，并由细胞外基质提供物理骨架，如利用富血小板血浆（PRP）形成一个三维纤维蛋白基质，以促进其生长和分化。这一系列的过程中也要有生长因子和其他信号分子如地塞米松促进成牙本质细胞表型的形成。根管内输送已知信号分子或内源信号分子的增溶作用将很有可能促进牙髓牙本质再生。

年轻恒牙的牙髓再生以促进根管继续发育的研究仍需要走很长的路。近年来，牙髓再生领域的技术有了巨大的发展，多个病例报告也支持了发展生物再生牙髓技术以恢复牙髓牙本质复合体功能的可行性。因而，目前的研究问题不是“牙髓再生可不可行”而是“如何使牙髓再生技术安全、有效、持续的应用于患者的牙髓牙本质复合体再生”。比如我们需要找到一种行之有效的方式从自体中提取间充质细胞等用于患牙的成牙本质细胞的形成和分化，以避免排斥反应。同时，正常的恒牙牙根需要几年的时间才能发育完全，进行牙髓再生治疗的年轻恒牙也同样需要时间。在这个过程中，整个牙髓治疗可能会面临各种各样人为的或不可避免的干扰因素，这些干扰因素是否会对治疗产生影响，会产生什么样的影响，仍需大样本实验的观察。新技术的发展，不仅需要大量的实验室实验，也需要临床实践后长期的观察以评估成功率，经过牙髓再生治疗的年轻恒牙的远期疗效究竟如何，也需要儿童口腔科医生长期观察随访。

四、就诊患儿行为管理的现状回顾和展望

儿童口腔医学与其他的口腔医学最大的差别在于儿童口腔医学面对的人群除了患儿外还有其父母或其他监护人。孩子的身心均处在不断生长发育过程中，医护人员对孩子的所有临床操作都应考虑到孩子自身的生理和心理特点。同时，许多孩子因为各种不良经历的影响而惧怕口腔治疗。同时，患儿的家长也对儿童口腔医生提出了更高的要求：他们希望哪怕在患儿配合程度很低的情况下，医生也能完成高治疗的口腔治疗。所以对于患儿口腔治疗的行为管理就尤其重要。

美国儿童牙科医学会（AAPD）对行为管理的定义是：通过医护人员与孩子和家长的沟通交流，减轻孩子牙科治疗的焦虑和恐惧，并能配合医护人员的工作，使口腔治疗能够顺利进行。行为管理方式包括 Tell-Show-Do（讲-示-做）、声音控制、被动束缚、局部麻醉、笑气镇静和全身麻醉等。近年来我国儿童口腔医生对行为管理方式的研究显示，没有一种行为管理方式可以收到家长广泛的同意，不同年收入、不同教育背景的家长对行为管理的接受程度也不尽相同。一般而言，家庭收入越高、家长学历越高越能接受全身麻醉技术。同时，家长会担心各类麻醉剂的使用

会对孩子的身心健康产生不利影响。这些临床研究提示我们需要在采取适当的行为管理之前,要做好与家长的沟通交流,做到知情同意。也要加强对相关口腔麻醉知识的宣传,同时制定完善的行业规范,努力降低并发症和其他不良影响。

残障儿童的牙科治疗一直是我国儿童口腔医生治疗的弱项甚至是盲区,这其中很大一部分原因在于患儿家长的不重视和多数口腔医院没有条件进行残障儿童的牙科治疗,其治疗难点集中在患儿难以配合治疗。对于有遗传性疾病的儿童,其疾病的口腔表现多集中在牙齿先天缺失和迟萌,治疗策略宜对症治疗;而有自闭症、唐氏综合征之类的残障儿童,由于口腔卫生维护困难重重,治疗策略多为全身麻醉下的牙科治疗。

五、咬合诱导的治疗进展回顾和展望

儿童咬合诱导有广义和狭义之分。从广义来看,儿童口腔医学中所涉及的所有对于乳牙和恒牙的治疗均可以看作是为了使恒牙正常的生长和建𬌗,引导恒牙列排列在正常的位置;而狭义的咬合诱导主要包括间隙管理和错颌畸形的早期矫治,这里仅讨论狭义的咬合诱导的相关内容。

儿童的面部随自身的发育经历多个快速生长期,如 0 ~3 岁乳牙建𬌗、4 ~6 岁乳恒牙替换及 9 ~10 岁恒牙建𬌗等等。对于乳牙列和混合牙列期的错𬌗畸形,特别是骨性错𬌗畸形,早期矫治能更大限度地调节、诱导颌骨的生长,使治疗效果事半功倍。这也是提倡早期治疗的主要原因。我国学者对儿童错𬌗畸形早期矫治的各类适应症有着独到的见解。上、下牙弓宽度不协调的患者需在腭中缝闭合前(即青春期生长高峰结束前)及时地扩大上牙弓,打开腭中缝,导下颌前伸,矫正后牙反𬌗及前牙深覆𬌗覆盖。骨性Ⅱ类错𬌗畸形的患者需及时发现,立即矫正,通过使用口外弓、活动功能矫治器、固定功能矫治器(Herbst 固定矫治)等,扩大狭窄的上牙弓,解除下颌前伸的障碍,恢复正常的下颌生长。骨性Ⅲ类错𬌗畸形的治疗以阻断神经肌肉的过度前伸习惯为根本目的,乳牙列期用活动矫治器,混合牙列期用活动或局部固定的 2X4 固定矫治技术,对于明显前伸习惯的患儿,加用下颌颏兜控制伸下颌习惯,必要时在 5 ~6 岁乳牙列晚期加用上颌前牵引矫治器(maxilla reverse headgear)或肌功能调节器(functional regulator, FR-III 型)促进发育不足的上颌骨发育。今后,我国儿童错𬌗畸形的早期矫治需要儿童口腔医生和口腔正畸医生通力合作,通过 RCT 研究、系统分析等方法分析综合并建立各型错𬌗畸形的有效治疗方案,供业内同行共享。

六、儿童口腔预防现状回顾和展望

近年来,随着社会的经济发展和国人素质的提高,口腔预防保健特别是儿童口腔预防保健工作有了从无到有并逐步发展壮大的趋势。在各级政府的大力支持下,幼儿园和小学适龄儿童全口涂氟保护和窝沟封闭的口腔预防保健活动在全国多个地市开展,并取得了良好的效果。今后儿童口腔预防保健工作的重心并不仅仅是龋病的防护,也需要让全社会了解到孕期母体营养对孩子牙齿发育的影响,口腔不良习惯、喂养习惯可能造成的错𬌗畸形的后果,口腔遗传病的早期诊断和筛查等等。

[关键词]　儿童口腔医学; 乳牙龋病; 乳牙牙髓根尖周病; 再生医学; 咬合诱导; 口腔预防

近年我国牙周病学发展回顾与展望

中华口腔医学会牙周病学专业委员会
上海交通大学口腔医学院
束蓉

20 世纪 50 年代以来建立的我国口腔医学体系中，牙周病学与牙体牙髓病学以及口腔黏膜病学共同隶属于口腔内科学专业，长期以来牙周病学学科由于规模较小，发展较为缓慢，仅能为少量患者提供较完善的专科治疗。自 20 世纪 90 年代以来，各大专院校的原口腔内科逐渐开始分科，牙周病学专业随之受到更多的重视，获得更多的投入，进入了快速发展阶段。尤其 1996 年 11 月中华口腔医学会正式成立，第一届牙周病学专业委员会也正式成立，经过近二十年的发展和建设，专业委员会委员由 30 人发展到 123 人，从事牙周专科临床诊疗和各类研究的医师也达数千人，为广大患者提供了更优质的医疗服务，也为学科的未来发展打下了更为牢固的基础。

一、牙周病与全身系统性疾病的关系研究

牙周病与全身系统性疾病的关系研究更加广泛和深入，且开展了多中心合作、设计严谨的临床研究。在国家“十一五”科技支撑计划的资助下，由北京大学口腔医学院牙周科牵头，联合广东省口腔医院、上海交通大学医学院附属第九人民医院、山东大学口腔医院、四川大学华西口腔医院、中国医科大学附属口腔医院、第四军医大学口腔医院以及武汉大学口腔医院等口腔医学院合作，对牙周炎与糖尿病、心血管病的关系及致病机制进行了多层次、大样本的系列研究，在各地区开展了社区流行病学调查、横向病例对照研究与纵向观察，并开展了牙周规范化干预治疗以及致病机制的研究，对牙周炎与伴冠心病和糖尿病患者的发病特点、疾病转归及相互作用机制进行了深入探索，这一项目获得 2014 中华口腔医学会科技奖二等奖。

在上述多院校合作的基础上，2014 年起，在广东省口腔医院的牵头下，北京大学口腔医学院、上海交通大学医学院附属第九人民医院、第四军医大学口腔医院、四川大学华西口腔医院、武汉大学口腔医院、南京大学口腔医院、山东大学口腔医院、中国医科大学口腔医院、广东省口腔医院等 9 所国内口腔医学院校合作，获得国家卫计委公益性行业科研专项项目资助，将就牙周炎规范化治疗对全身健康影响进行研究与应用。这一项目将就规范化牙周治疗对Ⅱ型糖尿病发生发展的影响、规范化牙周基础治疗对仅罹患牙周炎的系统健康机体的影响进行多地域、大样本量的临床研究，并通过综合分析规范化牙周基础治疗对伴有糖尿病、糖尿病前期或者系统健康的机体的影响，整合指标的变化，开展检测疾病相关因子的应用研究，最终制定糖尿病罹患风险的牙周相关评估系统。

开展上述牙周病与全身性疾病相关研究的同时，近年来，我国还多次举办了以此为主题的学术研讨和交流活动。这些学术研讨活动，推动了牙周病与全身系统疾病相关关系相关知识的普及以及研究工作的交流。

2012 年 9 月，在陕西省西安市举行的第 14 次全国口腔医学学术会议期间，由中华口腔医学会牙周病学专业委员会和预防口腔医学专业委员会主办、第四军医大学协办的“牙

周病与全身健康的关系”专题研讨会成功举行，该专题研讨会成为中华口腔医学会年会期间中华口腔医学会重点推介的项目之一。会议特别邀请了美国纽约州立大学布法罗分校 Robert E. Schifferle 教授、第四军医大学韩骅教授、中国台湾牙周病学会林保莹教授和国内牙周病学界章锦才、孟焕新、束蓉等国内外知名教授做了专题演讲，国内各重点院校也各自介绍了最近几年在这个方面的研究成果，围绕着慢性牙周炎影响糖尿病代谢水平的研究、牙周炎与心脑血管疾病、消化系统和呼吸系统疾病、早产及低出生体重儿等方面展开讨论。有近 200 人参加了专题研讨会。

2014 年 12 月，由中华口腔医学会、哈佛大学医学院糖尿病研究中心（Joslin Diabetes Center）联合主办的“口腔健康与糖尿病关系国际学术研讨会”在北京顺利举行，本次研讨会邀请了哈佛大学医学院 William C. Hsu 等教授，北京大学内分泌专业郭晓蕙等教授，以及广东省口腔医院章锦才教授，北京大学口腔医学院孟焕新教授等口腔医学、代谢性疾病学、营养学领域的知名专家演讲，从各个角度分析了口腔医学与糖尿病学的内在关系，500 余位学者参会。这一形式的研讨会为牙周病与全身性疾病研究成果的推广与交流提供了有益尝试。

二、牙周病学与口腔其他学科的技术交流及协作诊疗

牙周病学与口腔其他学科的技术交流及协作诊疗更为广泛和深入。近年来，牙周病学与口腔正畸，口腔种植修复，以及口腔修复学的联合会诊已逐渐各院校常规化开展，特别是在牙周与种植修复协作诊疗方面，国内学者已积累了一定的病例，并逐渐开展相关的循证研究。

2014 年 9 月，在上海第 16 次全国口腔医学学术会议期间的牙周与种植交叉学科论坛分会场，近千名来自全国各地的医生聆听了来自牙周病学和口腔种植学领域专家的演讲，并积极提问，体现了广大临床医生对牙周与种植临床问题的思考。在本届学术会议的多个会场，牙周专委会的束蓉、孟焕新、章锦才等专家还就牙周病患者种植风险和种植修复策略、影响种植体存活率的主要因素、种植体周围病变风险因素及防范进行了专题演讲，展示了牙周病学与口腔种植学技术交流与协作诊疗的必要性与细节，有力推动了牙周理念的推广。

2015 年的中华口腔医学会牙周病学专委会继续教育活动也将邀请口腔其他学科专家，以“牙周与多学科合作诊疗”为主题，开展牙周与种植修复、牙周与正畸、牙周与修复等方面的临床讲座，并进行病例讨论，以推动牙周病学与口腔其他学科的技术交流以及协作诊疗。

三、牙周专科的诊疗技术日趋成熟并逐渐与国际先进水平接近

2010 年 11 月，国家卫计委启动了国家临床重点专科建设项目，至目前共有两批 7 所院校的牙周病临床专科获得牙周病学国家临床重点专科建设项目立项。这些专科建设单位包括北京大学口腔医院牙周科、四川大学华西口腔医院牙周科、广东省口腔医院牙周科、上海交通大学医学院附属第九人民医院牙周病科、武汉大学口腔医院牙周科、中国医科大学口腔医院牙周科、福建医科大学附属口腔医院牙周病科。在建设项目的扶持下，这些专科获得了较快的发展，在开展规范的牙周基础治疗的同时，发展了包括“规范和推广牙周清创技术”“开展纠正膜龈异常手术”“牙周软硬组织增量技术”“种植修复牙列缺损”等在内的牙周诊疗项目，率先成为我国与国际先进水平接近的牙周临床专科。

近年来，我国牙周病学专家学者在开展

临床工作和科研工作的同时，积极参加国际学术会议交流，获取国际专业动态的同时，也展示了我国学者的创新进取向上的风范。2011 年 9 月，40 多位大陆学者参加了在香港举行的第九届亚太牙周协会学术会议；2012 年 5 月，章锦才教授代表中国牙周病学专委会参加在瑞典哥德堡举行由 AstraTech 主办的第三届国际口腔种植研讨会，并在亚太片区交流会上发言，报告了短种植体的临床应用特点及牙周炎牙缺失患者种植治疗的发展方向；2012 年 6 月，7 000 多位专业人士参加的第 7 届欧洲牙周年会在奥地利维也纳举行，中国大陆有 100 多位专家学者赴奥参加了此次会议，令主办方感受到了蓬勃发展的中国牙周病学事业，并称此为“中国现象”；2014 年 9 月，牙周病学专业委员会主任委员束蓉教授、前任主任委员章锦才教授赴韩国参加了韩国牙周病学学会第 54 届年会，并代表中国牙周病学专业委员会致辞。2014 年 9 月，20 余位中国代表参加了美国旧金山举办的美国牙周病学学会年会。

2015 年，牙周病学专业委员会专家将代表我国参加日本 2015 年春季年会和秋季年会，并做大会报告。

四、启动牙周专科医师培训计划

启动牙周专科医师培训计划，增加专科医师数量，提高年轻专科医师临床诊疗水平。我国面临牙周病高患病率与牙周临床专业人员匮乏的矛盾，建设和发展牙周专科医师队伍是发展口腔医学事业的重要内容之一。

2012 年起，中华口腔医学会启动了专科会员工作，牙周病学专业委员会也在全体委员和各地牙周医师的大力支持下，积极发展牙周专科会员，截至 2014 年，全国牙周专科会员已超过 1 300 人，在此基础上，牙周病学专业委员会的委员和青年委员的人数也有所增加，从而进一步推动了牙周病专业在各地以及各专业院校的整体发展。

2014 年，国家卫计委召集口腔各专业专家，讨论和起草了“牙周病专科医师培训细则”，牙周专科医师培训将在此基础上启动。在上海，上海市卫计委指导下，上海口腔医学会组织各学科专家，确定了上海市牙周专科医师培训基地标准以及专科医师培训细则，上海交通大学医学院附属第九人民医院和同济大学口腔医学院首批被批准为上海市牙周专科医师培训基地，2014 年 9 月，上海市共有 4 名医师进入为期 3 年的牙周专科医师培训。随着这项工作在全国的逐渐开展，我国牙周专科医师的数量和质量将获得进一步提高。

五、基层牙科医师和全科医师学习牙周病学

基层牙科医师和全科医师学习牙周病学诊疗技术的热情高涨，牙周新理论、新技术得以广泛普及。近年来，伴随着我国口腔事业的发展，牙周组织疾病的诊疗不断受到广大基层牙科医师和全科医师的重视。全国牙周病学学术会议参会人员数量增加的同时，来自基层的牙科医师，口腔全科医师，以及私立医院开业医师的参会比例也有所增加。

2011 年 6 月在山东省济南市召开的“第九次全国牙周病学学术会议”，吸引了 429 名来自全国各地的代表注册参会，除西藏自治区外，全国各省、自治区、直辖市均有代表到会；2012 年 6 月在内蒙古自治区呼和浩特市举办的全国牙周病学继续教育项目班项目中，400 余位来自全国各地的代表以“牙周病的手术治疗”为中心展开了为期三天的讨论和病例交流，同时，会议还邀请了冰岛大学牙科系 Pjetursson 教授，日本牙周病学会会长吉江弘正教授等进行了大会讲座；2013 年 8 月，在上海光大会展中心召开了以“重度牙周炎的综合治疗”为主题的全国牙周病学学术年会，重点讨论牙周病治疗的新技术、新方法，并对牙周与正畸联合治疗、牙周与种植修复

联合治疗等开设了专题论坛，这次会议吸引了 300 余位各地医师参加。2014 年 7 月在吉林省长春市举办的第十次全国牙周病学学术会议上，共有 482 位代表注册，会议以牙周美学、牙周组织再生、牙周与正畸、以及院校基础研究等多个主题进行了热烈交流与讨论，体现了我国各级医院医师学习牙周病学诊疗技术的热情。

为进一步满足基层医师对牙周病学诊疗技术的学习要求，中华口腔医学会的"口腔健康促进与口腔医学发展西部行"中，邀请了多位牙周病学专业委员会的主任委员，副主任委员和常务委员等我国牙周病学领域具有高临床造诣的教授，作为主讲教师在广西南宁、宁夏银川、青海西宁、贵州、重庆等地举办牙周病学讲座和牙周基础治疗操作培训，每次讲座的参加人员均达百人以上。此外，国内多家院校的牙周病专业的骨干医师积极报名担任"西部行"志愿者，赴内蒙，陕西等西部地区进行临床支援，带动当地医院开展和提高牙周病的诊疗。这些活动受到基层口腔医师的欢迎和好评，推动了西部地区牙周临床工作的开展。

六、展望

另一方面，随着中华口腔医学会牙周病学专业委员会委员和青年委员的人数的增加，各地以及各专业院校牙周病学整体发展速度的加快，越来越多的省市成立了当地的牙周病学专业委员会，这些全国和地方专委会委员在全国各地独立举办国家级和省市级牙周病学继教班，积极向广大临床医师推广牙周病学诊疗和口腔卫生保健知识，推动了各地牙周病临床诊疗的规范化发展，受益人员数以万计。随着国家和国民对牙周健康重视程度的提高，在各大专院校，各级学会组织以及广大牙周病学和相关口腔医学医师的努力下，我国牙周病学近年来的发展令人振奋，也为未来的发展打下了坚实基础。

[关键词]　牙周病学；系统性；协作诊疗；专科医师；全科医师

中国颞下颌关节病学与殆学专业委员会专业近年回顾与前景展望

中华口腔医学会颞下颌关节病学与殆学专业委员会
中山大学光华口腔医学院　　张志光

1983 年，由中华医学会口腔科学分会主任委员著名口腔医学家朱希涛教授召开了第一次全国颞下颌关节紊乱综合征座谈会。1989 年，由著名殆学家王惠芸教授召开了第一次全国殆学研讨会，并建立殆学学组，组长王惠芸教授。1997 年召开了第二次全国颞下颌关节病研讨会，并建立颞下颌关节病学组，组长马绪臣教授。2002 年在广州由两个学组合并成立中华口腔医学会颞下颌关节病学及殆学专业委员会，首任主任委员马绪臣教授。自 2002 年起，每年举办 TMD 研讨会和继续教育学习班，2008 年 10 月，召开第二届颞下颌关节病学及殆学专业委员会换届大会，马绪臣教授连任主任委员。2011 年 4 月，召开第三届颞下颌关节病学及殆学专业委员会换届大会，刘洪臣教授任主任委员。2014 年 3 月召开第四届颞下颌关节病学及殆学专业委员会换届大会，张志光教授任主任委员。

2012 年,分别成立颞下颌关节病学、𬌗学及口颌面疼痛学组。颞下颌关节病学及𬌗学专业委员会与日本、韩国、美国、瑞典、奥地利等国家进行学术交流。2008 年 7 月,在日本大阪马绪臣教授代表中国签署了中日韩三国学会之间的合作协议。

一、颞下颌关节紊乱病命名及诊断分类

(一) 颞下颌关节紊乱病命名

1977 年,在上海第二医学院主编的高等医药院校统编教材《口腔颌面外科学》中,开始应用“颞下颌关节紊乱综合征”这一名称,并在 1983 年于南宁召开的“颞下颌关节紊乱综合征”专家座谈会上得以认同。1997 年,在全国第二届颞下颌关节紊乱综合征专题学术会议上,就命名进行了讨论。由于该病包涵了多种不同的疾病实体,而非仅仅一个症候群,因此建议将“紊乱综合征”改为“紊乱病”。鉴于我国长期使用“颞下颌关节紊乱综合征”的习惯,为不使读者产生混淆,尽管 TMD 按词义应译为“颞下颌紊乱病”,但我们仍提议用“颞下颌关节紊乱病”这一名词,保留了原命名中“关节”二字。随着科研和临床工作的不断发展,TMD 的概念在我国临床工作者中更加普及,广大 TMD 工作者对其内涵有了更清楚的认识,按词义译为“颞下颌紊乱病”也不再会产生混淆。因此建议目前在我国可以应用颞下颌紊乱病作为这一类疾病总体的称谓。

(二)诊断分类

TMD 包括多种疾病状态,不少学者对其分类进行过研究,至今尚无一理想的分类方法。国外较有影响的分类有 Bell 分类、美国口颌面疼痛学会分类以及欧洲学者和日本关节病学会的分类等。我国学者于 1973、1985 及 1998 年分别依据对我国大量病例资料分析,并结合国外较有影响的分类方法,提出我国的诊断分类标准。目前我国临床应用较广的诊断标准张震康、马绪臣教授等将 TMD 分为如下 4 类:

1)咀嚼肌紊乱疾病:包括肌筋膜痛、肌炎、肌痉挛、肌纤维变性挛缩及未分类的局限性肌痛。此类疾病为关节外疾病;2)结构紊乱疾病:为关节正常有机结构关系的异常改变,包括关节盘各种移位(可复性盘前移位、不可复性盘前移位、关节盘旋转移位及关节盘内、外移位等),关节囊扩张及关节盘各附着松弛或撕脱等;3)关节炎症性疾病:包括滑膜炎和(或)关节囊炎,可分为急性及慢性;4)骨关节病:根据病因及临床情况可分为原发性骨关节病和继发性骨关节病。

二、颞下颌关节影像研究

医学影像检查在颞下颌关节紊乱病的诊断中具有重要意义。传统的医学影像检查包括平片检查(一般首先使用许勒位检查)、关节体层片检查、关节造影检查(普通关节造影分为上腔造影和下腔造影)、CT 检查、磁共振检查等。

(一)锥形束 CT(cone beam CT)的临床应用

随着锥形束 CT 在口腔颌面部应用的开展,锥形束 CT 也逐渐应用于颞下颌关节疾病的影像诊断中。包括颞下颌关节紊乱病、颞下颌关节发育畸形、关节创伤、关节强直以及关节肿瘤等,许多研究的结果表明锥形束 CT 作为一种有价值、有前途的影像检查方法,可以用于颞下颌关节疾病特别是关节骨性改变的评估中。曹均凯等通过锥体束 CT(CBCT)与螺旋 CT 对颞颌关节成像的比较,探讨 CBCT 影像与螺旋 CT 对颞下颌关节成像大体解剖结构的一致性;通过比较分析研究 CBCT 在颞下颌关节检查成像中的临床诊断意义。结果显示 CBCT 与螺旋 CT 二者重建的解剖形态影像基本一致,受检者的影像均可较清晰再现颞下颌关节结构形态及相对位置关系。证实 CBCT 能准确反映颞下颌关节解剖形态,具有广泛的临床应用前景。

赵燕平等对109例（119侧）TM J行牙颌面专用CT关节造影检查，将关节盘移位分为5型，髁突骨质改变分为4型。探讨牙颌面专用CT颞下颌关节造影对关节盘移位及关节骨结构的诊断效果。结果显示，119侧关节均有不同类型的关节盘移位，其中84侧仅有关节盘前移位，另35例则为关节盘旋转移位和侧向移位；骨关节病的发生率，男性、女性分别为60.0%和61.7%，骨关节病的发生率与关节盘移位类型无关；73侧骨关节病关节中，49侧（67.1%）病变发生于髁突外侧，8侧病变发生于髁突内侧，另有5侧髁突骨质改变部位不能确定。认为TMJ造影牙颌面专用CT技术可同时多层面显示关节盘及关节骨性结构的病变，尤其是可对关节盘旋转移位及侧向移位、关节盘穿孔等作出准确诊断，因而明显优于常规关节造影。

（二）磁共振检查

磁共振检查，相当程度上替代了关节造影检查，使大量关节盘移位患者免于造影检查。包括TMJ常规MRI检查，TMJ增强MR扫描，Gd-DTPA TMJ增强MRI可有效增强关节盘周围组织影像，从而使关节盘影像更为突出；TMJ磁共振关节造影（magnetic resonance arthrography，MRAr），常规MRI检查对于TMJ关节盘粘连和穿孔诊断效果不如关节造影，而MRAr的出现，很好地弥补了这一方面的不足，MRAr既有MRI多平面成像的特点，又能产生类似于关节造影的高对比效果，因此能更好地显示TMJ关节盘粘连和穿孔。杨驰等对24例患者的31侧TMJ进行MRAr成像，结果表明，该技术能对囊内粘连的定位作出准确诊断。张善勇，杨驰等对TMJ结构紊乱（internal derangement，ID）的1 845例（2 524侧）患者，行TMJ MRI检查。所有患者均行关节镜或开放性手术治疗，磁共振检查诊断结果与关节镜及开放性手术结果对照后得出：阳性组189侧，其中102侧真阳性，87侧假阳性；可疑组197侧，其中42侧真阳性，155侧假阳性；阴性组2 138侧，其中63侧假阴性，2 075侧真阴性。ROC曲线下面积＝0.808（0.77，0.85）（$P<0.05$）。认为MRI对TMJ盘穿孔具有较好的诊断价值，但其诊断的准确性依赖于有无关节液和临床经验。近年来，随着磁共振成像软、硬件技术的飞速发展，各种成像技术层出不穷，TMJ动态MR成像技术（通过特定的MR脉冲序列，记录TMJ开闭口运动过程的影像检查），TMJ的三维重建临床研究，特别是水选择激励技术（water selective，WATS）的出现，为磁共振关节成像注入了新的活力。MR WATS技术是选择性激励技术Proset（principle of selective excitation technique）中的水选择成像技术。应用WATS 3D梯度回波T1加权成像技术（T1WI-3D-WATS）扫描所得图像，可以建出形态逼真的TMJ三维有限元实体模型（包括髁突、关节盘及关节结节等结构），与活体解剖TMJ基本一致，尤其对关节盘的位置和形态模拟较为精确。

三、关节内压

关节内压力（Intra-articular Pressure，IAP）即关节腔内滑液的压力。自1988年起，中山大学颞下颌关节病诊疗中心团队开始就颞下颌关节骨关节病与IAP变化的相关性进行系列研究。在自行研制开发了关节内压测量仪器和软件分析系统的基础上，以张志光教授为核心的研究团队先后建立了正常成人不同功能状态下的IAP正常值标准，将不可复性盘前移位颞下颌关节病患者按“高压型”、“反压型”和“低压型”进行生物力学分型，初步阐明了生理运动时及病理状态下颞下颌IAP的变化规律。随后，该团队引入了微流控芯片检测技术和计算流体力学技术，开展了滑液生物化学因子的检测，并对滑液流场进行三维模拟仿真，揭示了正常和典型病理状态下关节上腔内的流场和压力分布特点；利用理论力学方式对关节镜和关节灌洗术的治疗机制进行模拟，针对不同的关节形态和病理进程从方案制定、术式改进（加压方式）、器械改良（针管内径的选择）等方面进行深入探讨，进而在国内外首次提出了 TMD 的个体化诊断和调压治疗体系。

四、髁突特发性吸收

近年来，国内外学者在临床上观察到少数患者出现髁突吸收，同时伴有下颌支高度降低、下颌后缩、后牙呈安氏Ⅱ类错𬌗、前牙开𬌗等，临床上却不能发现明显致病因素。因此，将该类病因尚不明确但又有独特发病机制的髁突吸收称为髁突特发性吸收（idiopathic condyle resorption，ICR）。2007 年，杨驰等报道下颌髁突不明原因吸收的诊治以来，该病逐渐被国内学者所重视。其主要临床表现为下颌位置后移、下颌支高度减低，前牙开𬌗、后牙早接触、Ⅱ类错𬌗等，目前发病机制尚不明确。具有青春期女性发病倾向，患者雌激素水平降低或有口服避孕药史。但迄今学术界尚无法解释 ICR 患者不出现像骨质疏松症一样的全身性骨骼疾病，而只在髁突发生特异性吸收这一现象。

郑有华、张志光等通过对 46 例髁突特发性吸收（ICR）患者临床资料的回顾性分析，结果显示女性患者 42 例（91.30%），青少年为主。患者均呈安氏Ⅱ类面型，侧貌突，侧貌不美观，下颌后缩，下颌支高度减低及前牙开𬌗、后牙早接触、安氏Ⅱ类错𬌗；常伴有关节区弹响、杂音。X 线平片示，髁突形态变小甚至基本消失，下颌支垂直距离变短，头影测量呈安氏Ⅱ高角型典型特征；TMJ CBCT 造影示，多伴有关节盘-突关系的改变，尤其以关节盘穿孔较为常见，穿孔位置多为关节盘后区。认为 ICR 具有自身独特的发病机制和临床特征，TMJ 关节盘移位与 ICR 可能存在相关性。

五、咬合与颞下颌关节紊乱病

虽然咬合和 TMD 的关系至今未有定论，许多研究证明，咬合与 TMD 存在一定的关联，多数学者仍然认为咬合改变是 TMD 的诱发因素。刘洪臣等综述了咬合创伤对口颌系统的生物学影响，从动物实验研究角度总结咬合创伤对口颌系统的生物学影响。咬合创伤可以导致家兔 TMJ 组织的退行性改变，例如髁突软骨表层结构破损，软骨层不同程度的软骨细胞变性、坏死；滑膜内膜细胞变性，胞质内可见大量波形蛋白中间纤维（intermediate filaments，IFs）；内膜下层出现类“蚓状小体”结构。这表明咬合创伤确实可以导致颞下颌关节的退行性改变，从而支持咬合因素为 TMD 致病因素之一的观点。

王美青等通过分析 TMD 患者的临床咬合特点、建立渐进性咬合紊乱致颞下颌关节退行性变动物模型的动物实验、咬合异常导致颞下颌关节功能异常的生物力学机制分析、咬合异常对下颌运动的影响（下颌运动轨迹描记）以及咬合治疗对 TMD 的积极作用（咬合治疗措施）等五个方面内容，总结该病的咬合病因研究成果，认为异常咬合接触包括两个方面：1）不能正常分解咬合力，在一定方向上产生加大咬合分力的咬合接触；2）对下颌运动产生异常引导效果的咬合接触。治疗内容主要包括：拔除异常的第三磨牙、修复缺牙、矫正错𬌗以及咬合调改，以建立有效分散咬合力，并能够正确引导咬合运动的咬合接触关系。其中咬合调改是治疗 TMD 的重要技术方法，在常规修复、正畸治疗过程中均有所涉及，在实际应用过程中也常与正畸、修复等咬合治疗方法配合进行。提出并初步论证了渐进性咬合紊乱可作为独立的致病因素导致颞下颌关节退行性改变的论点。

六、颞下颌关节及口颌面疼痛的治疗

很多口腔疾病均可表现为疼痛，如颞下颌关节疼痛、咀嚼肌疼痛、外伤骨折疼痛、术后神经痛、三叉神经痛、非典型面痛、癌症疼痛等。疼痛是一种疾病，需要及时治疗，治疗应包括针对病因和针对疼痛的治疗。傅开元总结疼痛治疗,分为药物治疗和非药物治疗。疼痛治疗药物治疗包括非甾体类抗炎药、阿司匹林和扑热息痛等非阿片类镇痛药、阿片类镇痛药、"辅助"药物如抗抑郁药阿米替林和抗惊厥药卡马西平等。非药物治疗包括神经刺激疗法、神经阻滞疗法、外科手术、物理治疗、心理-行为疗法等。

七、颞下颌关节外科治疗

颞下颌关节外科手术对于 TMD 中严重的结构紊乱及骨关节病治疗具有重要作用。对经过全面、正确的保守治疗而不能奏效、严重影响患者关节功能和正常生活的病例,外科治疗是必要的和有效的,可以缩短病程,消除或缓解症状,保存或恢复关节功能。

外科治疗方法:1)关节灌洗: 为目前临床上常用的一种方法,包括单纯关节冲洗治疗,关节造影-介入治疗及关节冲洗后关节腔内药物注射,如泼尼松龙,透明质酸钠等;2)关节镜外科: 包括关节腔冲洗、粘连松解、关节盘复位固定、关节腔扩张、关节盘前部松解术、关节囊内清扫、关节盘稳定缝合、电灼术及激光手术等;3)关节开放外科: 包括关节盘摘除术、关节盘复位-修复术和关节成形术、单纯髁突修整或高位切除术及关节置换术等。

杨驰等采用一种新的关节镜下盘复位固定术式,即前附着松解和关节盘的水平褥式牵引缝合,术后定期 MRI 检查证实,关节盘复位成功率达到 90% 以上。因而认为是治疗Ⅱ期以上关节结构紊乱的有效方法,但也强调该技术有局限性。杨驰等应用颞下颌关节(TMJ)镜下治疗囊内粘连(IA)的术式,评价关节镜手术治疗 TMJ 上腔 IA 的疗效。对 142 例(159 侧)关节镜下证实有粘连的关节行粘连松解术、囊内清扫修整术或射频消融术,其中 110 例(123 侧)伴随关节盘移位者,行关节盘复位固定术。术后随访检查包括患者的颌骨运动度、VAS 疼痛测量值及自我评价。结果显示总有效率 90.14% (128/142), 93.66% (133/142)的患者自主症状较术前明显改善;术后平均开口度较术前显著改善($P<0.01$)。疼痛的 VAS 测量值手术前、后有显著差异($P<0.05$)。

颞下颌关节盘穿孔是颞下颌关节紊乱病中较严重的一种疾病,临床报道了多种手术方法治疗颞下颌关节盘穿孔,均具有一定的治疗效果。龙星等在临床采用关节盘修补术加髁突高位成形术治疗颞下颌关节盘穿孔,临床效果满意。

八、颞下颌关节的分子生物学和组织工程学研究

研究表明,在颞下颌关节滑液中存在一些分子标志物,TMD 中骨关节病类患者关节液中促炎细胞因子如 IL-1, IL-6 和 TNF-β、基质金属蛋白酶(MMP)等表达量明显增高,从而可导致关节软骨降解,可作为 TMD 诊断指标。转化生长因子(TGF-β1)、碱性成纤维生长因子(bFGF)及受体、雌激素、一氧化氮(NO)、胰岛素样生长因子(IGF-1)、骨形成蛋白(BMP-2,4)等与促进骨关节病软骨的降解及修复有关。rhTGF-β1 可明显地促进髁突软骨损伤的修复。

随着组织工程学的不断发展,已有学者进行 TMD 的组织工程学治疗的研究工作,包括软骨细胞移植修复髁突软骨损伤、人工关节盘代用品的制备、骨与软骨复合组织培养和人工关节置换等。郑有华,张志光等用单一来源转染 bFGF 基因的人 BMSCs 分别诱导为成骨和成软骨细胞,利用珊瑚骨支架和包被透明质酸凝胶,在裸鼠体内构建具有骨和软骨复合结构的人形下颌髁突。但是所形成的新生骨和软骨散在分布,并没有形成正常的关节骨与软骨结构;在新生骨周围可见新生血管形成,但并不是真正意义上的血管化

的组织工程构建，大块的人髁突骨软骨构建如何保证支架内细胞团营养和组织内的血管化、构建两个结构和功能明显不同而又整合的软骨和骨组织以及将来的临床应用等，仍需进一步研究。

九、颞下颌关节病学与殆学专业委员会发展与展望

随着我国国民经济的迅速发展和国民文化素质的不断提高，颞下颌关节病学与殆学专业委员会队伍将不断发展壮大，国际交流不断加强，口腔修复科、正畸科、种植科、以及神经内科、心理科等相关学科专业医师参与TMD和口颌面痛的治疗，TMD患者的求治需求将日益增加，这要求广大从事临床与基础研究的同道共同努力，深入进行相关的临床和基础研究工作，对我国的TMD双轴诊断标准制定，规范TMD的治疗程序，重视进行TMD的组织工程学治疗的研究工作，加强颞下颌关节生物力学的应用研究，使我国TMD的基础理论研究水平和临床诊治水平跻入国际先进行列，以适应我国TMD患者的需求。

（致谢马绪臣教授、刘洪臣教授、郑有华主任医师）

医疗工作

国家卫生计生委教育部国家中医药管理局关于印发《医师资格考试报名资格规定(2014 版)》的通知

国卫医发[2014]11 号

各省、自治区、直辖市卫生计生委(卫生厅局)、教育厅(教委)、中医药管理局,新疆生产建设兵团卫生局、教育局:

为指导各地做好医师资格考试报名资格审核工作,严格医师资格准入,加强医师队伍建设,根据《执业医师法》等有关规定,现将《医师资格考试报名资格规定(2014 版)》印发给你们,请遵照执行。

国家卫生计生委 教育部 国家中医药管理局
二〇一四年三月十八日

医师资格考试报名资格规定(2014 版)

为做好医师资格考试报名工作,依据《中华人民共和国执业医师法》(以下简称《执业医师法》)及有关规定,现对医师资格考试考生报名资格规定如下:

第一条　符合《执业医师法》、《医师资格考试暂行办法》(原卫生部令第 4 号)和《传统医学师承和确有专长人员医师资格考核考试办法》(原卫生部令第 52 号)有关规定。

第二条　试用机构是指符合《执业医师法》、《医疗机构管理条例》和《医疗机构管理条例实施细则》所规定的医疗、预防、保健机构。

第三条　试用期考核证明

(一)报名时考生应当提交与报考类别相一致的试用期满 1 年并考核合格的证明。

应届毕业生报名时应当提交试用机构出具的试用证明,并于当年 8 月 31 日前提交试用期满 1 年并考核合格的证明。

考生报考时应当在与报考类别相一致的医疗、预防、保健机构试用时间或累计(含多个机构)试用时间满 1 年。

(二)现役军人必须持所在军队医疗、预防、保健机构出具的试用期考核合格证明,方可报考。

(三)试用期考核合格证明当年有效。

第四条　报名有效身份证件

(一)中国大陆公民报考医师资格人员的有效身份证件为第二代居民身份证、临时身份证、军官证、警官证、文职干部证、士兵证、军队学员证;台港澳地区居民报考医师资格人员的有效身份证件为台港澳居民往来大陆通行证。

(二)外籍人员的有效身份证件为护照。

第五条　报考类别

(一)执业助理医师达到报考执业医师规定的,可以报考执业医师资格,报考类别应当与执业助理医师资格类别一致。

(二)报考相应类别的医师资格,应当具备与其相一致的医学学历。

具有临床医学专业本科学历,并在公共

卫生岗位试用的，可以以该学历报考公共卫生类别医师资格。中医、中西医结合和民族医医学专业毕业的报考人员，按照取得学历的医学专业报考中医类别相应的医师资格。

（三）符合报考执业医师资格条件的人员可以报考同类别的执业助理医师资格。

（四）在乡级以上计划生育技术服务机构中工作，符合《执业医师法》第九条、第十条规定条件的，可以报考相应类别医师资格。

第六条 学历审核

学历的有效证明是指国家承认的毕业证书。基础医学类、法医学类、护理（学）类、医学技术类、药学类、中药学类等医学相关专业，其学历不作为报考医师资格的学历依据。

（一）研究生学历

1. 临床医学（含中医、中西医结合）、口腔医学、公共卫生专业学位研究生，在符合条件的医疗、预防、保健机构进行临床实践或公共卫生实践，至当次医学综合笔试时累计实践时间满 1 年的，以符合条件的本科学历和专业，于在学期间报考相应类别医师资格。

临床医学、口腔医学、中医学、中医学（中西医结合方向）、眼视光医学、预防医学长学制学生在学期间已完成 1 年临床或公共卫生毕业实习和 1 年以上临床或公共卫生实践的，以本科学历报考相应类别医师资格。

2. 临床医学（含中医、中西医结合）、口腔医学、公共卫生专业学位研究生学历，作为报考相应类别医师资格的学历依据。

在研究生毕业当年以研究生学历报考者，须在当年 8 月 31 日前提交研究生毕业证书，并提供学位证书等材料，证明是专业学位研究生学历，方可参加医学综合笔试。

3. 2014 年 12 月 31 日以前入学的临床医学、口腔医学、中医学、中西医结合、民族医学、公共卫生与预防医学专业的学术学位（原“科学学位”）研究生，具有相当于大学本科 1 年的临床或公共卫生毕业实习和 1 年以上的临床或公共卫生实践的，该研究生学历和学科作为报考相应类别医师资格的依据。在研究生毕业当年报考者，须在当年的 8 月 31 日前提交研究生毕业证书，方可以参加医学综合笔试。

2015 年 1 月 1 日以后入学的学术学位研究生，其研究生学历不作为报考各类别医师资格的学历依据。

4. 临床医学（护理学）学术学位研究生学历，或临床医学（护理领域）专业学位研究生学历，不作为报考各类别医师资格的学历依据。

（二）本科学历

1. 五年及以上学制临床医学、麻醉学、精神医学、医学影像学、放射医学、眼视光医学（“眼视光学”仅限温州医科大学 2012 年 12 月 31 日以前入学）、医学检验（仅限 2012 年 12 月 31 日以前入学）、妇幼保健医学（仅限 2014 年 12 月 31 日以前入学）专业本科学历，作为报考临床类别执业医师资格考试的学历依据。

2. 五年制的口腔医学专业本科学历，作为报考口腔类别执业医师资格考试的学历依据。

3. 五年制预防医学、妇幼保健医学专业本科学历，作为报考公共卫生类别执业医师资格考试的学历依据。

4. 五年及以上学制中医学、针灸推拿学、中西医临床医学、藏医学、蒙医学、维医学、傣医学、壮医学、哈萨克医学专业本科学历，作为报考中医类别相应执业医师资格考试的学历依据。

5. 2009 年 12 月 31 日以前入学、符合本款规定的医学专业本科学历加注医学专业方向的，应以学历专业报考；2010 年 1 月 1 日以后入学的，医学专业本科学历加注医学专业方向的，该学历不作为报考医师资格的学历依据，经国家教育行政部门批准的除外。

6. 专升本医学本科毕业生，2015 年 9 月 1 日以后升入本科的，其专业必须与专科专业相同或相近，其本科学历方可作为报考医师资格的学历依据。

（三）高职（专科）学历

1.2005年1月1日以后入学的经教育部同意设置的临床医学类专业（含临床医学、口腔医学、中医学、中医骨伤、针灸推拿、蒙医学、藏医学、维医学等）毕业生，其专科学历作为报考医师资格的学历依据。

2004年12月31日以前入学的经省级教育、卫生行政部门（中医药管理部门）批准设置的医学类专业（参照同期本科专业名称）毕业生，其专科学历作为报考医师资格的学历依据。

2.经省级以上教育、卫生行政部门同意举办的初中起点5年制医学专业2013年12月31日以前入学的毕业生，其专科学历作为报考医师资格的学历依据。取得资格后限定在乡村两级医疗机构执业满5年后，方可申请将执业地点变更至县级医疗机构。2014年1月1日以后入学的初中起点5年制医学专业毕业生，其专科学历不能作为报考医师资格的学历依据。

3.2008年12月31日以前入学的中西医结合专业（含教育部、原卫生部批准试办的初中起点5年制专科层次中西医临床医学专业）毕业生，其专科学历作为报考医师资格的学历依据。

2009年1月1日以后入学的中西医结合专业毕业生（含初中起点5年制专科层次中西医临床医学专业），其专科学历不作为报考医师资格的学历依据。

4.2009年12月31日前入学的，符合本款规定的医学专业专科学历加注医学专业方向的，应以学历专业报考；2010年1月1日以后入学的，医学专业专科学历加注医学专业方向的，该学历不作为报考医师资格的学历依据，经国家教育行政部门批准的除外。

（四）中职（中专）学历

1.2010年9月1日以后入学经省级教育行政部门、卫生计生行政部门（中医药管理部门）同意设置并报教育部备案的农村医学专业毕业生，其中职（中专）学历作为报考临床类别执业助理医师资格的学历依据。农村医学专业毕业生考取执业助理医师资格后，限定到村卫生室执业，确有需要的可到乡镇卫生院执业。

2.2000年9月25日至2010年12月31日期间入学的中等职业学校（中等专业学校）卫生保健专业毕业生，其中职（中专）学历作为报考临床类别执业助理医师资格的学历依据。卫生保健专业毕业生取得资格后，限定到村卫生室执业，确有需要的可到乡镇卫生院执业。

2011年1月1日以后入学的中等职业学校毕业生，除农村医学专业外，其他专业的中职（中专）学历不作为报考临床类别执业助理医师资格的学历依据。

3.2001年8月31日以前入学的中等职业学校（中等专业学校）社区医学、预防医学、妇幼卫生、医学影像诊断、口腔医学专业毕业生，其中职（中专）学历作为报考相应类别执业助理医师资格的学历依据。

2001年9月1日以后入学的上述专业毕业生，其中职（中专）学历不作为报考医师资格的学历依据。

4.2006年12月31日以前入学的中等职业学校中西医结合专业毕业生，其中职（中专）学历作为报考中医类别中西医结合医师资格的学历依据。

2007年1月1日以后入学的中西医结合专业毕业生，其中职（中专）学历不作为报考医师资格的学历依据。

5.2006年12月31日以前入学的中等职业学校（中等专业学校）中医、民族医类专业毕业生，其中职（中专）学历作为报考中医类别相应医师资格的学历依据。

2007年1月1日以后入学经教育部、国家中医药管理局备案的中等职业学校（中等专业学校）中医、民族医类专业毕业生，其中职（中专）学历作为报考中医类别相应医师资格的学历依据。2011 年 1 月 1 日以后入学的中等中医类专业毕业生，取得资格后限定到基层医疗机构执业。

6. 卫生职业高中学历不作为报考医师资格的学历依据。

7. 1999 年 1 月 1 日以后入学的卫生职工中等专业学校学历不作为报考医师资格的学历依据。

（五）成人教育学历

1. 2002 年 10 月 31 日以前入学的成人高等教育、自学考试、各类高等学校远程教育的医学类专业毕业生，该学历作为报考相应类别的医师资格的学历依据。

2002 年 11 月 1 日以后入学的上述毕业生，如其入学前已通过医师资格考试取得执业助理医师资格，且所学专业与取得医师资格类别一致的，可以以成人教育学历报考执业医师资格。除上述情形外，2002 年 11 月 1 日以后入学的成人高等教育、自学考试、各类高等学校远程教育的医学类专业毕业生，其成人高等教育学历不作为报考医师资格的学历依据。

2. 2001 年 8 月 31 日以前入学的成人中专医学类专业毕业生，其成人中专学历作为报考医师资格的学历依据。

2001 年 9 月 1 日以后入学的成人中专医学类专业毕业生，其成人中专学历不作为报考医师资格的学历依据。

（六）西医学习中医人员

已获得临床执业医师或执业助理医师资格的人员，取得省级以上教育行政部门认可的中医专业学历或者脱产两年以上系统学习中医药专业知识并获得省级中医药管理部门认可，或者参加省级中医药行政部门批准举办的西医学习中医培训班，并完成了规定课程学习，取得相应证书的，或者按照《传统医学师承和确有专长人员医师资格考核考试办法》有关规定跟师学习满 3 年并取得《传统医学师承出师证书》的，可以申请参加相同级别的中西医结合执业医师或执业助理医师资格考试。

（七）传统医学师承和确有专长人员

1. 传统医学师承和确有专长人员申请参加医师资格考试应符合《传统医学师承和确有专长人员医师资格考核考试办法》第二十七条、二十八条有关规定。

2. 传统医学师承和确有专长人员取得执业助理医师执业证书后，取得国务院教育行政部门认可的成人高等教育中医类医学专业专科以上学历，其执业时间和取得成人高等教育学历时间符合规定的，可以报考具有规定学历的中医类别相应的执业医师资格。

（八）其他

取得国外医学学历学位的中国大陆居民，其学历学位证书须经教育部留学服务中心认证，同时符合《执业医师法》及其有关文件规定的，可以按照本规定报考。

第七条　台湾、香港、澳门永久性居民以及外籍人员报考的，按照有关文件规定执行。

第八条　盲人医疗按摩人员按照《盲人医疗按摩管理办法》（卫医政发[2009]37 号）规定，参加盲人医疗按摩人员考试。

第九条　本规定自公布之日起施行。《医师资格考试报名资格规定（2006 版）》和《关于修订〈医师资格考试报名资格规定（2006 版）〉有关条款的通知》（卫办医发[2008]64 号）同时废止。

我国正式启动住院医师规范化培训制度建设工作

中华人民共和国国家卫生和计划生育委员会

2014 年 2 月 13 日，建立国家住院医师规范化培训制度工作会议在上海召开，这标志着我国住院医师规范化培训制度建设正式启动。国家卫生计生委主任李斌出席会议并讲话，国家卫生计生委副主任刘谦主持会议，上海市副市长翁铁慧出席。

李斌指出，住院医师规范化培训是临床医师成长的必由之路，建立住院医师规范化培训制度是加强临床医师队伍建设的一项重大基础工程，是深化医改和医学教育改革的重大举措，是提高医疗服务质量和水平的治本之策。推进公立医院改革，建立科学合理的分级诊疗制度，与临床医师的培养和使用机制密切相关。全面建立国家住院医师规范化培训制度，实现与国际医学教育培训模式接轨，从根本上提升我国临床医师队伍的素质和水平，才能更好满足人民群众日益增长的医疗服务需求。

李斌强调，各地在制度建设中，要坚持面向医疗需求的方向不偏离，坚持严守培训质量的底线不突破，坚持制度机制创新的重点不放松，坚持医学人文教育的根基不动摇。

李斌要求，各地要加强组织领导、完善配套政策、加强基地建设、提高培训质量、加强督导检查、加大宣传力度，扎实稳妥推进住院医师规范化培训工作，确保到 2015 年，各省（区、市）全面启动住院医师规范化培训工作；到 2020 年，基本建立住院医师规范化培训制度，所有新进医疗岗位的本科及以上学历临床医师全部接受住院医师规范化培训。

会议通报了建立国家住院医师规范化培训制度工作情况。上海、北京、天津、浙江、四川、新疆等 6 个地区的代表在会上作了经验介绍。国家卫生计生委、国家发展改革委、教育部、国务院学位办、财政部、人力资源社会保障部、国家中医药局相关司局和各省（区、市）卫生计生行政部门有关负责人及培训基地代表、有关专家等出席会议。

国家卫生计生委办公厅关于印发住院医师规范化培训基地认定标准（试行）和住院医师规范化培训内容与标准（试行）的通知

国卫办科教发［2014］48 号

各省、自治区、直辖市卫生计生委（卫生厅局），新疆生产建设兵团卫生局：

为贯彻落实国务院 7 部门《关于建立住院医师规范化培训制度的指导意见》（国卫科教发［2013］56 号），进一步提高住院医师培训质量，我委组织制定了《住院医师规范化培训基地认定标准（试行）》和《住院医师规范化培训内容与标准（试行）》（可从国家卫生计生委网站下载）。现印发给你们，请结合当地实际认真贯彻执行，切实提高培训基地建设、认定、管理和培训实施的规范化水平，确保人才培养质量。

附件：

1. 住院医师规范化培训基地认定标准（试行）

2. 住院医师规范化培训内容与标准（试行）

国家卫生计生委办公厅

二〇一四年八月二十五日

住院医师规范化培训基地认定标准（试行）

总　则

根据《关于建立住院医师规范化培训制度的指导意见》和《住院医师规范化培训管理办法（试行）》的有关要求，为加强住院医师规范化培训工作，制订本标准。

一、基地设置

（一）基地分类

基地分为培训基地和专业基地。培训基地是承担住院医师规范化培训的医疗卫生机构。培训基地由符合条件的专业基地组成，专业基地由符合条件的专业科室牵头，组织协调相关科室，共同完成培训任务。

（二）专业基地类别

本标准的培训专业基地类别共 34 个：内科、儿科、急诊科、皮肤科、精神科、神经内科、全科、康复医学科、外科、外科 G 神经外科、外科 G 胸心外科、外科 G 泌尿外科、外科 G 整形外科、骨科、儿外科、妇产科、眼科、耳鼻咽喉科、麻醉科、临床病理科、检验医学科、放射科、超声医学科、核医学科、放射肿瘤科、医学遗传科、预防医学科、口腔全科、口腔内科、口腔颌面外科、口腔修复科、口腔正畸科、口腔病理科、口腔颌面影像科。

（三）设置原则

培训基地应设在三级甲等医院。培训基地间可建立协同协作机制，共同承担培训任务。根据培训内容需要，可将符合专业培训条件的其他三级医院、妇幼保健院和二级甲等医院及基层医疗卫生机构、专业公共卫生机构等作为协同单位，形成培训基地网络。

（四）其他要求

1. 拟申报专业基地的单位必须达到《住院医师规范化培训基地认定标准（试行）》各专业基地细则规定的要求。

2. 专业基地所在医院的相关科室缺如或疾病种类数量不符合《住院医师规范化培训基地认定标准（试行）》相应要求的，可联合符合条件的三级医院或二级甲等医院作为协同医院，协同医院数量不超过 3 家。

3. 相关专业科室不具备培训条件的专科医院，须联合区域内培训相关专业基地所在医院作为协同医院。

二、培训基地基本条件

（一）医院资质

1. 依法取得《医疗机构执业许可证》。

2. 近 3 年来未发生省级及以上卫生计生行政部门通报批评的重大医疗事件。

（二）培训设施设备

1. 培训基地的科室设置、诊疗能力和专业设备等条件能够满足《住院医师规范化培训基地认定标准（试行）》各专业基地细则的要求。

2. 有满足培训需要的教学设备、示范教室及临床技能模拟训练中心等教学设施。

3. 图书馆馆藏资源种类齐全，有满足培训需要的专业书刊、计算机信息检索系统与网络平台。

（三）培训制度建设

1. 住院医师规范化培训组织管理机构健

全。培训基地主要行政负责人作为培训工作的第一责任人全面负责基地的培训工作，分管院领导具体负责住院医师规范化培训工作；教育培训管理职能部门作为协调领导机制办公室，具体负责培训工作的日常管理与监督；承担培训任务的科室实行科室主任责任制，健全组织管理机制，切实履行对培训对象的带教和管理职能。

2. 有 3 年以上住院医师规范化培训组织实施经验；有系统的培训方案、实施计划、培训人员名单及考核成绩等记录。

3. 有培训基地和专业基地动态管理评估机制，及时评价培训对象的培训效果和指导医师的带教质量；住院医师规范化培训任务作为考核科室建设和指导医师绩效的重要指标。

（四）其他要求

1. 贯彻《关于建立住院医师规范化培训制度的指导意见》精神，落实培训对象有关待遇和培训期间的有关人员管理工作。

2. 落实《住院医师规范化培训管理办法（试行）》要求，严格培训标准、培训考核，加强医疗安全教育、监督和培训指导，创新培训方法，确保培训质量和效果。

三、专业基地基本条件

（一）师资队伍条件

1. 专业基地指导医师的中高级职称的比例应达到《住院医师规范化培训基地认定标准（试行）》各专业基地细则的要求。每名指导医师同时带教的培训对象不超过 3 名。

2. 指导医师由任职主治医师专业技术职务 3 年以上的医师担任，熟悉本专业系统的理论知识，具有丰富的临床经验，较强的指导带教能力，严谨的治学态度，熟悉住院医师规范化培训的相关规定；有良好的职业道德和医患沟通能力、团队合作能力，能以身作则，为人师表。

3. 专业基地负责人除了应该具备指导医师的上述条件外，还应该具备相应的管理及科研能力。

（二）科室建设条件

1. 专业基地的总床位数、年收治病人数、年门诊量和急诊量、配备的专业诊疗设备等达到《住院医师规范化培训基地认定标准（试行）》各专业基地细则要求。

2. 专业基地收治的疾病种类基本覆盖本专业常见多发疾病，诊治数量满足《住院医师规范化培训基地认定标准（试行）》各专业基地细则要求。

3. 能按照相关医疗制度要求，规范开展疑难疾病和死亡病例讨论、定期查房、转诊会诊、医疗差错防范等教学、诊疗和科研活动。

（三）其他要求

1. 牵头组织协调相关专业科室制订和落实本专业具体培训计划，做好培训全过程管理和培训考核相关工作，并配合做好其他专业培训对象的指导带教管理工作。

2. 培训过程管理落实科室主任总负责制和指导医师负责制。科室主任统筹落实入科教育、过程考核、出科考核和定期评估，并定期检查评价指导医师带教工作，确保培训质量。指导医师负责落实培训计划，将医德医风、医患沟通和职业素质等内容贯穿培训全过程，指导督促培训对象完成培训内容并如实填写《住院医师规范化培训登记手册》。

住院医师规范化培训基地认定标准(试行)细则

口腔全科专业基地认定细则

按照国家卫生和计划生育委员会《住院医师规范化培训内容与标准(试行)——口腔全科培训细则》的要求和培训基地认定标准总则的规定,制订本细则。

一、口腔全科专业基地基本条件

1. 科室规模

(1)牙科综合治疗台数≥20台。

(2)年门诊量≥30 000人次。

(3)年急诊量≥1 000人次。

2. 疾病种类和数量

(1)专业基地的年收治疾病种类应基本能覆盖口腔科各亚专业常见疾病种类,所开展的针对口腔全科常见疾病的诊治项目全面,能够满足《住院医师规范化培训内容与标准(试行)——口腔全科培训细则》的要求。

①口腔预防:包括预防性充填(包括非创伤性充填),局部涂氟,正确使用牙刷、牙线、间隙刷和牙签等各种口腔预防用具,菌斑染色,菌斑控制,儿童口腔健康状况调查,预防咨询,针对不同病种和个体的系统保健等。

②牙体牙髓病:包括用各种材料进行各类洞形的龋病或非龋病治疗、牙齿活髓保存治疗、干髓术、前后牙根管治疗、塑化治疗、根尖手术等。

③牙周病:包括菌斑控制方法、规范化的牙周检查及治疗设计、全身病与牙周健康的关系、龈上洁治、龈下刮治、松动牙固定、治疗、牙周病的药物治疗、牙周手术、牙周-牙髓联合病变治疗、牙周维护治疗及常见的与全身相关的牙周组织疾病治疗等。

④儿童口腔病:包括药物涂布治疗、窝沟封闭、高分子材料或银汞合金充填、乳牙冠髓切断术、乳牙根管治疗术、年轻恒牙根尖诱导成形术、儿童咬合诱导、儿童前牙外伤处理、恒牙的活髓保存和青少年牙周组织疾病防治等。

⑤口腔黏膜病:包括复发性口腔溃疡、扁平苔藓、疱疹性口炎、念珠菌感染、慢性唇炎、白斑、天疱疮等疾病的诊断和治疗等。

⑥口腔颌面外科疾病:包括普通口腔麻醉及一般牙、阻生牙、埋伏牙或复杂牙的拔除、牙槽突手术及各类门诊小手术等。

⑦口腔修复:包括全口义齿修复、可摘局部义齿修复、烤瓷冠、烤瓷桥、铸造冠、铸造桥、桩核(甲)冠修复等。

⑧口腔正畸:包括各类错㝨畸形的矫治、活动矫治和固定矫治的设计和基本操作等。

⑨口腔颌面影像:包括牙齿根尖片、全景片、华氏位、颧弓切线位、下颌骨正侧位片、许勒位、唾液腺造影和口腔颌面部CT等检查与诊断。

⑩口腔急诊:包括牙痛、牙外伤、牙根尖周脓肿或牙周脓肿、口腔颌面部软硬组织外伤、口腔颌面部急性炎症、口腔急性出血等病种。

(2)培训基地年诊治的患者数量应能够满足《住院医师规范化培训标准——口腔全科培训细则》的要求,见表1。

表1 口腔培训基地年诊治数量要求

疾病种类	年诊治例数(人次)	疾病种类	年诊治例数(人次)
牙体牙髓疾病	≥5 000	口腔修复科	≥5 000
牙周疾病	≥1 500	口腔正畸科	≥1 000

续表 1

疾病种类	年诊治例数(人次)	疾病种类	年诊治例数(人次)
儿童口腔疾病	≥1 000	口腔颌面影像科	≥1 600
口腔黏膜疾病	≥1 000	口腔急诊科	≥1 000
口腔颌面外科	≥5 000	口腔病理科	≥200

3. 医疗设备

要求配备开展以下口腔全科诊疗工作所需医疗设备和器械:牙科诊疗椅、牙髓活力测定所需设备、根管治疗所需器械、银汞调合机、光敏树脂充填照射灯、牙周探针、超声洁牙机、龈上和龈下深刮器、牙科印模制取托盘、牙科模型制作设备及技工设备、常用牙科器械、材料、药品以及口腔诊室应必备的器械和材料。

4. 相关科室、实验室

口腔全科专业基地所在医院必须有以下相关科室:急诊科、心电监护室或配备心电监护设备的急诊科、放射(影像)科[综合性医院的放射科内有从事口腔放射(影像)工作的专业人员]、病理科(综合性医院的病理科内有侧重口腔病理诊断工作的专业人员)、检验科、药剂科等。

二、口腔全科专业基地师资条件

1. 人员配备

(1)指导医师与培训对象比例应 1∶3。

(2)指导医师组成:具有中、高级专业技术职务人员数应大于基地总医师数的 50%,高级专业技术职务人员≥3 名。

2. 指导医师条件

应具有口腔医学本科及以上学历,具有主治医师专业技术职务 3 年以上。

3. 专业基地负责人条件

医学本科及以上学历,主任医师专业技术职务,从事本专业的医疗、科研和教学工作超过 15 年,并满足以下条件之一。

(1)近 3 年来在国内核心学术刊物或国际 SCI 学术期刊上发表临床研究论文≥1 篇。

(2)近 3 年来曾获得地、市级以上(含地、市级)与本专业相关的临床科技成果奖励。

(3)目前承担有地、市级以上(含地、市级)本专业领域的临床科研项目,有独立的科研任务和科研经费。

口腔内科专业基地认定细则

按照国家卫生和计划生育委员会《住院医师规范化培训内容与标准(试行)——口腔内科培训细则》的要求和培训基地认定标准总则的规定,制订本细则。

一、口腔内科专业基地基本条件

1. 规模

(1)牙科综合治疗台数≥20 台(牙体牙髓科≥8 台,牙周科≥6 台,儿童口腔科≥4 台,口腔黏膜科≥1 台和口腔预防科≥1 台)。

(2)年门、急诊量≥30 000 人次,日门诊量≥120 人次。

2. 诊疗疾病种类、治疗项目和数量

(1)口腔内科专业基地的年收治疾病种类应基本能覆盖口腔内科各亚专科常见疾病种类,所开展的针对口腔科常见疾病的诊治项目全面,能够满足《住院医师规范化培训内容与标准(试行)——口腔内科培训细则》的要求。

①口腔预防医学:口腔健康调查和口腔

健康指导、指数及数据处理的方法、常见口腔疾病预防方法；正确使用牙刷、牙线、间隙刷和牙签等各种预防用具，菌斑染色、菌斑控制及口腔卫生指导；窝沟封闭术、预防性充填（包括非创伤性充填）、局部涂氟，不同人群的口腔预防咨询及针对不同病种和个体的综合保健措施和方法等。

②牙体牙髓病学：包括用各种材料进行各类洞形的龋病或非龋病治疗、牙齿活髓保存治疗、前后牙根管治疗、根尖手术等。

③牙周病学：包括菌斑控制方法、规范化的牙周检查及治疗设计、全身病与牙周健康关系、龈上洁治、龈下刮治和根面平整、松动牙固定、治疗、牙周病的药物治疗、牙周手术、牙周-牙髓联合病变治疗、牙周维护治疗及常见的与全身相关的牙周组织疾病治疗等。

④儿童口腔医学：包括药物涂布治疗、各种材料充填、乳牙冠髓切断术、乳牙根管治疗术、年轻恒牙根尖诱导成形术、儿童咬合诱导、儿童前牙外伤处理、恒牙的活髓保存和青少年牙周组织疾病的防治等。

⑤口腔黏膜病学：包括复发性口腔溃疡、扁平苔藓、疱疹性口炎、念珠菌感染、唇舌病）、白斑、疱性疾病等的诊断和治疗等。

（2）口腔内科专业基地年诊治的患者数量应能够满足《住院医师规范化培训内容与标准（试行）——口腔内科培训细则》的要求，见表 2。

表 2　口腔内科专业基地相关科室年诊治数量要求

科室	年诊治例数	科室	年诊治例数
牙体牙髓科	≥15 000	口腔黏膜科	≥2 000
牙周科	≥10 000	儿童口腔科	≥2 000
口腔预防	≥1 000		

3. 医疗设备

要求配备开展以下口腔科诊疗工作所需的医疗设备和器械：牙科诊疗椅、牙髓活力测定所需设备、根管治疗所需器械、光敏树脂固化机、牙周探针、超声洁牙机、龈上洁治器和龈下刮治器、牙周手术器械、牙科印模制取托盘、牙科模型制作设备、常用牙科器械、材料、药品以及口腔诊室应必备的器械和材料。

4. 相关科室、实验室

口腔内科专业基地所在医院必须有以下相关科室：口腔颌面外科、口腔修复科、放射（影像）科、病理科、检验科、药剂科等。

二、口腔内科专业基地师资条件

1. 人员配备

（1）指导医师与培训对象比例 1∶3。

（2）指导医师组成：基地具有中、高级专业技术职务人员数应大于基地总医师数的 50%，高级专业技术职务人员≥3 名。指导教师所从事专业应涵盖牙体牙髓病学、牙周病学、儿童口腔病学、口腔黏膜病学和口腔预防医学。

2. 指导医师条件

应具有医学本科及以上学历，具有主治医师专业技术职务 3 年以上，已发表本专业相关学术论文或综述 1 篇以上。

3. 专业基地负责人条件

医学本科及以上学历，主任医师专业技术职务，从事本专业的医疗、科研和教学工作超过 15 年，并满足以下条件之一。

（1）近 3 年来在国内核心学术刊物或国际 SCI 学术期刊上发表临床研究论文≥1 篇。

（2）近 3 年来曾获得地、市级以上（含地、市级）与本专业相关的临床科技成果奖励。

（3）目前承担有地、市级以上（含地、市级）本专业领域的临床科研项目，有独立的科研任务和科研经费。

口腔颌面外科专业基地认定细则

按照国家卫生和计划生育委员会《住院医师规范化培训内容与标准(试行)——口腔颌面外科培训细则》要求和培训基地认定标准总则的规定,制订本细则。

一、口腔颌面外科专业基地基本条件

1. 规模

(1)口腔颌面外科总床位≥15 张。

(2)年收治住院病人数应≥300 人次。

(3)年门诊量应≥2 000 人次。

(4)年急诊量应≥100 人次。

2. 诊疗疾病范围

(1)疾病种类和例数:每年收治的疾病种类及其例数、完成的临床操作技能种类(包括诊断、手术、检查技术)及其例数应能够满足《住院医师规范化培训内容与标准(试行)——口腔颌面外科培训细则》的要求,见表 3。

(2)手术种类和例数:见表 3。

表 3　口腔颌面外科工作量要求

年收治病人数(人次)	≥300
年完成门诊量(人次)	≥2 000
年完成急诊量(人次)	≥100
疾病种类	年诊治例数
口腔颌面部间隙感染	≥30
口腔颌面部创伤	≥30
口腔颌面部畸形	≥50
口腔颌面部良性肿瘤	≥50
口腔颌面部恶性肿瘤	≥80
其他	60
主要手术种类	年完成例数
唇裂或唇裂继发畸形整复术	≥20
腭裂或腭裂术后腭瘘或腭咽闭合不全整复术	≥20
舌下腺摘除术	≥10
腮腺切除加面神经解剖术	≥20
颌下腺切除术	≥15
颌骨骨折内固定术	≥30
牙颌面畸形正颌外科矫治术	≥5
颈淋巴清扫术	≥20
颌面部间隙感染切开引流术	≥30
颌面部清创缝合术	≥20
其他手术	≥110

3. 医疗设备

心电图机，X 射线机，曲面体层机，锥形束 CT 或医用 CT、血液、生化、免疫、尿液检验设备，氧饱和度监测仪，呼吸机，指测血糖仪，输液泵，微量泵，麻醉机。

4. 相关科室、实验室 急诊科、放射（影像）科、病理科、手术室、检验科、输血科。

5. 手术室

（1）手术室总建筑面积 >100m^2。

（2）独立手术间 >2 间，净使用面积 >15m^2。

（3）每个手术间至少配备 4 名相关专业卫生技术人员。

（4）应配备的基本设备：每个手术间应配备 1 台手术床、手术器械、无影灯、紫外线消毒灯、高压蒸汽灭菌设备、电凝器、电动吸引器、药品柜等。

6. 医疗工作量

（1）病房工作量：保证每名培训对象管理病床数≥3 张，培训期内收治住院病人数≥10 人次/月。

（2）门诊工作量：保证每名培训对象诊治门诊患者数≥100 人次/月。

（3）急诊工作量：保证每名培训对象诊治急诊患者数≥10 人次/月。

二、口腔颌面外科专业基地师资条件

1. 人员配备

（1）指导医师与培训对象比例应达到或超过 1∶1。

（2）应有主任医师≥1 人，副主任医师≥2 人，主治医师≥2 人。科室内具有中、高级专业技术职务的人员数占科室总医师数比例应≥50%。

2. 指导医师条件

医学本科及以上学历，主治医师专业技术职务 3 年以上，从事口腔颌面外科专业科研和教学工作 6 年以上，已发表学术论文或综述 1 篇以上。

3. 专业基地负责人条件

医学本科及以上学历，主任医师专业技术职务，从事口腔颌面外科专业医疗、科研和教学工作超过 10 年。并满足以下条件之一。

（1）在国内核心学术刊物或国际 SCI 学术期刊上发表研究论文≥1 篇。

（2）曾获地、市级以上（含地、市级）与本专业相关的科技成果奖励。

（3）曾承担地、市级以上（含地、市级）本专业领域的科研项目。

口腔修复科专业基地认定细则

按照国家卫生和计划生育委员会《住院医师规范化培训内容与标准（试行）——口腔修复科培训细则》要求和培训基地认定标准总则的规定，制订本细则。

一、口腔修复科专业基地基本条件

专业基地的设施和条件应保证《住院医师规范化培训内容与标准（试行）——口腔修复科培训细则》的要求。

1. 规模

（1）牙科综合治疗台数≥8 张。

（2）基地年门诊量应≥6 000 人次。

2. 诊疗疾病范围

（1）疾病种类和例数：每年收治的疾病种类及其例数、完成的临床操作技能种类（包括诊断、操作技术）及其例数应能够满足《住院医师规范化培训内容与标准（试行）——口腔修复科培训细则》的要求，见表 4。

（2）操作种类和例数：见表 4。

表 4　口腔修复科工作量要求

年完成门诊量(人次)	≥6 000
疾病种类	年诊治例数
牙体缺损	≥1 000
牙列缺损	≥900
牙列缺失(含单颌)	≥80
操作技术	年完成例数
可摘局部义齿修复	≥600
贴面、嵌体、冠、桥修复(单位)	≥900
各类桩核的修复	≥500
总义齿(含单颌)修复	≥50
牙列保护治疗(运动牙例保护垫、各类咬殆垫等	≥20
咬殆病、颞下颌关节病修复治疗	≥10
复杂病例的修复 (如咬殆重建、固定-活动联合修复或多专业合作的美学修复等)	≥20

3. 医疗设备 牙科诊疗椅,牙科印模制取托盘、牙科模型制作设备及技工设备、常用牙科器械、材料、药品以及口腔诊室应必备的器械和材料。

4. 相关科室 专业基地所在单位应设有口腔其他相关科室或专业,如口腔颌面外科,口腔正畸科,口腔内科等。

5. 医疗工作量 保证每名培训对象日均诊治门诊患者数≥3 名。

6. 医疗质量

(1)确诊率:门诊 3 次就诊确诊率≥90%。

(2)修复治疗成功率:各类牙体缺损、牙列缺损、牙列缺失、美学修复、牙周病修复治疗、咬合重建治疗等修复治疗成功率≥90%。

二、口腔修复科专业基地师资条件

1. 人员配备

(1)指导医师与培训对象比例应达到或超过 1∶3。

(2)应有指导医师≥6 人,其中高级职称≥2 人。科室内具有中、高级专业技术职务的人员数占科室总医师数比例应≥50%。

2. 指导医师条件

医学本科及以上学历,主治医师专业技术职务 3 年以上,从事口腔修复专业科研和教学工作。

3. 专业基地负责人条件

医学本科及以上学历,主任医师专业技术职务,从事口腔修复专业的医疗、科研和教学工作超过 10 年。并满足以下条件之一。

(1)近 3 年在国内核心学术刊物或国际 SCI 学术期刊上发表研究论文≥1 篇。

(2)曾获地、市级以上(含地、市级)与本专业相关的科技成果奖励。

(3)曾承担地、市级以上(含地、市级)本专业领域的科研项目。

口腔正畸科专业基地认定细则

按照国家卫生和计划生育委员会《住院医师规范化培训内容与标准(试行)——口腔正畸科培训细则》要求和培训基地认定标准总则规定,制订本细则。

一、口腔正畸科专业基地基本条件

1. 科室规模

(1)具有口腔正畸科建制或设置有独立的口腔正畸诊室。

(2)牙科综合治疗台数≥5 台。

(3)口腔正畸年门诊量≥2 500 人次。

2. 疾病种类和数量年收治疾病种类应基本能覆盖正畸专业常见疾病种类,所开展的正畸诊治项目全面,能够满足《住院医师规范化培训内容与标准(试行)——口腔正畸科培训细则》的要求。疾病种类应包括各类错𬌗畸形,具体要求,见表 5。

表 5　疾病种类及例数要求

疾病种类	年诊治例数
乳牙及替牙期错𬌗畸形	≥200
恒牙期安氏Ⅰ类错𬌗畸形	≥1 000
恒牙期安氏Ⅱ类错𬌗畸形	≥800
恒牙期安氏Ⅲ类错𬌗畸形	≥500

3. 医疗设备和器械

口腔正畸科(专业)应该具有:拍摄病例面颌相片、制取牙𬌗模型的相应设备;妥善保存上述资料及所有病历记录的设备、空间和能力;模型修整、活动矫治器打磨以及点焊机、银焊枪等专用设备。

每位正畸医师至少配备:4 套以上正畸常用器械,包括针持、细丝弯制钳、细丝刻断钳、末端刻断钳等;1 套以上正畸完整器械,包括转矩钳、刻断钳、尖钳、弓丝成形器等。

4. 相关科室、实验室

放射(影像)科[综合性医院的放射科应具备拍摄根尖片、曲面体层片、头颅定位侧位片等 X 射线片能力],检验科等。

二、口腔正畸科专业基地师资条件

1. 人员配备

(1)指导医师与培训对象比例 1∶1。

(2)指导医师组成:具有中、高级专业技术职务人员数应大于基地总医师数的 50%,正高级专业技术职务人员≥1 名。

2. 指导医师条件

应具有医学本科及以上学历(口腔正畸学),从事本专业临床工作 8 年以上、具有主治医师专业技术职务 3 年以上,已发表学术论文或综述 2 篇以上。

3. 专业基地负责人条件

医学本科及以上学历,主任医师专业技术职务,从事本专业的医疗、科研和教学工作超过 15 年,并满足以下条件之一。

(1)近 3 年来在国内核心学术刊物或国际 SCI 学术期刊上发表临床研究论文≥1 篇。

(2)近 3 年来曾获得地、市级以上(含地、市级)与本专业相关的临床科技成果奖励。

(3)目前承担有地、市级以上(含地、市级)本专业领域的临床科研项目,有独立的科研任务和科研经费。

口腔病理科专业基地认定细则

按照国家卫生和计划生育委员会《住院医师规范化培训内容与标准(试行)——口腔病理科培训细则》要求和培训基地认定标准总则规定,制订本细则。

一、口腔病理科专业基地基本条件

1. 设有口腔病理科的三级甲等医院。

2. 规模:石蜡切片诊断≥2 000 例/年;冰冻切片诊断≥400 例/年;免疫组化辅助诊断≥250 例/年。

3. 疾病种类和数量 口腔病理科专业基地的年诊断疾病种类应基本能覆盖口腔颌面、头颈部常见疾病种类,能够满足《住院医师规范化培训内容与标准(试行)——口腔病理科培训细则》的要求。

(1)口腔黏膜病:白斑、红斑、扁平苔藓、慢性盘状红斑狼疮、天疱疮、良性黏膜类天疱疮、念珠菌病、肉芽肿性病变、(舌淀粉样变、)口腔黑斑等。

(2)口腔黏膜的良恶性肿瘤、瘤样病变:乳头状瘤、脉管病变、牙龈瘤、色素痣、鳞状细胞癌、恶性黑色素瘤等。

(3)唾液腺非肿瘤性疾病:唾液腺结石、慢性涎腺炎、坏死性唾液腺化生、舍格伦综合征、唾液腺囊肿等。

(4)唾液腺肿瘤:多形性腺瘤、肌上皮瘤、基底细胞腺瘤、Warthin 瘤、嗜酸性腺瘤(管状腺瘤、皮脂腺腺瘤、淋巴腺瘤、导管乳头状瘤、囊腺瘤)、腺泡细胞癌、黏液表皮样癌、腺样囊性癌、多形性低度恶性腺癌、上皮 G 肌上皮癌、非特异性透明细胞癌、基底细胞腺癌(皮脂腺癌、皮脂淋巴腺癌、囊腺癌、低度恶性筛状囊腺癌、黏液腺癌)、嗜酸性腺癌、唾液腺导管癌、非特异性腺癌、肌上皮癌、恶性混合瘤、淋巴上皮癌等。

(5)口腔颌面部囊肿:含牙囊肿、根尖周囊肿、鼻腭管囊肿、表皮样囊肿、鳃裂囊肿、甲状舌管囊肿、黏液囊肿、舌下囊肿等。

(6)牙源性肿瘤:成釉细胞瘤、牙源性钙化上皮瘤、牙源性腺样瘤、牙源性角化囊性瘤、成釉细胞纤维瘤、牙瘤、牙源性钙化囊性瘤、牙本质生成性影细胞瘤、牙源性纤维瘤、牙源性黏液瘤、成牙骨质细胞瘤、成釉细胞癌、原发性骨内鳞状细胞癌、牙源性影细胞癌、牙源性肉瘤等。

(7)颌骨及关节疾病:动脉瘤性骨囊肿、单纯性骨囊肿、慢性化脓性骨髓炎、慢性骨髓炎伴增生性骨膜炎、放射性骨髓炎、骨化纤维瘤、纤维结构不良、朗格汉斯细胞组织细胞增生症、巨细胞肉芽肿、骨瘤、成骨细胞瘤、骨肉瘤、骨软骨瘤、软骨瘤、软骨肉瘤、Ewing 肉瘤、腱鞘巨细胞瘤、滑膜软骨瘤病等。

(8)软组织疾病:颗粒细胞瘤、脂肪瘤、脂肪肉瘤、结节性筋膜炎、纤维瘤病、孤立性纤维瘤、肌纤维母细胞性肿瘤、神经纤维瘤、神经鞘瘤、纤维组织细胞瘤、恶性纤维组织细胞瘤、血管平滑肌瘤、平滑肌肉瘤、横纹肌肉瘤、脉管畸形、血管肉瘤、滑膜肉瘤、皮肤隆突性纤维肉瘤等。

(9)淋巴造血系统疾病:浆细胞瘤、MALT 淋巴瘤、滤泡性淋巴瘤、弥漫大 B 细胞淋巴瘤、结外 NK/T 细胞淋巴瘤、外周 T 细胞淋巴瘤、霍奇金淋巴瘤、朗格汉斯细胞组织细胞增生症等。

4. 口腔病理科医疗设备和器械 诊断用光学显微镜,大体标本取材台,组织处理机,石蜡包埋机,石蜡切片机,冰冻切片机,HE 染色设备,免疫组化染色设备。

5. 病理科及相关科室设置

(1)病理科:具备病理诊断室,大体标本

取材室、组织处理及包埋室、切片染色室和冰冻切片室。

(2)相关科室及其他条件:有口腔颌面外科、口腔黏膜科、口腔颌面医学影像科。

二、口腔病理科专业基地师资条件

1.人员配备

(1)指导医师与培训对象比例1:1。

(2)指导医师组成:具有中、高级专业技术职务人员数应大于基地总医师数的50%,正高级技术职称人员≥1名。

2.指导医师条件 应具有医学本科及以上学历,从事本专业临床工作8年以上,具有主治医师专业技术职务3年以上,已发表学术论文或综述3篇以上。

3.专业基地负责人条件

医学本科及以上学历,主任医师专业技术职务,从事本专业的医疗、科研和教学工作超过15年,并满足以下条件之一。

(1)近3年来在国内核心学术刊物或国际SCI学术期刊上发表临床研究论文≥1篇。

(2)近3年来曾获得地、市级以上(含地、市级)与本专业相关的临床科技成果奖励。

(3)目前承担有地、市级以上(含地、市级)本专业领域的临床科研项目,有独立的科研任务和科研经费。

口腔颌面影像科专业基地认定细则

按照国家卫生和计划生育委员会《住院医师规范化培训内容与标准(试行)——口腔颌面影像科培训细则》要求和培训基地认定标准总则规定,制订本细则。

一、口腔颌面影像科专业基地基本条件

1.口腔颌面影像科专业基地所在医院基本条件

(1)具有口腔颌面影像科独立建制。

(2)具备完成口腔病理科和口腔颌面外科等相关科室住院医师规范化培训任务的条件。

(3)依法取得卫生行政部门批准的《放射诊疗许可证》,严格遵守《放射诊疗管理规定》开展放射诊疗工作。

2.口腔颌面影像科专业基地的基本条件

(1)科室规模:日检查例数(包括门诊、急诊、住院病人)>80人次。

(2)医疗设备:X射线牙片机≥2台;计算机化X线摄影机(CR)或数字化X射线摄影机(DR)≥1台;锥形束CT或医用CT机≥1台;曲面断层机≥1台。

二、口腔颌面影像科专业基地师资条件

1.人员配备 指导医师与培训对象比例为1:2,高级专业技术职务1人以上(含1人)。

2.指导医师条件

(1)应具有主治医师专业技术职务3年以上。

(2)应从事本专业临床工作在8年以上。

3.专业基地负责人条件

(1)应具有医学本科及以上学历,并已取得高级专业技术职务。

(2)从事口腔颌面影像学工作10年以上,曾在国内、外重要专业期刊上发表临床学术论文1篇以上。

住院医师规范化培训内容与标准(试行)
总　则

根据《关于建立住院医师规范化培训制度的指导意见》和《住院医师规范化培训管理办法(试行)》的有关规定,为加强和规范住院医师培训工作,制订本标准。

一、培训目标

住院医师规范化培训的目标是为各级医疗机构培养具有良好的职业道德、扎实的医学理论知识和临床技能,能独立、规范地承担本专业常见多发疾病诊疗工作的临床医师。主要体现在以下四个方面。

(一)职业道德

热爱祖国,热爱医学事业,遵守国家有关法律法规。弘扬人道主义的职业精神,恪守为人民健康服务的宗旨和救死扶伤的社会责任,坚持以病人为中心的服务理念,遵守医学伦理道德,尊重生命、平等仁爱、患者至上、真诚守信、精进审慎、廉洁公正。

(二)专业能力

掌握本专业及相关专业的临床医学基础理论、基本知识和基本技能,能够了解和运用循证医学的基本方法,具有疾病预防的观念和整体临床思维能力、解决临床实际问题的能力、自主学习和提升的能力。

(三)人际沟通与团队合作能力

能够运用语言和非语言方式进行有效的信息交流,具备良好的人际沟通能力和团队合作精神,善于协调和利用卫生系统的资源,提供合理的健康指导和医疗保健服务。

(四)教学与科研

能够参与见习/实习医生和低年资住院医师的临床带教工作,具备基本临床研究和论文撰写能力,能阅读本专业外文文献资料。

二、培训内容

住院医师规范化培训以培育岗位胜任能力为核心,依据住院医师规范化培训内容与标准分专业实施。培训内容包括医德医风、政策法规、临床实践能力、专业理论知识、人际沟通交流等,重点提高临床规范诊疗能力,适当兼顾临床教学和科研素养。

(一)专业理论

专业理论学习应以临床实际需求为导向,内容主要包括公共理论和临床专业理论。

1. 公共理论

包括医德医风、政策法规、相关人文知识等,重点学习相关卫生法律、法规、规章制度和标准,医学伦理学,医患沟通,重点和区域性传染病防治、突发公共卫生事件的应急处理以及预防医学、社区卫生、循证医学和临床教学、临床科研的有关基础知识。

2. 临床专业理论

主要学习本专业及相关专业的临床医学基础理论和基本知识,应融会贯通于临床实践培训的全过程。

(二)临床实践

住院医师在上级医师的指导下,学习本专业和相关专业的常见病和多发病的病因、发病机制、临床表现、诊断与鉴别诊断、处理方法和临床路径,危重病症的识别与紧急处理技能,基本药物和常用药物的合理使用,达到各专业培训标准细则的要求。

掌握临床通科常用的基本知识和技能,包括临床合理用血原则、心肺复苏技术、突发性疾病院前急救、姑息医疗、重点和区域性传染病的防治知识与正确处理流程。在培训第一年能够达到医师资格考试对临床基本知识和技能的要求。

熟练并规范书写临床病历，在轮转每个必选科室时至少手写完成2份系统病历。

三、培训年限与方式

（一）培训年限

住院医师规范化培训年限一般为3年（在校医学专业学位研究生实际培训时间应不少于33个月）。

已具有医学专业学位研究生学历的人员，和已从事临床医疗工作的医师参加培训，由培训基地及专业基地依据本培训标准，结合其临床经历和实践能力，确定接受培训的具体时间和内容。在规定时间内未按照要求完成培训任务或考核不合格者，培训时间可顺延。顺延时间最长为3年。

（二）培训方式

培训对象在认定的住院医师规范化培训基地完成培训任务。

培训基地负责住院医师的专业理论学习和临床实践培训，主要采取在本专业和相关专业科室轮转的方式进行。

公共理论主要采取集中面授、远程教学和有计划的自学等方式进行，可分散在整个培训过程中完成。

四、其他

（一）各专业按照相应专业培训细则实施。

（二）各省（区、市）可根据本地区疾病谱适当调整相关专业培训内容，原则上不得低于相应专业培训细则的要求。

（三）中医类别住院医师规范化培训内容与标准由国家中医药管理局另行制定。

住院医师规范化培训内容与标准（试行）细则

口腔全科培训细则

口腔医学是研究和防治口腔软硬组织及颌面颈部各类疾病的一门学科，其分类复杂、覆盖面广又相互密切联系，是临床与基础相并重的一级学科，也是现代医学科学的重要组成部分。

本培训细则是供口腔全科医师进行住院医师规范化培训的细则。口腔全科包括牙体牙髓科、牙周科、儿童口腔科、口腔黏膜科、口腔颌面外科、口腔修复科、口腔正畸科、口腔急诊科、口腔预防科、口腔颌面影像科、口腔病理科等亚专业。

一、培训目标

能够掌握正确的临床工作方法，准确采集病史、规范体格检查、正确书写病历，能够认识口腔全科的各类常见疾病，掌握口腔全科常见疾病的诊治原则和操作技能，掌握口腔全科感染控制的理论知识和操作技能；熟悉口腔全科的诊疗常规和临床路径。培训结束时，住院医师能够具有良好的职业道德和人际沟通能力，具有独立从事口腔全科临床工作的能力。

二、培训方法

本阶段为口腔全科医师的基础培训，采取在口腔全科范围内各亚专业科室轮转的形式进行，须完成共计33个月的培训。通过管理患者、参加门诊、病房工作和各种教学活动，完成口腔全科规定的病种和基本技能操作数量；认真填写《住院医师规范化培训登记手册》;低年资住院医师参与见习/实习医生的口腔全科临床教学工作,高年资医师指导低年资医师。

理论知识以自学和讨论为主,有部分授课。

实践技能通过临床科室轮转进行培养。在有明确专业划分的培训基地,应分科轮转,各科累计轮转时间安排见表 6;在没有明确专业划分的培训基地,应参照轮转专业的培训内容,完成相应专业的病种及病例数。

表 6　轮转科室及时间安排表

轮转科室	时间(月)	轮转科室	时间(月)
牙体牙髓科	6	牙周科	6
儿童口腔科	3	口腔黏膜科	1
口腔颌面外科	6	口腔修复科	6
口腔正畸科	1	口腔颌面影像科	1
口腔预防科	1	累计参加口腔急诊	2
合　计			33

建议按 2 段式安排轮转,即第 1 年和第 2、3 年,具体安排见表 7 及表 8。

表 7　第 1 年轮转科室及时间要求

轮转科室	时间(月)	轮转科室	时间(月)
口腔颌面外科门诊	3	牙周科	3
牙体牙髓科	3	口腔修复科	3
合　计			12

表 8　第 2、3 年相关科室轮转及时间要求

轮转科室	时间(月)	轮转科室	时间(月)
牙体牙髓科	3	牙周科	3
儿童口腔科	3	口腔黏膜科	1
口腔颌面外科	3	口腔修复科	3
口腔正畸科	1	口腔颌面影像科	1
口腔预防科	1	累计参加口腔急诊	2
合　计			21

三、培训内容与要求

第 1 年通科轮转阶段安排与要求

(一)口腔颌面外科门诊(3 个月)

1. 轮转目的

掌握:口腔颌面外科门诊各项诊疗常规和技术操作,包括各种普通牙及阻生牙、埋伏牙的拔除,牙槽外科手术以及口腔颌面外科门诊常见小手术(如根端囊肿刮治术、口腔软组织小肿物切除术、间隙感染切开引流术等)。

熟悉:包括口腔颌面部创伤、肿瘤、先天及后天性畸形等口腔颌面外科常见疾病的诊疗常规。

了解:口腔颌面外科门诊各类新技术的发展和临床应用情况,各种疑难疾病的诊疗思路。

2. 基本要求

共计 3 个月 12 周时间,其中口腔颌面外科普通门诊10周,专家门诊见习2周。

(1)学习病种及例数要求见表9。

表9 口腔颌面外科门诊病种及例数要求

病种	最低例数	病种	最低例数
口腔颌面部创伤	3	口腔颌面部感染	10
口腔颌面部良性肿瘤	10	口腔颌面部畸形	8
口腔颌面部恶性肿瘤	7		

(2)基本操作技能培训及最低例数要求见表10。

表10 口腔颌面外科门诊基本操作技能及例数要求

操作技术名称	最低例数	操作技术名称	最低例数
普通牙拔除	60	牙槽外科手术	8
困难牙拔除(死髓牙、残根或残冠)	15	完成或参与其他门诊手术	5
阻生牙、埋伏牙拔除	15		

(二)牙体牙髓科(3个月)

1. 轮转目的

熟练掌握:牙体牙髓科常见疾病的诊断、鉴别诊断及治疗方法。

掌握:牙体牙髓科病历及医疗申请单的正确书写方法以及橡皮障的使用。

熟悉:牙体牙髓科常见治疗并发症的预防和处理方法。

了解:牙体牙髓科各种材料和制剂的性质、用途、成分及注意事项。

2. 基本要求

(1)学习病种及例数要求见表11。

表11 牙体牙髓科学习病种及例数要求

病种	最低例数	病种	最低例数
浅龋	6	慢性牙髓炎	15
中龋	15	急性根尖周炎	5
深龋	6	慢性根尖周炎	30
急性牙髓炎	5	非龋性疾病	6

(2)基本操作技能及最低例数见表12。

表12 牙体牙髓科学习基本操作技能及例数要求

操作技术名称(术者)	最低例数	操作技术名称(术者)	最低例数
前牙充填(活髓)	12	根管治疗	50
后牙充填(活髓)	15	前牙复合树脂美学修复	2

(3)门诊病历要求:完成12例门诊完整病历的收集,其中要求复合树脂充填(活髓牙)3例,慢性牙髓炎3例,急、慢性根尖周炎6例。

(三)牙周科(3个月)

1. 轮转目的

掌握：口腔卫生和菌斑控制方法及指导、与患者交流的方法，牙周病的系统检查方法、病史采集方法、病历书写及医疗申请单的正确书写，牙周病常见病的诊断、鉴别诊断，牙周炎 X 射线片诊断、种植体周围病的诊断、牙周洁治术和刮治术、牙周脓肿切开术。

熟悉：针对不同患者的个性化系统治疗设计，牙周病危险因素评估，阅读曲面断层片、CBCT，选磨调殆，伴全身疾病的牙周病患者的治疗原则，化验室血细胞和生化指标的检测分析。

了解：全身疾病在牙周的表现，牙周松动牙固定的基本方法，简单牙周手术，正畸与修复治疗中的牙周维护。

2. 基本要求

（1）学习病种及例数要求见表 13。

表 13　牙周科学习病种及例数要求

病种	最低例数	病种	最低例数
菌斑性龈炎	10	慢性牙周炎	30
侵袭性牙周炎	3	伴全身疾病的牙周炎	2

（2）基本操作技能及最低例数见表 14。

表 14　牙周科基本操作技能及例数要求

操作技术名称	最低例数	操作技术名称	最低例数
菌斑控制的指导（包括对正畸、修复患者）	20	牙周检查、诊断及综合治疗设计	20
全口龈上洁治	50（其中手工洁治 >10）	全口龈下刮治和根面平整	20

（3）门诊病历要求：完成 10 份门诊完整病历的收集，其中要求包括菌斑性龈炎 2 例、慢性牙周炎系统治疗 5 例，侵袭性牙周炎 2 例、伴全身疾病的牙周炎 1 例。

（四）口腔修复科（3 个月）

1. 轮转目的

掌握：口腔修复学的理论知识，常见修复体的适应证、设计原则及牙体制备的基本要求。

熟悉：常用修复材料的性能和修复体的制作工序；印模制取、各类修复体戴入及调殆等常见问题的处理原则。

了解：经典著作及相关文献，或参加必修课或选修课的学习；义齿的工艺制作要求。

2. 基本要求

（1）学习病种及例数要求见表 15。

表 15　口腔修复科病种及例数要求

病种	最低例数	病种	最低例数
牙体缺损	20	牙列缺失	10
牙列缺损	20		

（2）基本技能培训及最低例数见表 16。

表 16　口腔修复科基本技能及例数要求

操作技术	最低例数	操作技术	最低例数
可摘局部义齿修复	5	各类桩核的修复	4
冠桥的修复（单位）	6		

第 2-3 年相关专业轮转安排与要求

（一）口腔预防科(1 个月)

1. 轮转目的

掌握：常用龋病预防药物和预防保健措施；常用的医学统计方法。

了解：牙防组织机构、历史发展及现状；口腔公共卫生服务的主要内容，牙防工作的组织和实施方法；口腔卫生保健的调研方法（设计、资料汇集、分析总结）。

2. 临床技能训练要求

（1）基本技能要求及最低例数要求见表 17。

表 17　第 2～3 年轮转口腔预防科基本操作技能及例数要求

操作技术名称（术者）	最低例数	操作技术名称（助手）	最低例（次）数
预防性充填	5	龋病牙周病流行病学调查设计	1
局部用氟化物防龋	5	调查资料收集整理	1
窝沟封闭	5	牙防工作的组织和实施	1
口腔健康教育	3	社区口腔调研或宣教	1

（2）社区牙防要求：参加社区口腔调研或基层牙防工作，完成 1 篇流行病调查设计，或撰写一篇健康教育科普文章。

（二）牙体牙髓科(3 个月)

1. 轮转目的

熟练掌握：牙体牙髓疾病的诊断和治疗方法以及橡皮障的使用。

掌握：牙体充填修复和根管治疗并发症的预防和处理方法。

熟悉：显微根管再治疗技术。

了解：根尖外科手术以及牙体牙髓病治疗新技术。

2. 基本要求

（1）学习病种及例数要求见表 18。

表 18　第 2～3 年轮转牙体牙髓科病种及例数要求

病种	最低例数	病种	最低例数
浅龋	6	慢性牙髓炎	15
中龋	15	急性根尖周炎	6
深龋	6	慢性根尖周炎	30
急性牙髓炎	5	非龋性疾病	6

（2）基本操作技能及最低例数见表 19。

表 19　牙体牙髓科基本操作技能及例数要求

操作技术名称（术者）	最低例数	操作技术名称（术者）	最低例数
前牙充填（活髓）	12	根管治疗（其中根管再治疗≥10 例）	60
后牙充填（活髓）	15	前牙复合树脂贴面修复	2
根尖外科手术（见习）	2		

（3）门诊病历要求：完成 12 例门诊完整病历的收集，其中要求活髓充填治疗 3 例，慢性牙髓炎 3 例，急、慢性根尖周炎 6 例（必须包括 2 例根管再治疗病例）。

（三）牙周科(3 个月)

1. 轮转目的

掌握：牙周病常见病的诊断、鉴别诊断及危险因素评估及个性化系统治疗设计，牙周辅助检查方法，选磨调殆。

熟悉：全身疾病在牙周的表现，牙周松动牙固定的基本方法，简单牙周手术，正畸与修复治疗中的牙周维护。

了解：复杂牙周手术，牙周病的多学科联合治疗。

2. 基本要求

（1）学习病种及例数要求见表 20。

表 20　牙周科病种及例数要求

病种	最低例数	病种	最低例数
菌斑性龈炎	10	慢性牙周炎	30
侵袭性牙周炎	3	伴全身疾病的牙周炎	2

（2）基本操作技能培训及最低例数要求见表 21。

表 21　牙周科基本操作技能及例数要求

操作技术名称	最低例数	操作技术名称	最低例数
菌斑控制的指导（包括对正畸、修复患者）	20	全口龈下刮治和根面平整	20
牙周检查、诊断及综合治疗设计（系统治疗病例）	20	牙龈切除术（助手）	2
全口龈上洁治	60	牙龈翻瓣术/牙冠延长术（助手）	2

（3）门诊病历要求：完成 12 份门诊完整病历的收集，其中要求包括菌斑性龈炎 2 例、慢性牙周炎系统治疗 5 例，侵袭性牙周炎 2 例、伴全身疾病的牙周炎 1 例、简单牙周手术 2 例。

（四）儿童口腔科（3 个月）

1. 轮转目的

掌握：接诊儿童患者的方法及病史采集、口腔检查、病历书写方法；建立儿童口腔健康管理的理念；儿童乳牙、年轻恒牙龋病、牙髓病和根尖周病的诊治特点和常规治疗操作；乳恒牙替换特点及乳牙拔除适应证。

熟悉：儿童前牙外伤的诊断、治疗原则及应急处理方法。

了解：儿童咬殆诱导的临床意义和基本方法。

2. 基本要求

（1）基本操作技能培训（独立完成）及最低例数要求见表 22。

表 22　儿童口腔科基本操作技能及例数要求

操作技术	最低例数	操作技术	最低例数
龋齿药物治疗	2	乳牙拔除	20
乳恒牙龋齿充填术（含安抚和盖髓后充填）	50	间接牙髓治疗术	2
乳牙牙髓摘除术（根管充填术）	10	儿童橡皮障隔湿术	5

（2）门诊病历要求：10 例病历中要求龋病 4 例，急慢性牙髓炎、根尖周炎 5 例、儿童牙外伤 1 例。

3. 操作技能培训的较高要求（独立完成或参与完成）见表 23。

表 23　儿童口腔科操作技能较高要求

操作技术	最低例数	操作技术	最低例数
年轻恒牙牙髓治疗（含活髓切断术、根尖诱导成行术、牙髓血管再生术或牙根形成术）	2	乳牙牙髓切断术	2
间隙保持器	2	儿童牙外伤处理	2

（五）口腔黏膜科（1 个月）

1. 轮转目的

掌握：口腔黏膜病的病史采集、检查方法和病历书写；口腔黏膜常见病、多发病的病因、发病机制、临床表现、与系统疾病的关系、诊断与鉴别诊断、治疗原则和处理方法。

熟悉：口腔黏膜病常用药物的适应证、禁忌证及不良反应；口腔黏膜病组织病理活检的适应证及临床操作规范。

了解：某些全身疾病在口腔的表现，如艾滋病、梅毒等。

2. 基本要求

（1）学习病种及例数要求见表 24。

表 24　口腔黏膜科病种及例数要求

病种	最低例数	病种	最低例数
复发性口腔溃疡	12	唇舌疾病	3
扁平苔藓	8	白斑等癌前病变或癌前状态	2
单纯疱疹	2	大疱类疾病	1
口腔白色念珠菌感染	3	其他	8

（2）基本技能培训及最低例数见表 25。

表 25　口腔黏膜科基本操作技能及例数要求

操作技术（助手）	最低例数	操作技术（助手）	最低例数
最低例数复发性口腔溃疡的治疗	12	唇舌疾病的治疗	3
扁平苔藓的治疗	8	大疱类疾病的治疗	1
单纯疱疹的治疗	1	其他口腔黏膜病的治疗	8
口腔白色念珠菌感染的治疗	3	组织病理活检	1

3. 较高要求（在基本要求的基础上还应学习以下疾病和技能）

（1）学习病种：全身疾病在口腔的表现。

（2）临床知识要求：了解某些全身疾病（艾滋病、梅毒等）的口腔表现。通过专题讲座、病例讨论等，加强对罕见病的认识，提高鉴别诊断能力。对临床中接诊的疑难或罕见病例，查阅相关文献，归纳总结，进行病例汇报（1 ~2 例）。

（六）口腔颌面外科（3 个月）

1. 轮转目的

掌握：口腔颌面外科各种牙齿的拔除，口腔颌面外科常见病与多发病患者的检查，脓肿切开引流，活组织检查，止血，包扎等技术，常见疾病诊治方案的制定。

熟悉：口腔颌面外科复杂疑难患者的检查与诊治方案的制定，在上级医师指导下参与诊治过程。

了解：新技术、新疗法在口腔颌面外科的临床应用。

2. 基本要求

共计 3 个月 12 周，其中口腔颌面外科普通门诊 8 周，口腔颌面外科门诊手术室 2 周，专家门诊见习 2 周。

（1）学习病种及例数要求见表 26。

表 26 口腔颌面外科门诊病种及例数要求

病种	最低例数	病种	最低例数
口腔颌面部创伤	4	口腔颌面部感染	10
口腔颌面部良性肿瘤	10	口腔颌面部畸形	10
口腔颌面部恶性肿瘤	8		

（2）技能培训及最低例数要求见表 27。

表 27 口腔颌面外科门诊操作技能及例数要求

牙齿拔除	最低例数	外科门诊小手术	最低例数
普通牙拔除	60	牙槽外科手术	5
困难牙拔除（死髓牙、残根或残冠）	20	囊肿刮治术（含开窗术）	5
阻生牙、埋伏牙拔除	20	软组织肿物切除术	5
间隙感染切开引流术	3	清创缝合术	10

（七）口腔修复科（3 个月）

1. 轮转目的

掌握：口腔修复学的理论知识，正确的临床工作方法，准确采集病史、规范检查、正确书写病历。常见修复体的适应证、设计原则及牙体制备的基本要求，口腔修复科常见疾病的诊治原则和操作技能。常用修复材料的性能和修复体的制作工序；印模制取、各类修复体戴入及调𬌗等常见问题的处理原则。

熟悉：口腔修复学经典著作及相关文献。

了解：口腔修复疑难病例的诊治原则和操作流程。

2. 基本要求

（1）常见病种接诊或见习例数要求见表 28。

表 28 口腔修复科门诊病种及例数要求

病种	最低例数	病种	最低例数
牙体缺损	25	牙列缺失	10
牙列缺损	25		

（2）基本技能及最低例数要求见表 29。

表 29 口腔修复科门诊操作技能及例数要求

操作技术	最低例数	操作技术	最低例数
可摘局部义齿修复	6	总义齿（含单颌）的修复	1
贴面、嵌体、冠、桥修复（单位）	8	复杂病例的修复（助手）（如咬𬌗重建、固定 G 活动联合修复或多专业合作的美学修复等）	1
各类桩核的修复	6		

（八）口腔正畸科（1 个月）

1. 轮转目的巩固所学口腔正畸学的理论知识，了解错殆畸形的原因、分类、诊断和矫治原则；了解各类矫治器的设计原则及应用；临床观察固定矫正器简单操作，包括粘带环、结扎、粘托槽等。

2. 培训要求

（1）选修正畸住院医培训的部分相关课程：了解错殆畸形的病因、分类、诊断和矫治原则；熟悉与本学科相关错殆畸形的正畸治疗方法。

（2）临床见习：观摩活动矫正器的制作、固定矫治器临床简单操作（包括粘带环、结扎、粘托槽等），掌握托槽、颊管脱落后的临时处理方法。

（九）口腔颌面影像科（1 个月）

1. 轮转目的

掌握：口腔颌面医学影像学的理论知识；常见口内片、口外片应用范围；口腔颌面部正常及病变 X 射线表现。

熟悉：曲面断层、鼻颏位、下颌骨侧位、颧弓轴位等正常影像和解剖标志；常见口腔疾病的 CT 表现。

了解：放射诊断报告书的书写要求；唾液腺造影及唾液腺内镜和颞下颌关节内镜技术；B 超诊断技术。

2. 基本要求

（1）读片病种及例数要求见表 30。

表 30　口腔颌面影像科读片病种及例数要求

病种	最低例数	病种	最低例数
牙体、牙周组织疾病	50	颌骨囊肿、肿瘤及瘤样病变	15
颌面骨组织炎症	10	颞下颌关节疾病	10
外伤	10	唾液腺疾病	10

（2）基本技能培训及最低例数要求见表 31。

表 31　口腔颌面影像科基本技能及例数要求

操作技术（术者）	最低例数	操作技术	最低例数
牙片投照	25	其他口腔 X 射线片、CT 片判读	30

（十）口腔急诊（2 个月）

1. 轮转目的

掌握：口腔急症的各类常见疾病，诊治原则和操作技能。

熟悉：口腔颌面部创伤的应急或初步处理。

了解：颅脑损伤及全身情况的处理原则。

2. 基本要求

基本技能培训的内容及例数要求见表 32。

表 32　口腔急诊基本技能及例数要求

操作技术名称（术者）	最低例数	操作技术名称（术者）	最低例数
牙痛的鉴别诊断及处置	10	口腔颌面部软硬组织外伤的处置	5
牙外伤的鉴别诊断及处置	5	口腔颌面部急性炎症的处置	3
牙周脓肿的鉴别诊断及处置	3	口腔急性出血的处置	3

（十一）其他要求

1. 参加多专业间病例讨论 10 次，报告口腔全科综合病例 10 例（其中 5 例涉及两个以上口腔亚专科疾病的诊断、治疗，例如牙周手术治疗后的修复或正畸治疗及健康维护等;5 例涉及口腔全科向口腔专科的转诊)。

2. 加强心理学、伦理学、法律学理论知识和医德医风的培养,培养医患沟通能力。

3. 完成病例报告和口腔专业英文文献翻译各一篇(属较高标准,可酌情实施)。

4. 外语、教学、科研等能力的要求:相关文献综述或读书报告 1 篇;参与教学、科研活动。

口腔内科培训细则

口腔内科学以防治牙体及牙周组织、牙槽骨、唇、颊、舌、腭、咽、面部软组织疾病为主要内容,专业包括牙体牙髓病学、牙周病学、口腔黏膜病学、口腔预防医学及儿童口腔医学。

一、培训目标

掌握口腔内科常见疾病的诊治原则和技能,掌握口腔内科的诊疗常规和临床路径,掌握口腔内科常见疾病的自我口腔保健方法和预防适宜技术。培训结束时,口腔内科住院医师应具有良好的职业道德和人际沟通能力,具有独立从事口腔内科临床日常工作的能力,为口腔内科疾病患者提供涉及多专业的综合性诊治服务和(或)实施口腔健康一、二、三级预防保健措施。

二、培训方法

采取在口腔内科范围内各亚专科及其他相关科室轮转的形式进行。口腔内科住院医师需完成共计 33 个月的培训,按 1 + 2 模式轮转制定培训细则。通过管理病人、参加门诊和(或)各种教学活动,完成口腔内科住院医师培训规定的病种和基本技能操作数量;认真填写《住院医师规范化培训登记手册》。

理论知识学习以自学和讨论为主,有部分科内专业小讲课。实践技能通过临床科室轮转进行培养,在有明确亚专科建制的培训基地,应分科轮转,时间安排见下表。

1. 第 1 年通科轮转,共计 12 个月,具体安排见表 33。

表 33　通科轮转科室及时间要求

轮转科室	时间(月)	轮转科室	时间(月)
牙体牙髓科	3	口腔颌面外科	3
牙周科	3	口腔修复科	3
合　计			12

2. 第 2、3 年相关专业轮转,共计 21 个月。15 个月必选轮转 +6 个月选修轮转,选修结合本人申请,由基地安排,可在必选科室和(或)备选科室内进行选择,可选修同一科室或不同科室,工作量按制定的相应比例计算。具体安排见表 34、表 35。

表 34　必选的轮转科室及时间要求

轮转科室	最低例数	轮转科室	最低例数
牙体牙髓科	3	儿童口腔科	3
牙周科	3	口腔预防科	2
口腔黏膜科	2	口腔急诊科	2
合　计			15

表 35 备选的轮转科室及时间要求

轮转科室	最低例数	轮转科室	最低例数
口腔颌面医学影像科	1	口腔正畸科	≤2
口腔病理科	1	中医科	≤2
口腔种植科	≤2	皮肤科	≤2
合 计			6

三、培训内容与要求

第 1 年通科轮转阶段

(一)口腔颌面外科门诊(3 个月)

1. 轮转目的

掌握:口腔颌面外科门诊各项诊疗常规和技术操作,包括各种普通牙及阻生牙、埋伏牙的拔除,牙槽外科手术,以及口腔颌面外科门诊常见小手术(如根端囊肿刮治术、口腔软组织小肿物切除术、间隙感染切开引流术等)。

熟悉:包括口腔颌面部创伤、肿瘤、先天及后天性畸形等口腔颌面外科常见疾病的诊疗常规。

了解:口腔颌面外科门诊各类新技术的发展和临床应用情况,各种疑难疾病的诊疗思路。

2. 基本要求

共计 3 个月 12 周时间,其中口腔颌面外科普通门诊 10 周,专家门诊见习 2 周。

(1)学习病种及例数要求见表 36。

表 36 口腔颌面外科门诊病种及例数要求

病种	最低例数	病种	最低例数
口腔颌面部创伤	3	口腔颌面部感染	10
口腔颌面部良性肿瘤	10	口腔颌面部畸形	8
口腔颌面部恶性肿瘤	7		

(2)基本操作技能培训及最低例数要求见表 37。

表 37 口腔颌面外科门诊基本操作技能及例数要求

操作技术名称	最低例数	操作技术名称	最低例数
普通牙拔除	60	牙槽外科手术	8
困难牙拔除(死髓牙、残根或残冠)	15	完成或参与其他门诊手术	5
阻生牙、埋伏牙拔除	15		

(二)牙体牙髓科(3 个月)

1. 轮转目的

掌握:牙体牙髓科常见疾病的诊断、鉴别诊断及治疗方法;牙体牙髓科病历及医疗申请单的正确书写方法以及橡皮障的使用。

熟悉:牙体牙髓科常见治疗并发症的预防和处理方法。

了解:牙体牙髓科各种材料和制剂的性质、用途、成分及注意事项。

2. 基本要求

(1)学习病种及例数要求见表 38。

表 38　第 1 年轮转牙体牙髓科病种及例数要求

病种	最低例数	病种	最低例数
浅龋	6	慢性牙髓炎	15
中龋	15	急性根尖周炎	5
深龋	6	慢性根尖周炎	30
急性牙髓炎	5	非龋性疾病	6

（2）基本操作技能及最低例数见表 39。

表 39　第 1 年轮转牙体牙髓科基本操作技能及例数要求

操作技术名称（术者）	最低例数	病种	最低例数
前牙充填（活髓）	12	根管治疗	50
后牙充填（活髓）	15	前牙复合树脂美学修复	2

（3）门诊病历要求：完成 12 例门诊完整病历的收集，其中要求复合树脂充填（活髓牙）3 例，慢性牙髓炎 3 例，急、慢性根尖周炎 6 例。

（三）牙周科（3 个月）

1. 轮转目的

掌握：口腔卫生和菌斑控制方法及指导、与患者交流的方法，牙周病的系统检查方法、病史采集方法、病历书写及医疗申请单的正确书写，牙周病常见病的诊断、鉴别诊断，牙周炎 X 射线片诊断、种植体周围病的诊断、牙周洁治术和刮治术、牙周脓肿切开术。

熟悉：针对不同患者的个性化系统治疗设计，牙周病危险因素评估，阅读曲面断层片、锥形束 CT，选磨调𬌗，伴全身疾病的牙周病患者的治疗原则，化验室血细胞和生化指标的检测分析。

了解：全身疾病在牙周的表现，牙周松动牙固定的基本方法，简单牙周手术，正畸与修复治疗中的牙周维护。

2. 基本要求

（1）学习病种及例数要求见表 40。

表 40　第 1 年轮转牙周科病种及例数要求

病种	最低例数	病种	最低例数
菌斑性龈炎	10	慢性牙周炎	30
侵袭性牙周炎	3	伴全身疾病的牙周炎	2

（2）基本操作技能及最低例数见表 41。

表 41　第 1 年轮转牙周科基本操作技能及例数要求

操作技术名称	最低例数	操作技术名称	最低例数
菌斑控制的指导（包括对正畸、修复患者）	20	全口龈上洁治	50（手工洁治 >10）
牙周检查、诊断及综合治疗设计	20	全口龈下刮治和根面平整	20

（3）门诊病历要求：完成 10 份门诊完整病历的收集，其中要求包括菌斑性龈炎 2 例、慢性牙周炎系统治疗 5 例，侵袭性牙周炎 2 例、伴全身疾病的牙周炎 1 例。

（四）口腔修复科（3 个月）

1. 轮转目的

掌握：口腔修复学的理论知识，常见修复体的适应证、设计原则及牙体制备的基本要求。

熟悉：常用修复材料的性能和修复体的制作工序；印模制取、各类修复体戴入及调𬌗等常见问题的处理原则。

了解：经典著作及相关文献，或参加必修课或选修课的学习；义齿的工艺制作要求。

2. 基本要求

（1）学习病种及例数要求见表 42。

表 42 口腔修复科病种及例数要求

病种	最低例数	病种	最低例数
牙体缺损	20	牙列缺失	10
牙列缺损	20		

（2）基本技能培训及最低例数见表 43。

表 43 口腔修复科基本技能及例数要求

操作技术	最低例数	操作技术	最低例数
可摘局部义齿修复	5	各类桩核的修复	6
冠桥的修复（单位）	6		

第 2-3 年相关专业轮转

（一）牙体牙髓科（3 个月）

1. 轮转目的

掌握：牙体牙髓疾病的诊断和治疗方法以及橡皮障的使用；牙体充填修复和根管治疗并发症的预防和处理方法；

了解：显微根管再治疗技术；根尖外科手术以及牙体牙髓病治疗新技术。

2. 基本要求

（1）学习病种及例数要求见表 44。

表 44 第 2～3 年轮转牙体牙髓科病种及例数要求

病种	最低例数	病种	最低例数
浅龋	10	慢性牙髓炎	20
中龋	30	急性根尖周炎	5
深龋	10	慢性根尖周炎	50
急性牙髓炎	5	非龋性疾病	8

（2）基本操作技能及最低例数见表 45。

表 45 第 2～3 年轮转牙体牙髓科基本操作技能及例数要求

操作技术名称（术者）	最低例数	病种	最低例数
前牙充填（活髓）	20	前牙复合树脂贴面修复	2
后牙充填（活髓）	20	根尖外科手术（见习）	2
根管治疗（其中根管再治疗≥10 例）	60	显微根管再治疗（见习）	2

(3)门诊病历要求:完成15例门诊完整病历的收集,其中要求活髓充填治疗3例,慢性牙髓炎5例,急、慢性根尖周炎7例。

(二)牙周科(3个月)

1. 轮转目的

掌握:牙周常见疾病和种植体周围病的诊断、鉴别诊断、危险因素评估、患者总体和个别患牙的预后判断及个性化系统治疗设计,牙周辅助检查方法,牙周病和种植体周围病的非手术治疗(包括洁治、深牙周袋刮治、药物的使用、选磨调𬌗、松动牙固定),伴全身疾病的牙周病患者的治疗原则,正畸修复及种植修复治疗𬌗中的牙周维护。化验室血细胞和生化指标的检测分析。龈下刮治术及根面平整。

熟悉:全身疾病在牙周的表现,松动牙固定的基本方法,牙周手术的类型及技术特点。

了解:复杂牙周手术,牙周病的多学科联合治疗。

2. 基本要求

(1)学习病种及例数要求见表46。

表46 第2~3年轮转牙周科病种及例数要求

病种	最低例数	病种	最低例数
菌斑性龈炎	10	慢性牙周炎(伴全身疾病)	50(5)
侵袭性牙周炎	5	种植体周围病	5

(2)基本操作技能及最低例数见表47。

表47 第2~3年轮转牙周科基本操作技能及例数要求

操作技术名称	最低例数	操作技术名称	最低例数
菌斑控制的指导(包括对正畸、修复、种植患者)	20	全口龈下刮治和根面平整	20
牙周检查、诊断及综合治疗设计(系统治疗病例)	20	牙龈切除术(助手)	2
种植体周围病的检查、诊断和治疗	2	牙龈翻瓣术/牙冠延长术(助手)	2
全口龈上洁治	60		

(3)门诊病历要求:完成20份门诊完整病历的收集,其中要求包括慢性牙周炎系统治疗13例(含伴系统病的牙周炎2例),侵袭性牙周炎3例,简单牙周手术4例。要求各类型均应有复查和记录。

(三)口腔黏膜科(2个月)

1. 轮转目的

掌握:口腔黏膜病的病史采集、检查方法和病历书写;口腔黏膜常见病、多发病的病因、发病机制、临床表现、与系统疾病的关系、诊断与鉴别诊断、治疗原则和处理方法。

熟悉:口腔黏膜病常用药物的适应证、禁忌证及不良反应;口腔黏膜病组织病理活检的适应证及临床操作规范。

了解:某些全身疾病在口腔的表现,如艾滋病、梅毒等。

2. 基本要求

(1)学习病种及例数要求见表48。

表 48 口腔黏膜科学习病种及例数要求

病种	最低例数	病种	最低例数
复发性口腔溃疡	20	唇舌疾病	5
扁平苔藓	15	白斑等癌前病变或癌前状态	3
口腔念珠菌感染	5	疱性疾病	1
单纯疱疹	2	其他	15
创伤性溃疡	1		

(2)基本技能及最低例数要求见表 49。

表 49 口腔黏膜科基本技能及例数要求

操作技术(助手)	最低例数	操作技术(助手)	最低例数
复发性口腔溃疡的治疗	20	唇舌疾病的治疗	5
扁平苔藓的治疗	15	大疱类疾病的治疗	2
单纯疱疹的治疗	2	其他口腔黏膜病的治疗	15
口腔念珠菌感染的治疗	5	组织病理活检	2

3. 较高要求(在基本要求的基础上还应学习以下疾病和技能)

(1)学习病种:全身疾病在口腔的表现。

(2)临床知识要求:了解某些全身疾病(艾滋病、梅毒等)的口腔表现。通过专题讲座、病例讨论等,加强对罕见病的认识,提高鉴别诊断能力。对临床中接诊的疑难或罕见病例,查阅相关文献,归纳总结,进行病例汇报(1 ~2 例)。

(四)儿童口腔科(3 个月)

1. 轮转目的

掌握:接诊儿童患者的方法及病史采集、口腔检查、病历书写方法;建立儿童口腔健康管理的理念;儿童乳牙、年轻恒牙龋病、牙髓病和根尖周病的诊治特点和常规治疗操作;乳恒牙替换特点及乳牙拔除适应证。

熟悉:儿童前牙外伤的诊断、治疗原则及应急处理方法。

了解:儿童咬𬌗诱导的临床意义和基本方法。

2. 基本要求

(1)学习病种及例数要求见表 50。

表 50 儿童口腔科学习病种及例数要求

病种	最低例数	病种	最低例数
乳牙龋病	20	年轻恒牙牙髓炎	5
年轻恒牙龋病	20	乳牙根尖周炎	10
乳牙牙髓炎	10	年轻恒牙根尖周炎	5

(2)基本技能及例数(独立完成)见表 51。

表 51 儿童口腔科基本技能及例数要求

操作技术	最低例数	操作技术	最低例数
龋齿药物治疗	2	乳牙拔除	20
乳恒牙龋齿充填术(含安抚和盖髓后充填)	50	间接牙髓治疗术	2
乳牙牙髓摘除术(根管充填术)	10	儿童橡皮障隔湿术	5

(3)门诊病历要求:10 例病历中要求龋病 4 例,急慢性牙髓炎、根尖周炎 5 例、儿童牙外伤 1 例。

3. 较高要求(独立完成或参与完成)见表 52。

表 52　儿童口腔科基本技能及例数要求(较高要求)

操作技术	最低例数	操作技术	最低例数
年轻恒牙牙髓治疗(含活髓切断术、根尖诱导成形术、牙髓血管再生术或牙根成形术)间隙保持器	2	儿童牙外伤处理	2
		乳牙牙髓切断术	2

(五)口腔预防科(2 个月)

1. 轮转目的

掌握:预防龋病常用的适宜技术和预防保健措施,口腔健康调查、口腔检查的方法,口腔卫生指导和宣教方法,常用龋病和牙周疾病指数,数据分析和处理等。

了解:牙防工作的历史发展及现状;口腔公共卫生服务的主要内容;口腔卫生保健的调研方法(设计、资料汇集、分析总结)。

2. 培训要求

(1)基本技能及例数要求见表 53。

表 53　口腔预防科基本技能及例数要求

操作技术名称(术者)	最低例数	操作技术名称(助手)	最低例(次)数
预防性充填	10	龋病牙周病流行病学调查设计	1
局部用氟化物防龋应用	10	调查资料收集整理	1
窝沟封闭	10	社区口腔调研或宣教	1
口腔健康教育	5		

(2)社区牙防要求:

参加社区口腔调研或基层牙防工作 1 ~ 2 次,完成 1 篇流行病调查设计,或撰写一篇健康教育科普文章。

(六)口腔急诊科(2 个月)

1. 轮转目的

掌握:牙体牙髓病、牙周病的急症处理,熟悉儿童口腔病急症处理和口腔颌面部外伤的应急或初步处理;心肺、脑复苏术的适应证、抢救方法;晕厥、各类休克发生的判断方法和常用药物的使用。

了解:口腔黏膜急症的处理。无口腔急诊科设置的基地,可在相关科室轮转中累计完成下列操作技术要求的病例数;剩余的培训时间可用于备选科室轮转。

2. 基本要求

基本技能及例数要求见表 54。

表 54　口腔急诊科基本技能及例数要求

操作技术名称(术者)	最低例数	操作技术名称(术者)	最低例数
牙痛的鉴别诊断及处置	10	口腔颌面部软硬组织外伤的处置	5
牙外伤的鉴别诊断及处置	5	口腔颌面部急性炎症的处置	3
牙周脓肿的鉴别诊断及处置	3	口腔急性出血的处置	3

(七)口腔病理科(1 个月)

1. 轮转目的

掌握：常见口腔颌面部疾病的病理学特点，病理科工作程序，病理资料的收集、整理。

熟悉：切取组织标本的正规要求，在指导下进行标本分切工作；初步掌握组织固定的时间、固定液的要求及收到标本后的登记程序。

了解：常规病理切片、冰冻切片制作的全过程、特殊染色的诊断意义、各种固定液、染色液的用途。

2. 基本要求见表 55。

表 55 口腔病理科基本技能及例数要求

操作名称	最低例数	操作名称	最低例数
标本分切	10	病理读片	150
特殊染色（包括免疫组织化学）	5	初诊病理诊断	30
病理标本的登记及管理	40		

（八）口腔正畸科（1 个月）

1. 轮转目的

巩固所学口腔正畸学的理论知识，了解错𬌗畸形的原因、分类、诊断和矫治原则；了解各类矫治器的设计原则及应用；临床观察固定矫正器简单操作，包括粘带环、结扎、粘托槽等。

2. 培训要求

（1）选修正畸住院医培训部分相关课程。

熟悉：与本学科相关错𬌗畸形的正畸治疗方法。

了解：错𬌗畸形的病因、分类、诊断和矫治原则。

（2）临床见习：观摩活动矫正器的制作、固定矫治器临床简单操作（包括粘带环、结扎、粘托槽等），掌握托槽、颊管脱落后的临时处理方法。

（九）口腔颌面影像科（1 个月）

1. 轮转目的

掌握：口腔颌面医学影像学的理论知识；常见口内片、口外片应用范围；口腔颌面部正常及病变 X 射线表现。

熟悉：曲面断层、鼻颏位、下颌骨侧位、颧弓轴位等正常影像和解剖标志；常见口腔疾病的 CT 表现。

了解：放射诊断报告书的书写要求；唾液腺造影及唾液腺内镜和颞下颌关节内镜技术；B 超诊断技术。

2. 基本要求

（1）读片病种及例数要求见表 56。

表 56 口腔颌面影像科读片病种及例数要求

病种	最低例数	病种	最低例数
牙体、牙周组织疾病	50	颌骨囊肿、肿瘤及瘤样病变	15
颌面骨组织炎症	10	颞下颌关节疾病	10
外伤	10	唾液腺疾病	10

（2）基本技能培训及最低例数见表 57。

表 57 口腔颌面影像科基本技能及例数要求

操作技术（术者）	最低例数	操作技术（术者）	最低例数
牙片投照	25	其他口腔 X 射线片、CT 片判读	30

（十）口腔种植科（2 个月）

1. 时间安排

轮转时间为 2 个月。

2. 轮转目的

（1）种植外科部分

掌握：口腔种植的适应证、禁忌证的选择和外科并发症的防治；常用种植体的材料、技术标准以及不同种植系统的特点；种植手术的术前准备、手术技术要点和术后管理。

熟悉：临床常用的包括引导骨再生术（GBR）、上颌窦底提升术等骨增量方法的适应证。

（2）种植修复部分

掌握：种植义齿上部结构的常规方法与步骤，包括安装修复基台、取印模以及戴牙；种植义齿上部结构与普通修复体的差异；种植义齿并发症的防治原则及方法。

熟悉：不同修复基台的特点及选择方法。

了解：无牙颌种植义齿修复的种类及常用方法。

3. 基本要求

见表 58。

表 58　口腔种植科操作技能及例数要求

病种	最低例数	病种	最低例数
种植体植入手术	5	种植体植入同期植骨术	2

（十一）皮肤科（1 个月）

1. 时间安排

轮转时间累计为 1 个月（20 天）。要求每周参加≥1 天皮肤科门诊。

2. 轮转目的

掌握：疱疹、带状疱疹、扁平苔藓、皮肤浅部真菌感染、湿疹等疾病的诊断和治疗原则。

熟悉：皮科常见病、多发病，如深部真菌感染、疣、脓疱疮、皮炎湿疹类皮肤病、荨麻疹、银屑病、玫瑰糠疹、脱发、痤疮、白癜风、色素痣等，以及几种主要性病（梅毒、淋病、艾滋病、阴部疱疹等）的诊治。

了解：药疹、疱性皮肤病、红斑狼疮、皮肌炎、硬皮病等皮肤病诊断、治疗原则和处理。

3. 基本要求

在上级医师的指导下完成皮肤科门诊初诊病历的书写、诊治 100 例，参加皮肤科全科疑难病会诊（表 59）。

表 59　皮肤科病种及例数要求

诊治病种	最低例数	见习病种	最低例数
疱疹	2	荨麻疹	2
带状疱疹	1	银屑病	2
扁平苔藓	2	白癜风	2
皮肤真菌感染	2	玫瑰糠疹	1
湿疹	3	疱性皮肤病	3
其　他			80

（十二）中医科（2 个月）

1. 时间安排

轮转时间累计为 2 个月（40 天）。要求每周参加≥1 天中医科门诊。

2. 轮转目的

掌握：中医诊治疾病的基本理论和诊治原则。

熟悉：其病因、病机、辨证和治疗药方。熟悉：舌诊、脉诊的内容及其临床意义，掌握望舌、切脉的方法和注意事项。病种包括：感冒、中暑、哮喘、胃病、呕吐、腹痛、便秘、头痛、中风、面痛、面瘫、牙痛等。

了解:针灸科常用技术(如毫针、耳针)的适应证、禁忌证熟悉操作方法及注意事项。

3. 基本要求

参加中医内科门诊常见病的诊疗工作,见习针灸科门诊常见病的诊疗工作。在上级医师的指导下写好中医或针灸科的门诊初诊病历 100 例,做出辨证施治方案(表 60)。

表 60　中医科病种及例数要求

诊治病种	最低例数	见习病种	最低例数
感冒	2	腹痛	2
胃病	3	头痛	2
皮肤病	5	中风	2
牙痛	2	中暑	1
面瘫	2	哮喘	3
面痛	1		
其他			70

口腔颌面外科培训细则

口腔颌面外科学是一门以研究口腔器官、面部软组织、颌面诸骨、颞下颌关节、唾液腺以及颈部某些疾病的病因、病理、预防及治疗为主要内容的口腔医学二级学科。

一、培训目标

准确采集病史、规范口腔检查、正确书写病历,掌握口腔颌面外科常见疾病的诊治原则和操作技能,掌握口腔颌面外科感染控制的理论知识和操作技能;熟悉口腔颌面外科的诊疗常规和临床路径。培训结束时,口腔颌面外科医师应具有独立从事口腔颌面外科临床日常工作的能力。

二、培训方法

本阶段为口腔颌面外科医师的基础培训,采取在口腔颌面外科范围内各亚专科及其他相关科室轮转的形式进行。口腔颌面外科医师需完成共计 33 个月的培训,按全科培训轮转 12 个月,专科培训轮转 21 个月安排培训。通过管理患者、参加门诊和各种教学活动,完成口腔颌面外科住院医师所需的病种和基本技能操作数量。

理论知识以自学和讨论为主,有部分科内专业小讲课。

实践技能通过临床科室轮转进行培养,在有明确专业划分的培训基地,应分科轮转,时间安排见表 61、表 62。

(一)第 1 年轮转科室

表 61　第 1 年轮转科室及时间要求

轮转科室	时间(月)	轮转科室	时间(月)
口腔颌面外科门诊	3	牙周科	3
牙体牙髓科	3	口腔修复科	3
合　计			12

（二）第 2～3 年轮转科室

表 62　第 2～3 年轮转科室及时间要求

轮转科室	时间（月）	轮转科室	时间（月）
口腔颌面外科门诊	4	口腔病理科	1
口腔颌面外科病房	7	口腔麻醉科	1
口腔种植科	3	口腔急诊	2
口腔颌面医学影像科	1	口腔正畸科	2
合　计			21

三、培训内容与要求

第 1 年通科轮转阶段

（一）口腔颌面外科门诊（3 个月）

1. 轮转目的

掌握：口腔颌面外科门诊各项诊疗常规和技术操作，包括各种普通牙及阻生牙、埋伏牙的拔除，牙槽外科手术以及口腔颌面外科门诊常见小手术（如根端囊肿刮治术、口腔软组织小肿物切除术、间隙感染切开引流术等）。

熟悉：包括口腔颌面部创伤、肿瘤、先天及后天性畸形等口腔颌面外科常见疾病的诊疗常规。

了解：口腔颌面外科门诊各类新技术的发展和临床应用情况，各种疑难疾病的诊疗思路。

2. 基本要求

共计 3 个月 12 周时间，其中口腔颌面外科普通门诊 10 周，专家门诊见习 2 周。

（1）学习病种及例数要求见表 63。

表 63　第 1 年轮转口腔颌面外科门诊病种及例数要求

病种	最低例数	病种	最低例数
口腔颌面部创伤	3	口腔颌面部感染	10
口腔颌面部良性肿瘤	10	口腔颌面部畸形	8
口腔颌面部恶性肿瘤	7		

（2）基本操作技能培训及最低例数要求见表 64。

表 64　第 1 年轮转口腔颌面外科门诊基本操作技能及例数要求

操作技术名称	最低例数	操作技术名称	最低例数
普通牙拔除	60	牙槽外科手术	8
困难牙拔除（死髓牙、残根或残冠）	15	完成或参与其他门诊手术	5
阻生牙、埋伏牙拔除	15		

（二）牙体牙髓科（3 个月）

1. 轮转目的

掌握：牙体牙髓科常见疾病的诊断、鉴别诊断及治疗方法；牙体牙髓科病历及医疗申请单的正确书写方法以及橡皮障的使用。

熟悉：牙体牙髓科常见治疗并发症的预防和处理方法。

了解：牙体牙髓科各种材料和制剂的性

质、用途、成分及注意事项。

2. 基本要求

(1)学习病种及例数要求见表 65。

表 65　牙体牙髓科病种及例数要求

病种	最低例数	病种	最低例数
浅龋	6	慢性牙髓炎	15
中龋	15	急性根尖周炎	5
深龋	6	慢性根尖周炎	30
急性牙髓炎	5	非龋性疾病	6

(2)基本操作技能及最低例数见表 66。

表 66　牙体牙髓科基本操作技能及例数要求

操作技术名称(术者)	最低例数	病种	最低例数
前牙充填(活髓)	12	根管治疗	50
后牙充填(活髓)	15	前牙复合树脂美学修复	2

(3)门诊病历要求:完成 12 例门诊完整病历的收集,其中要求复合树脂充填(活髓牙)3 例,慢性牙髓炎 3 例,急、慢性根尖周炎 6 例。

(三)牙周科(3 个月)

1. 轮转目的

掌握:口腔卫生和菌斑控制方法及指导、与患者交流的方法,牙周病的系统检查方法、病史采集方法、病历书写及医疗申请单的正确书写,牙周病常见病的诊断、鉴别诊断,牙周炎 X 射线片诊断、种植体周围病的诊断、牙周洁治术和刮治术、牙周脓肿切开术。

熟悉:针对不同患者的个性化系统治疗设计,牙周病危险因素评估,阅读曲面断层片、CBCT,选磨调𬌗,伴全身疾病的牙周病患者的治疗原则,化验室血细胞和生化指标的检测分析。

了解:全身疾病在牙周的表现,牙周松动牙固定的基本方法,简单牙周手术,正畸与修复治疗中的牙周维护。

2. 基本要求

(1)学习病种及例数要求见表 67。

表 67　牙周科学习病种及例数要求

病种	最低例数	病种	最低例数
菌斑性龈炎	10	侵袭性牙周炎	3
慢性牙周炎	30	伴全身疾病的牙周炎	2

(2)基本操作技能及最低例数见表 68。

表 68　牙周科基本操作技能及例数要求

操作技术名称	最低例数	操作技术名称	最低例数
菌斑控制的指导(包括对正畸、修复患者)	20	全口龈上洁治	50(手工洁治 >10)
牙周检查、诊断及综合治疗设计	20	全口龈下刮治和根面平整	20

(3)门诊病历要求:完成 10 份门诊完整病历的收集,其中要求包括菌斑性龈炎 2 例、慢性牙周炎系统治疗 5 例,侵袭性牙周炎 2 例、伴全身疾病的牙周炎 1 例。

(四)口腔修复科(3 个月)

1. 轮转目的

掌握:口腔修复学的理论知识,常见修复体的适应证、设计原则及牙体制备的基本要求。

熟悉:常用修复材料的性能和修复体的制作工序;印模制取、各类修复体戴入及调𬌗等常见问题的处理原则。

了解:经典著作及相关文献,或参加必修课或选修课的学习;义齿的工艺制作要求。

2. 基本要求

(1)学习病种及例数要求见表 69。

表 69　口腔修复科病种及例数要求

病种	最低例数	病种	最低例数
牙体缺损	20	牙列缺失	10
牙列缺损	20		

(2)基本技能培训及最低例数见表 70。

表 70　口腔修复科基本技能及例数要求

操作技术	最低例数	操作技术	最低例数
可摘局部义齿修复	5	各类桩核的修复	4
冠桥的修复(单位)	6		

第 2~3 年轮转

(一)口腔颌面外科门诊(4 个月)

1. 轮转目的

掌握:口腔颌面外科各种牙齿的拔除,口腔颌面外科常见病与多发病患者的检查,脓肿切开引流,活组织检查、止血、包扎等技术,常见疾病诊治方案的制定。

熟悉:口腔颌面外科复杂疑难患者的检查与诊治方案的制定,在上级医师指导下参与诊治过程。

了解:新技术、新疗法在口腔颌面外科的临床应用。

2. 基本要求

共计 4 个月 16 周,其中口腔颌面外科普通门诊 10 周,口腔颌面外科门诊手术室 4 周,专家门诊见习 2 周。

(1)学习病种及例数要求见表 71。

表 71　第 2-3 年轮转口腔颌面外科门诊病种及例数要求

病种	最低例数	病种	最低例数
口腔颌面部创伤	8	口腔颌面部感染	10
口腔颌面部良性肿瘤	15	口腔颌面部畸形	10
口腔颌面部恶性肿瘤	10		

(2)技能培训及最低例数要求见表 72。

表 72 第 2～3 年轮转口腔颌面外科门诊操作技能及例数要求

外科门诊小手术	最低例数	牙齿拔除	最低例数
间隙感染切开引流术	3	普通牙拔除	100
牙槽外科手术	5	困难牙拔除（死髓牙、残根或残冠）	30
囊肿刮治术（含开窗术）	5	阻生牙、埋伏牙拔除	30
软组织肿物切除术	5		
清创缝合术	10		

（二）口腔颌面外科病房（7 个月）

1. 轮转目的

掌握：口腔颌面外科各专业常见疾病住院患者的管理流程与一级手术操作，以及并发症的处理。

熟悉：二级手术操作并在上级医师指导下完成部分二级手术病例。

了解：三、四级手术操作，并参加若干三、四级手术操作。

2. 基本要求

共计 7 个月，日常管理口腔颌面外科病房病床 3～4 张。

（1）口腔颌面外科常见疾病患者的管理例数要见表 73。

表 73 口腔颌面外科病房常见疾病患者管理例数要求

疾病名称	最低例数	疾病名称	最低例数
口腔癌	5	牙颌面畸形	5
颌骨肿瘤	5	唇腭裂	10
唾液腺良性肿瘤	5	颌骨骨折	5
唾液腺恶性肿瘤	3	完成合格病历	30

（2）作为主刀完成手术例数见表 74。

表 74 口腔颌面外科病房作为术者完成手术例数要求

操作技术名称	最低例数	操作技术名称	最低例数
舌下腺及肿物切除术	3	颌骨囊肿刮治术	5
颌下腺及肿物切除术	3	颌面部间隙切开引流术	5

（3）在上级医师指导下完成手术例数见表 75。

表 75 口腔颌面外科病房在上级医师指导下完成手术例数要求

操作技术名称	最低例数	操作技术名称	最低例数
腮腺浅叶及肿物切除术	3	游离皮瓣制备术	3
下颌骨区段截骨术	3	颌面部肿物切除术	3
颌骨骨折切开复位内固定术	3	上颌 LeFortI 型截骨术	2
唇腭裂修复术	3	颏成形术	2

（三）口腔种植科（3 个月）

1. 时间安排

轮转时间为 3 个月。

2. 轮转目的

(1)种植外科部分

掌握:口腔种植的适应证、禁忌证的选择和外科并发症的防治;常用种植体的材料、技术标准以及不同种植系统的特点;种植手术的术前准备、手术技术要点和术后管理。

熟悉:临床常用的包括引导骨再生术(GBR)、上颌窦底提升术等骨增量方法的适应证。

(2)种植修复部分

掌握:种植义齿上部结构的常规方法与步骤,包括安装修复基台、取印模以及戴牙;种植义齿上部结构与普通修复体的差异;种植义齿并发症的防治原则及方法。

熟悉:不同修复基台的特点及选择方法。

了解:无牙颌种植义齿修复的种类及常用方法。

3. 基本要求

见表 76。

表 76　口腔种植科(或专业)操作技能及例数要求

病种	最低例数	病种	最低例数
种植体植入手术	8	种植体植入同期植骨术	3

(四)口腔颌面医学影像科(1 个月)

1. 轮转目的

掌握:口腔颌面医学影像学的理论知识;常见口内片、口外片应用范围;口腔颌面部正常及病变 X 射线表现。

熟悉:曲面断层、鼻颏位、下颌骨侧位、颧弓轴位等正常影像和解剖标志;常见口腔疾病的 CT 表现。

了解:放射诊断报告书的书写要求;唾液腺造影及唾液腺内镜和颞下颌关节内镜技术;B 超诊断技术。

2. 基本要求

(1)学习病种及例数要求见表 77。

表 77　口腔颌面医学影像科病种及例数要求

病种	最低例数	病种	最低例数
牙体、牙周组织疾病	10	颌骨囊肿、肿瘤及瘤样病变	5
颌面骨组织炎症	5	颞下颌关节疾病	3
创伤	5	唾液腺疾病	3

(2)基本技能培训及例数要求:见表 78。

表 78　口腔颌面医学影像科基本技能及例数要求

操作技术(术者)	最低例数	操作技术	最低例数
牙片投照	30	常用口腔 X 射线片、CT 片判读	20

(五)口腔病理科(1 个月)

1. 轮转目的

掌握:常见口腔颌面部疾病的病理学特点,病理科工作程序,病理资料的收集、整理。

熟悉:切取组织标本的正规要求,在指导下进行标本分切工作;初步掌握组织固定的时间、固定液的要求及收到标本后的登记程序。

了解:常规病理切片、冰冻切片制作的全过程、特殊染色的诊断意义、各种固定液、染色液的用途。

2. 基本要求

见表 79。

表 79 口腔病理科基本技能要求

操作名称	最低例数	操作名称	最低例数
标本分切	20	病理读片	300
特殊染色（包括免疫组织化学）	10	初诊病理诊断	50
病理标本的登记及管理	80		

（六）口腔麻醉科（1 个月）

1. 轮转目的

掌握：口腔麻醉学的基本理论、基本内容和适应证；心电图、血压、脉搏、呼吸和体温的无创监测技术，心肺复苏术。

熟悉：麻醉的术前准备工作；术中麻醉管理；麻醉药使用的剂量、不良反应及处理。

了解：麻醉机的使用；常用监测技术的临床应用；常见麻醉后合并症的处理原则。

2. 基本要求

在上级医师指导下完成麻醉及临床相关操作技术，要求内容及例数见表 80。

表 80 口腔麻醉科技术操作及例数要求

麻醉操作技术名称	最低例次	麻醉操作技术名称	最低例次
术前访视患者并参与麻醉的施行	10	麻醉科急诊夜班	3
书写麻醉记录和小结	5		

（七）口腔急诊（2 个月）

1. 轮转目的

掌握：口腔急症的各类常见疾病，诊治原则和操作技能。

熟悉：口腔颌面部创伤的应急或初步处理。

了解：颅脑损伤及全身情况的处理原则。

2. 基本要求基本技能培训的内容及例数要求见表 81。

表 81 口腔急诊技术操作及例数要求

操作技术名称（术者）	最低例数	操作技术名称（术者）	最低例数
牙痛的鉴别诊断及处置	10	口腔颌面部软硬组织外伤的处置	5
牙外伤的鉴别诊断及处置	5	口腔颌面部急性炎症的处置	3
牙周脓肿的鉴别诊断及处置	3	口腔急性出血的处置	3

（八）口腔正畸科（累计 2 个月）

1. 轮转目的

掌握：错𬌗畸形的病因、分类、诊断和矫治原则。

熟悉：各类矫治器的设计原则及应用；正畸正颌联合治疗的流程。

了解：固定矫正器简单操作，包括粘带环、结扎、粘托槽等。

2. 培训要求

（1）选修正畸住院医师培训的部分相关课程。

掌握：错𬌗畸形的病因、分类、诊断和矫治原则。

熟悉：与本学科相关错𬌗畸形的正畸治疗方法。

（2）临床见习：观摩活动矫正器的制作、固定矫治器临床简单操作（包括粘带环、结扎、粘托槽等），掌握托槽、颊管脱落后的临时处理方法（表 82）。

表 82　参与口腔正畸科诊疗活动及数量要求

操作技术名称(术者)	最低例数	操作技术名称(术者)	最低例数
牙颌面颌面骨性畸形矫治	3	牙颌面畸形正畸正颌联合方案的制定	5
唇的猎术前或术后矫治	3		

口腔修复科培训细则

口腔修复学是一门临床科学，其研究内容包括应用符合生理的方法，采用人工装置修复口腔及颌面部各种缺损并恢复其相应生理功能；预防或治疗口颌系统疾病。口腔修复学是口腔医学的一个重要组成部分，由医学与多学科相结合而产生，其最终目的是恢复口颌系统的正常形态和生理功能，促进患者的身心健康。

一、培训目标

掌握口腔修复科常见疾病的诊治原则，掌握常见修复体的适应证、设计原则和操作技能，包括牙体制备、印模制取、修复体戴入等常见问题的处理原则；熟悉常用修复材料的性能和修复体的制作工序；了解疑难病例的诊治原则和操作流程，了解口腔修复学经典著作及相关文献。

二、培训方法

本阶段为口腔修复科医师的基础培训，采取在口腔修复科及其他相关科室轮转的形式进行，需完成共计 33 个月的培训。通过参与门诊工作和各种教学活动，完成口腔修复科规定的病种和基本技能操作数量；认真填写《住院医师规范化培训登记手册》。

理论知识以自学和讨论为主，参与科室专业讨论。

实践技能通过临床科室轮转进行培养，在有明确专业划分的培训基地，应分科轮转，时间安排见下表。

（一）第 1 年通科轮转

表 83　通科轮转科室及时间要求

轮转科室	时间(月)	轮转科室	时间(月)
口腔颌面外科门诊	3	牙周科	3
牙体牙髓科	3	口腔修复科	3
合　计			12

（二）第 2-3 年相关专业轮转

表 84　相关专业轮转及时间要求

轮转科室	时间(月)	轮转科室	时间(月)
口腔修复科	12	口腔颌面医学影像科	0.5
口腔修复工艺室	2	口腔颌面外科颞下颌关节专业	0.5
口腔种植科	3	口腔急诊	2
口腔正畸科	1		
合　计			21

三、培训内容与要求

第 1 年通科轮转阶段

（一）口腔颌面外科门诊(3 个月)

1. 轮转目的

掌握：口腔颌面外科门诊各项诊疗常规和技术操作，包括各种普通牙及阻生牙、埋伏牙的拔除，牙槽外科手术，以及口腔颌面外科门诊常见小手术（如根端囊肿刮治术、口腔软组织小肿物切除术、间隙感染切开引流术等）。

熟悉：包括口腔颌面部创伤、肿瘤、先天及后天性畸形等口腔颌面外科常见疾病的诊疗常规。

了解：口腔颌面外科门诊各类新技术的发展和临床应用情况，各种疑难疾病的诊疗思路。

2. 基本要求

共计 3 个月 12 周时间，其中口腔颌面外科普通门诊 10 周，专家门诊见习 2 周。

（1）学习病种及例数要求见表 85。

表 85　口腔颌面外科门诊病种及例数要求

病种	最低例数	病种	最低例数
口腔颌面部创伤	3	口腔颌面部感染	10
口腔颌面部良性肿瘤	10	口腔颌面部畸形	8
口腔颌面部恶性肿瘤	7		

（2）基本操作技能培训及最低例数要求见表 86。

表 86　口腔颌面外科门诊基本操作技术及例数要求

操作技术名称	最低例数	操作技术名称	最低例数
普通牙拔除	60	牙槽外科手术	8
困难牙拔除（死髓牙、残根或残冠）	15	完成或参与其他门诊手术	5
阻生牙、埋伏牙拔除	15		

（二）牙体牙髓科(3 个月)

1. 轮转目的

掌握：牙体牙髓科常见疾病的诊断、鉴别诊断及治疗方法；牙体牙髓科病历及医疗申请单的正确书写方法以及橡皮障的使用。

熟悉：牙体牙髓科常见治疗并发症的预防和处理方法。

了解：牙体牙髓科各种材料和制剂的性质、用途、成分及注意事项。

2. 基本要求

（1）学习病种及例数要求见表 87。

表 87　牙体牙髓科病种及例数要求

病种	最低例数	病种	最低例数
浅龋	6	慢性牙髓炎	15
中龋	15	急性根尖周炎	5
深龋	6	慢性根尖周炎	30
急性牙髓炎	5	非龋性疾病	6

（2）基本操作技能及最低例数见表 88。

表 88 牙体牙髓科基本操作技能及例数要求

操作技术名称(术者)	最低例数	病种	最低例数
前牙充填(活髓)	12	根管治疗	50
后牙充填(活髓)	15	前牙复合树脂美学修复	2

(3)门诊病历要求:完成 12 例门诊完整病历的收集,其中要求复合树脂充填(活髓牙)3 例,慢性牙髓炎 3 例,急、慢性根尖周炎 6 例。

(三)牙周科(3 个月)

1. 轮转目的

掌握:口腔卫生和菌斑控制方法及指导、与患者交流的方法,牙周病的系统检查方法、病史采集方法、病历书写及医疗申请单的正确书写,牙周病常见病的诊断、鉴别诊断,牙周炎 X 射线片诊断、种植体周围病的诊断、牙周洁治术和刮治术、牙周脓肿切开术。

熟悉:针对不同患者的个性化系统治疗设计,牙周病危险因素评估,阅读曲面断层片、CBCT,选磨调<U+2F9F>,伴全身疾病的牙周病患者的治疗原则,化验室血细胞和生化指标的检测分析。

了解:全身疾病在牙周的表现,牙周松动牙固定的基本方法,简单牙周手术,正畸与修复治疗中的牙周维护。

2. 基本要求

(1)学习病种及例数要求见表 89。

表 89 牙周科病种及例数要求

病种	最低例数	病种	最低例数
菌斑性龈炎	10	慢性牙周炎	30
侵袭性牙周炎	3	伴全身疾病的牙周炎	2

(2)基本操作技能及最低例数见表 90。

表 90 牙周科基本操作技能及例数要求

操作技术名称	最低例数	操作技术名称	最低例数
菌斑控制的指导(包括对正畸、修复患者)	20	全口龈上洁治	50(其中手工洁治 >10)
牙周检查、诊断及综合治疗设计	20	全口龈下刮治和根面平整	20

(3)门诊病历要求:完成 10 份门诊完整病历的收集,其中要求包括菌斑性龈炎 2 例、慢性牙周炎系统治疗 5 例,侵袭性牙周炎 2 例、伴全身疾病的牙周炎 1 例。

(四)口腔修复科(3 个月)

1. 轮转目的

掌握:口腔修复学的理论知识,常见修复体的适应证、设计原则及牙体制备的基本要求。

熟悉:常用修复材料的性能和修复体的制作工序;印模制取、各类修复体戴入及调<U+2F9F>等常见问题的处理原则。

了解:经典著作及相关文献,或参加必修课或选修课的学习;义齿的工艺制作要求。

2. 基本要求

(1)学习病种及例数要求见表 91。

表 91 第 1 年轮转口腔修复科病种及例数要求

病种	最低例数	病种	最低例数
牙体缺损	20	牙列缺失	10
牙列缺损	20		

（2）基本技能培训及最低例数见表 92。

表 92 第 1 年轮转口腔修复科基本技能及例数要求

操作技术	最低例数	操作技术	最低例数
可摘局部义齿修复	5	各类桩核的修复	4
冠桥的修复（单位）	6		

第 2 ~ 3 年相关专业轮转

（一）口腔修复科（12 个月）

1. 轮转目的

掌握：口腔修复学的理论知识，正确的临床工作方法，准确采集病史、规范检查、正确书写病历。常见修复体的适应证、设计原则及牙体制备的基本要求，口腔修复科常见疾病的诊治原则和操作技能。常用修复材料的性能和修复体的制作工序；印模制取、各类修复体戴入及调秴等常见问题的处理原则。

熟悉：口腔修复学经典著作及相关文献。

了解：口腔修复疑难病例的诊治原则和操作流程。

2. 基本要求

（1）常见病种接诊或见习例数要求见表 93。

表 93 第 2 ~ 3 年轮转口腔修复科病种及例数要求

病种	最低例数	病种	最低例数
牙体缺损	80	牙列缺失	15
牙列缺损	80		

（2）基本技能培训及最低例数见表 94。

表 94 第 2 ~ 3 年轮转口腔修复科基本技能及例数要求

操作技术	最低例数	操作技术	最低例数
可摘局部义齿修复	20	总义齿（含单颌）的修复	2
贴面、嵌体、冠、桥修复（单位）	35	复杂病例的修复（助手）（如咬秴重建、固定 G 活动联合修复或多专业合作的美学修复等）	2
各类桩核的修复	15		

（二）修复工艺室（2 个月）

1. 轮转目的

掌握：模型修整、模型设计及上颌架；卡环的设计，卡环的弯制方法、支托的制作方法以及卡环、连接杆的各种类型及其各部分的作用。排牙的基本理论，以及排牙、形成及调秴的方法。

熟悉：包埋材的成分及理化特性，以及埋

盒、开盒、研磨全过程;冠的蜡型制备;铸造支架和烤瓷冠的工艺流程;金属材料、非金属材料的理化特性。

2. 基本要求

基本技能培训及最低例数要求见表95。

表95　口腔修复工艺室基本技能及例数要求

操作技术名称(术者)	最低例数	操作技术名称(助手)	最低例数
模型修整	30	埋盒、开盒	10
卡环弯制	30	铸件包埋	5
支托制作	6	全口义齿排牙及形成	2

(三)口腔种植科(3个月)

1. 时间安排

轮转时间为3个月,其中种植外科、种植修复各1.5个月

2. 轮转目的

(1)种植外科部分

掌握:口腔种植的适应证、禁忌证的选择和外科并发症的防治;常用种植体的材料、技术标准以及不同种植系统的特点;种植手术的术前准备、手术技术要点和术后管理。

熟悉:临床常用的包括引导骨再生术(GBR)、上颌窦底提升术等骨增量方法的适应证。

(2)种植修复部分

掌握:种植义齿上部结构修复的常规方法与步骤,包括安装修复基台、取印模以及戴牙;种植义齿上部结构与普通修复体的差异;种植义齿并发症的防治原则及方法。

熟悉:不同修复基台的特点及选择方法。

了解:无牙颌种植义齿修复的种类及常用方法。

3. 基本要求

(1)种植外科以见习为主,结合模型操作。见表96。

表96　种植外科操作例数及要求

病种	最低例数	病种	最低例数
单纯种植手术	5	种植同期植骨手术	5

(2)种植修复以实际操作为主,其中种植修复每人完成病例5例。

(四)口腔颌面医学影像科(0.5个月)

1. 轮转目的

掌握:口腔颌面医学影像学的理论知识;常见口内片、口外片应用范围;口腔颌面部正常及病变X射线表现。

熟悉:曲面断层、鼻颏位、下颌骨侧位、颧弓轴位等正常影像和解剖标志;常见口腔疾病的CT表现。

了解:放射诊断报告书的书写要求;唾液腺造影及唾液腺内镜和颞下颌关节内镜技术;B超诊断技术。

2. 基本要求

(1)读片病种要求见表97。

表97　口腔颌面医学影像科读片病种要求

病种	最低例数	病种	最低例数
牙体、牙周组织疾病	30	颌骨囊肿、肿瘤及瘤样病变	7
颌面骨组织炎症	5	颞下颌关节疾病	5
外伤	5	唾液腺疾病	5

(2)基本技能培训及最低例数见表 98。

表 98　口腔颌面影像科基本技能及例数要求

操作技术(术者)	最低例数	操作技术	最低例数
牙片投照	15	其他口腔 X 射线片、CT 片判读	15

(五)口腔颌面外科颞下颌关节专业(0.5 个月)

1. 轮转目的

熟悉:颞下颌关节疾病的病因、诊断和治疗方案。

了解:颞下颌关节造影术和关节镜技术的临床应用。

2. 基本要求

见习病种:颞下颌关节紊乱病的诊治≥10 例。

(六)口腔急诊(2 个月)

1. 轮转目的

掌握:口腔急症的各类常见疾病,诊治原则和操作技能。

熟悉:口腔颌面部创伤的应急或初步处理。

了解:颅脑损伤及全身情况的处理原则。

2. 基本要求基本技能培训的内容及例数要求见表 99。

表 99　口腔急诊科基本技能及例数要求

操作技术名称(术者)	最低例数	操作技术名称(术者)	最低例数
牙痛的鉴别诊断及处置	10	口腔颌面部软硬组织外伤的处置	5
牙外伤的鉴别诊断及处置	5	口腔颌面部急性炎症的处置	3
牙周脓肿的鉴别诊断及处置	3	口腔急性出血的处置	3

(七)口腔正畸科(1 个月)

1. 轮转目的

巩固所学口腔正畸学的理论知识,了解错𬌗畸形的原因、分类、诊断和矫治原则;了解各类矫治器的设计原则及应用;临床观察固定矫正器简单操作,包括粘带环、结扎、粘托槽等。

2. 培训要求

(1)选修正畸住院医培训的部分相关课程了解错𬌗畸形的病因、分类、诊断和矫治原则;熟悉与本学科相关错𬌗畸形的正畸治疗方法。

(2)临床见习:观摩活动矫正器的制作、固定矫治器临床简单操作(包括粘带环、结扎、粘托槽等),掌握托槽、颊管脱落后的临时处理方法。

口腔正畸科培训细则

口腔正畸学是研究错𬌗畸形的病因机制、诊断分析及其预防和治疗的口腔医学分支学科,错𬌗畸形是指儿童在生长发育过程中,由先天或后天因素导致的牙颌关系的异常。

一、培训目标

熟悉错𬌗畸形的病因、机制、临床表现、分类、检查诊断及正畸治疗的生物力学知识等；掌握常用矫治器的操作技术、各类错𬌗畸形的矫治、矫治过程中的护理及矫治后的保持等临床技能。培训结束时，具有独立从事口腔正畸临床工作的能力。

二、培训方法

本阶段为口腔正畸科医师的基础培训，采取在口腔正畸范围内各亚专业及其他相关科室轮转的形式进行。口腔正畸医师需完成共计 33 个月的培训，按 1 +2 模式（即 12 个月通科轮转后，再进行 21 个月相关亚专业轮转）制定培训细则。通过培训，完成口腔正畸科住院医师培训规定的病种和基本操作数量；认真填写《住院医规范化培训登记手册》；参与见习/实习医生的口腔正畸临床教学工作。

理论知识以自学和讨论为主，可利用科室内专业小讲课。

实践技能通过在口腔科各亚专业轮转的方式进行，有相关的口腔亚专业科室的培训基地，应分科安排轮转。

（一）第 1 年通科轮转

表 100　通科轮转科室及时间要求

轮转科室	时间（月）	轮转科室	时间（月）
口腔颌面外科（门诊）	3	牙周科	3
牙体牙髓科	3	口腔修复科	3
合　计			12

（二）第 2 ~3 年相关亚专业轮转

表 101　轮转科室及时间

轮转科室	时间（月）	轮转科室	时间（月）
口腔正畸科	16	口腔颌面医学影像科	0.5
技工室	0.5	口腔急诊	2
儿童口腔科	0.5	口腔颌面外科（正颌、唇腭裂、颞下颌关节等）	1.5
合　计			21

三、培训内容与要求

第 1 年通科轮转阶段

（一）口腔颌面外科门诊（3 个月）

1. 轮转目的

掌握：口腔颌面外科门诊各项诊疗常规和技术操作，包括各种普通牙及阻生牙、埋伏牙的拔除，牙槽外科手术，以及口腔颌面外科门诊常见小手术（如根端囊肿刮治术、口腔软组织小肿物切除术、间隙感染切开引流术等）。

熟悉：包括口腔颌面部创伤、肿瘤、先天及后天性畸形等口腔颌面外科常见疾病的诊疗常规。

了解：口腔颌面外科门诊各类新技术的发展和临床应用情况，各种疑难疾病的诊疗思路。

2. 基本要求

共计 3 个月 12 周时间，其中口腔颌面外科普通门诊 10 周，专家门诊见习 2 周。

（1）学习病种及例数要求见表 102。

表 102　口腔颌面外科门诊病种及例数要求

病种	最低例数	病种	最低例数
口腔颌面部创伤	3	口腔颌面部感染	10
口腔颌面部良性肿瘤	10	口腔颌面部畸形	8
口腔颌面部恶性肿瘤	7		

(2)基本操作技能培训及最低例数要求　见表 103。

表 103　口腔颌面外科门诊基本操作技能及例数要求

操作技术名称	最低例数	操作技术名称	最低例数
普通牙拔除	60	牙槽外科手术	8
困难牙拔除(死髓牙、残根或残冠)	15	完成或参与其他门诊手术	5
阻生牙、埋伏牙拔除	15		

(二)牙体牙髓科(3 个月)

1. 轮转目的

掌握:牙体牙髓科常见疾病的诊断、鉴别诊断及治疗方法;牙体牙髓科病历及医疗申请单的正确书写方法以及橡皮障的使用。

熟悉:牙体牙髓科常见治疗并发症的预防和处理方法。

了解:牙体牙髓科各种材料和制剂的性质、用途、成分及注意事项。

2. 基本要求

(1)学习病种及例数要求见表 104。

表 104　牙体牙髓科病种及例数要求

病种	最低例数	病种	最低例数
浅龋	6	慢性牙髓炎	15
中龋	15	急性根尖周炎	5
深龋	6	慢性根尖周炎	30
急性牙髓炎	5	非龋性疾病	6

(2)基本操作技能及最低例数见表 105。

表 105　牙体牙髓科基本操作技能及例数要求

操作技术名称(术者)	最低例数	病种	最低例数
前牙充填(活髓)	12	根管治疗	50
后牙充填(活髓)	15	前牙复合树脂美学修复	2

(3)门诊病历要求:完成 12 例门诊完整病历的收集,其中要求复合树脂充填(活髓牙)3 例,慢性牙髓炎 3 例,急、慢性根尖周炎 6 例。

(三)牙周科(3 个月)

1. 轮转目的

掌握:口腔卫生和菌斑控制方法及指导、与患者交流的方法,牙周病的系统检查方法、病史采集方法、病历书写及医疗申请单的正确书写,牙周病常见病的诊断、鉴别诊断,牙周炎 X 射线片诊断、种植体周围病的诊断、牙周洁治术和刮治术、牙周脓肿切开术。

熟悉：针对不同患者的个性化系统治疗设计，牙周病危险因素评估，阅读曲面断层片、CBCT，选磨调𬌗，伴全身疾病的牙周病患者的治疗原则，化验室血细胞和生化指标的检测分析。

了解：全身疾病在牙周的表现，牙周松动牙固定的基本方法，简单牙周手术，正畸与修复治疗中的牙周维护。

2. 基本要求

（1）学习病种及例数要求见表 106。

表 106　牙周科病种及例数要求

病种	最低例数	病种	最低例数
菌斑性龈炎	10	慢性牙周炎	30
侵袭性牙周炎	3	伴全身疾病的牙周炎	2

（2）基本操作技能及最低例数见表 107。

表 107　牙周科基本操作技能及例数要求

操作技术名称	最低例数	操作技术名称	最低例数
菌斑控制的指导（包括对正畸、修复患者）	20	全口龈上洁治	50（其中手工洁治 >10）
牙周检查、诊断及综合治疗设计	20	全口龈下刮治和根面平整	20

（3）门诊病历要求：完成 10 份门诊完整病历的收集，其中要求包括菌斑性龈炎 2 例、慢性牙周炎系统治疗 5 例，侵袭性牙周炎 2 例、伴全身疾病的牙周炎 1 例。

（四）口腔修复科（3 个月）

1. 轮转目的

掌握：口腔修复学的理论知识，常见修复体的适应证、设计原则及牙体制备的基本要求。

熟悉：常用修复材料的性能和修复体的制作工序；印模制取、各类修复体戴入及调𬌗等常见问题的处理原则。

了解：经典著作及相关文献，或参加必修课或选修课的学习；义齿的工艺制作要求。

2. 基本要求

（1）学习病种及例数要求见表 108。

表 108　口腔修复科病种及例数要求

病种	最低例数	病种	最低例数
牙体缺损	20	牙列缺失	10
牙列缺损	20		

（2）基本技能培训及最低例数见表 109。

表 109　口腔修复科基本技能及例数要求

操作技术	最低例数	操作技术	最低例数
可摘局部义齿修复	5	各类桩核的修复	4
冠桥的修复（单位）	6		

第 2～3 年相关专业轮转

(一)口腔正畸科(16 个月)

1. 轮转目的

掌握:错殆畸形的病因、临床表现、检查、诊断及分类;颌面部及牙列的生长发育规律;口腔不良习惯的干预措施;X 射线头影测量技术的原理和临床应用;牙齿移动的生物力学原理;错矫治的适应证及矫治方案;标准方丝弓、直丝弓矫治技术;常用功能性矫治技术;各种临床常见错殆畸形的治疗及保持。

熟悉:正畸临床常用材料的性能和使用方法;Begg 矫治技术的原理;种植支抗技术。

了解:Tw dGMe ifield 矫治技术;唇腭裂畸形的正畸治疗;正颌外科的术前术后正畸治疗;头颅三维影像分析技术。

2. 基本要求

在导师或临床指导小组的指导下接诊初诊及转诊患者 15 例,其中简单病例 10 例(简单前牙反殆、拥挤非拔牙矫治、乳替牙期矫治等),中等及以上难度病例 5 例(拥挤拔牙矫治病例、常见Ⅱ类和Ⅲ类病例、转诊病例),完成对这些病例的正确诊断设计,并进行规范的临床矫治。

结束正畸临床病例 10 例,要求病例资料完整(包括治疗前后模型、X 射线片、面像,病历纪录)等。其中中等难度病例不少于 5 例(见表 110)。结束病例中需包含安氏Ⅰ、Ⅱ、Ⅲ各类的错殆。

表 110　口腔正畸科病种及例数要求

病种	接初诊及转诊例数	结束最低例数
简单病例	10	5
中等及以上难度病例	5	5

(二)技工室(0.5 个月)

1. 轮转目的

掌握:临床常用各种弓丝弯制,包括圆丝、方丝的各种弯曲及标准方丝弓矫治器的第一、第二、第三序列弯曲。

熟悉:制作 TPA、Nance 弓;固定矫治器的焊接技术及临床常用的活动矫治器,如保持器的制作。

了解:常用功能矫治器的制作。

2. 基本要求

学习常用矫正器的制作,参加弓丝弯制培训,完成各种矫治弯曲的制作(见表 111)。

表 111　技工室操作技术及例数要求

操作技术	最低例数	操作技术名称(术者)	最低例数
第一序列弯曲	30	Ω 曲	4
第二序列弯曲	20	小圈曲	20
第三序列弯曲处置	10	保持器	4
垂直曲	4	TPA 或 Nance 弓	2
水平曲	4		

(三)儿童口腔科(0.5 个月)

1. 轮转目的

掌握:青少年牙列替换的一般规律及与萌出异常相关的错殆问题。

熟悉:各种先天及后天因素对牙殆发育的影响及预防性矫治措施等内容。

2. 基本要求

学习并完成 1 例缺隙保持器的制作。

(四)口腔颌面外科(累计 1.5 个月)

1. 轮转目的

熟悉:正颌外科矫治方案的制定及模型外科操作等、颞下颌关节疾病的病因、诊断和治疗方案。

了解:常见正颌外科手术、唇腭裂的外科治疗。

2. 基本要求

学习严重骨性畸形的外科治疗手段,观摩正颌外科手术 2 例、唇腭裂手术 5 例、颞下颌关节病的诊治 5 例。

(五)口腔颌面医学影像科(0.5 个月)

1. 轮转目的

熟悉:口腔颌面医学影像学的基本理论。

了解:常见口内片、口外片投照技术和应用范围;尤其是正畸常用的头颅侧位片、曲面体层片、锥形束 CT 等。

2. 基本要求

学习与正畸诊断相关的 X 射线片的拍摄方法(见表 112),并能对拍摄质量作出基本判断。

表 112　口腔颌面医学影像操作技术及例数要求

操作技术(见习)	最低例数	操作技术(见习)	最低例数
头颅侧位片投照	5	根尖片	20
曲面体层片	5		

(六)口腔急诊(2 个月)

1. 轮转目的

掌握:口腔急症的各类常见疾病,诊治原则和操作技能。

熟悉:口腔颌面部创伤的应急或初步处理。

了解:颅脑损伤及全身情况的处理原则。

2. 基本要求

基本技能培训的内容及例数要求见表 113。

表 113　口腔急诊科基本技能及例数要求

操作技术名称(术者)	最低例数	操作技术名称(术者)	最低例数
牙痛的鉴别诊断及处置	10	口腔颌面部软硬组织外伤的处置	5
牙外伤的鉴别诊断及处置	5	口腔颌面部急性炎症的处置	3
牙周脓肿的鉴别诊断及处置	3	口腔急性出血的处置	3

口腔病理科培训细则

口腔病理科是以诊断、预防、治疗人体口腔颌面部疾病为目的,对口腔颌面部组织、器官的疾病进行病理学分析,为其诊治提供科学依据的口腔医学二级学科。

一、培训目标

通过理论学习和临床实践,进行口腔病理知识和临床技能的基础培训,使培养对象具备独立进行常规临床口腔病理诊断以及初步分析鉴别少见、疑难病例病理表现的能力。

二、培训方法

采取在口腔病理科及其他相关科室轮转的形式进行。需完成共计 33 个月的培训。培训内容和难易度按年度递增。理论知识以自学和讨论为主,有部分授课。实践技能主要通过在口腔病理科进行实践技能操作培训,辅以在相关科室的轮转学习。3 年期间轮转科室及时间安排如表 114、表 115。

表 114　第 1 年通科轮转科室与时间要求

轮转科室	轮转时间(月)	轮转科室	轮转时间(月)
口腔颌面外科门诊	3	牙周科	3
牙体牙髓科	3	口腔修复科	3
合　计			12

表 115　第 2～3 年相关专业科室轮转与时间要求

轮转科室	轮转时间(月)	轮转科室	轮转时间(月)
外科病理(普通病理)	5	口腔黏膜科	1
细胞病理	1	口腔颌面医学影像科	1
口腔颌面外科	1	口腔病理科	12
合　计			21

三、培训内容与要求

第 1 年通科轮转阶段

(一)口腔颌面外科门诊(3 个月)

1. 轮转目的

掌握:口腔颌面外科门诊各项诊疗常规和技术操作,包括各种普通牙及阻生牙、埋伏牙的拔除,牙槽外科手术,以及口腔颌面外科门诊常见小手术(如根端囊肿刮治术、口腔软组织小肿物切除术、间隙感染切开引流术等)。

熟悉:包括口腔颌面部创伤、肿瘤、先天及后天性畸形等口腔颌面外科常见疾病的诊疗常规。

了解:口腔颌面外科门诊各类新技术的发展和临床应用情况,各种疑难疾病的诊疗思路。

2. 基本要求

共计 3 个月 12 周时间,其中口腔颌面外科普通门诊 10 周,专家门诊见习 2 周。

(1)学习病种及例数要求见表 116。

表 116　口腔颌面外科门诊病种及例数要求

病种	最低例数	病种	最低例数
口腔颌面部创伤	3	口腔颌面部感染	10
口腔颌面部良性肿瘤	10	口腔颌面部畸形	8
口腔颌面部恶性肿瘤	7		

(2)基本操作技能培训及最低例数要求见表 117。

表 117　口腔颌面外科门诊基本操作技能及例数要求

操作技术名称	最低例数	操作技术名称	最低例数
普通牙拔除	60	牙槽外科手术	8
困难牙拔除(死髓牙、残根或残冠)	15	完成或参与其他门诊手术	5
阻生牙、埋伏牙拔除	15		

(二)牙体牙髓科(3 个月)

1. 轮转目的

掌握：牙体牙髓科常见疾病的诊断、鉴别诊断及治疗方法；牙体牙髓科病历及医疗申请单的正确书写方法以及橡皮障的使用。

熟悉：牙体牙髓科常见治疗并发症的预防和处理方法。

了解：牙体牙髓科各种材料和制剂的性质、用途、成分及注意事项。

2. 基本要求

（1）学习病种及例数要求见表 118。

表 118　牙体牙髓科病种及例数要求

病种	最低例数	病种	最低例数
浅龋	6	慢性牙髓炎	15
中龋	15	急性根尖周炎	5
深龋	6	慢性根尖周炎	30
急性牙髓炎	5	非龋性疾病	6

（2）基本操作技能及最低例数见表 119。

表 119　牙体牙髓科基本操作技能及例数要求

操作技术名称（术者）	最低例数	病种	最低例数
前牙充填（活髓）	12	根管治疗	50
后牙充填（活髓）	15	前牙复合树脂美学修复	2

（3）门诊病历要求：完成 12 例门诊完整病历的收集，其中要求复合树脂充填（活髓牙）3 例，慢性牙髓炎 3 例，急、慢性根尖周炎 6 例。

（三）牙周科（3 个月）

1. 轮转目的

掌握：口腔卫生和菌斑控制方法及指导、与患者交流的方法，牙周病的系统检查方法、病史采集方法、病历书写及医疗申请单的正确书写，牙周病常见病的诊断、鉴别诊断，牙周炎 X 射线片诊断、种植体周围病的诊断、牙周洁治术和刮治术、牙周脓肿切开术。

熟悉：针对不同患者的个性化系统治疗设计，牙周病危险因素评估，阅读曲面断层片、CBCT，选磨调𬌗，伴全身疾病的牙周病患者的治疗原则，化验室血细胞和生化指标的检测分析。

了解：全身疾病在牙周的表现，牙周松动牙固定的基本方法，简单牙周手术，正畸与修复治疗中的牙周维护。

2. 基本要求

（1）学习病种及例数要求见表 120。

表 120　牙周科病种及例数要求

病种	最低例数	病种	最低例数
菌斑性龈炎	10	慢性牙周炎	30
侵袭性牙周炎	3	伴全身疾病的牙周炎	2

（2）基本操作技能及最低例数见表 121。

表 121　牙周科基本操作技能及例数要求

操作技术名称	最低例数	操作技术名称	最低例数
菌斑控制的指导(包括对正畸、修复患者)	20	全口龈上洁治	50(其中手工洁治 >10)
牙周检查、诊断及综合治疗设计	20	全口龈下刮治和根面平整	20

(3)门诊病历要求:完成 10 份门诊完整病历的收集,其中要求包括菌斑性龈炎 2 例、慢性牙周炎系统治疗 5 例,侵袭性牙周炎 2 例、伴全身疾病的牙周炎 1 例。

(四)口腔修复科(3 个月)

1. 轮转目的

掌握:口腔修复学的理论知识,常见修复体的适应证、设计原则及牙体制备的基本要求。

熟悉:常用修复材料的性能和修复体的制作工序;印模制取、各类修复体戴入及调𬌗等常见问题的处理原则。

了解:经典著作及相关文献,或参加必修课或选修课的学习;义齿的工艺制作要求。

2. 基本要求

(1)学习病种及例数要求见表 122。

表 122　口腔修复科病种及例数要求

病种	最低例数	病种	最低例数
牙体缺损	20	牙列缺失	10
牙列缺损	20		

(2)基本技能培训及最低例数见表 123。

表 123　口腔修复科基本技能及例数要求

操作技术	最低例数	操作技术	最低例数
可摘局部义齿修复	5	各类桩核的修复	4
冠桥的修复(单位)	6		

第 2 ~ 3 年相关专业轮转

(一)外科病理(普通病理)(5 个月)

1. 轮转目的

熟悉:常见外科疾病的病理学专业基本理论及专业技能,为更好地学习口腔病理打好基础。

2. 基本要求

(1)学习病种要求:参见刘彤华主编的《诊断外科病理学》,熟悉其中的常见疾病包括肿瘤、增生性疾病、感染性疾病等的病理变化。参与临床病理讨论 5 次以上。

(2)基本技能和操作数量

①独立进行外检的肉眼标本观察、取材,至少 500 例。

②进行外检工作至少 1 000 例,要求 50% 以上的常见疾病能够正确诊断

③了解冰冻切片的适应证,参与冰冻切片诊断至少 60 例;掌握同一标本冰冻切片和常规石蜡切片的差别。

④参与疑难病理的会诊预诊及讨论 30 例。

⑤掌握免疫组化染色及特殊染色在病理诊断和鉴别诊断中的应用原则和准确判断结果的技能,参与或见习至少 100 例。

(二)细胞病理(1 个月)

1. 轮转目的

熟悉:细胞病理学专业的基本理论及专业技能。

了解:常规细胞病理诊断的步骤、注意事项。

2. 基本要求

(1)学习病种要求:了解常见头颈肿瘤、妇产科、乳腺、呼吸道、泌尿道、消化道、体腔细胞学的基本病变的细胞学特点

(2)基本技能和操作数量要求:熟悉细胞学标本采取及固定的方法;巴氏染色法、瑞氏染色法的原理与操作;完成细胞学检查初筛工作 50 例,50% 以上的常见病变的细胞学表现。

(三)口腔颌面医学影像科(1 个月)

1. 轮转目的

熟悉:常用 X 射线检查片位的正常解剖结构、常见颌骨疾病的 X 射线诊断。

了解:口腔颌面部常见疾病的影像学表现;CT 及 MRI 增强检查的原理及意义;造影检查的操作过程。

2. 基本要求

(1)学习病种要求:见表 124。

表 124　口腔颌面医学影像科病种及例数要求

治疗或操作项目名称	最低例数	治疗或操作项目名称	最低例数
根尖片判读	50	阅读常用口腔 X 射线片(全景、华氏位、颧弓切线位、下颌骨正侧位等)、CT、MRI 片	50

(2)基本技能要求:各系统/各种影像检查方法的选择和综合应用 10 例。常见疾病的 X 射线、CT、MRI 阅片 100 例。了解唾液腺造影、血管造影检查的操作过程。

(四)口腔颌面外科(1 个月)

1. 轮转目的

掌握:口腔颌面外科临床常见病、多发病包括肿瘤的临床表现、诊断、鉴别诊断、治疗原则。

熟悉:其他口腔颌面部疾病的临床表现、诊断、鉴别诊断、治疗原则;口腔颌面外科诊疗常规、技术操作常规。

2. 基本要求

见表 125。

表 125　口腔颌面外科病种及例数要求

病种	最低例数	病种	最低例数
唾液腺疾病(包括肿瘤)	6	颌骨肿瘤、瘤样病变	4
牙源性肿瘤	3	颌面部感染	10

(五)口腔黏膜科(1 个月)

1. 轮转目的

掌握:常见口腔黏膜病的临床表现、诊断、鉴别诊断、治疗原则、处理方法。

熟悉:其他口腔黏膜病的临床表现、诊断、鉴别诊断、治疗原则、处理方法。

2. 基本要求

见表 126。

表 126 口腔黏膜科病种及例数要求

病种	最低例数	病种	最低例数
复发性口腔溃疡	3	慢性唇炎	1
白斑	3	慢性盘状红斑狼疮	2
扁平苔藓	5	口腔念珠菌感染	1

（六）口腔病理科（12 个月）

1. 轮转目的

掌握：基本病理制片技术及各项辅助诊断技术的基本原理和方法，为医师在诊断过程中与技术室之间的默契配合、正确使用各种辅助技术打下基础。

2. 基本要求

见表 127。

表 127 口腔病理科学习病理技术及数量要求

轮转科室	操作技能种类	数量要求
石蜡切片室	掌握各种不同组织的固定方法及固定液配制方法，了解切片处理程序及原理	甲醛固定液、乙醇固定液戊二醛固定液、脱钙液
	掌握标本预处理、大体标本取材的基本规	
	了解脱水机、包埋机及切片机基本使用方法	
	掌握组织包埋、切片方法	≥200 个蜡块包埋及切片
	掌握常规苏木素、伊红染色原理及染色方法	≥200 张切片染色
冰冻切片室免疫组化室	了解冰冻切片的原理及基本操作技巧	≥20 张冰冻切片
	掌握免疫组织化学染色技术原理	≥30 种抗体，≥100 张切片
	掌握免疫组化染色技术及基本液体配制	
	了解免疫组化染色中人为因素所致变化和特异性控制	
组织化学染色室	了解组织化学染色原理	≥5 种
	掌握部分组织化学染色技术	

（七）临床病理诊断

1. 轮转目的

掌握：口腔病理学专业的基本理论及专业技能，及时了解和跟踪本学科的最新国内外进展，从而达到独立进行常规临床病理诊断的能力。

2. 基本要求

（1）学习病种要求

掌握：

①口腔黏膜病：白斑、红斑、扁平苔藓、慢性盘状红斑狼疮、天疱疮、良性黏膜类天疱疮、念珠菌病、肉芽肿性病变、舌淀粉样变、口腔黑斑等。

②口腔黏膜的良恶性肿瘤、瘤样病变：乳头状瘤、脉管病变、牙龈瘤、色素痣、鳞状细胞癌、恶性黑色素瘤等。

③唾液腺非肿瘤性疾病：慢性唾液腺炎、舍格伦综合征、唾液腺囊肿等。

④唾液腺肿瘤：多形性腺瘤、肌上皮瘤、基底细胞腺瘤、尤因瘤、腺泡细胞癌、黏液表

皮样癌、腺样囊性癌、非特异性透明细胞癌、基底细胞腺癌、嗜酸性腺癌、唾液腺导管癌、非特异性腺癌、肌上皮癌、恶性混合瘤、淋巴上皮癌等。

⑤口腔颌面部囊肿：含牙囊肿、根尖周囊肿、表皮样囊肿、鳃裂囊肿、甲状舌管囊肿、黏液囊肿、舌下囊肿等。

⑥牙源性肿瘤：成釉细胞瘤、牙源性腺样瘤、牙源性角化囊性瘤、牙瘤、牙源性钙化囊性瘤、牙源性钙化上皮瘤、牙本质生成性影细胞瘤、牙源性黏液瘤、成牙骨质细胞瘤、原发性骨内鳞状细胞癌、牙源性影细胞癌等。

⑦颌骨及关节疾病：动脉瘤性骨囊肿、单纯性骨囊肿、慢性化脓性骨髓炎、放射性骨髓炎、骨化纤维瘤、纤维结构不良、巨细胞肉芽肿、骨瘤、骨母细胞瘤、腱鞘巨细胞瘤、骨肉瘤、软骨肉瘤、Ewing肉瘤等。

⑧软组织疾病：脂肪瘤、结节性筋膜炎、孤立性纤维瘤、肌纤维母细胞性肿瘤、神经纤维瘤、神经鞘膜瘤、纤维组织细胞瘤、恶性纤维组织细胞瘤、血管平滑肌瘤、平滑肌肉瘤、横纹肌肉瘤、脉管畸形、血管肉瘤、滑膜肉瘤、皮肤隆突性纤维肉瘤等。

⑨淋巴造血系统疾病：浆细胞瘤、MALT淋巴瘤、滤泡性淋巴瘤、弥漫大B细胞淋巴瘤、结外NK/T细胞淋巴瘤、外周T细胞淋巴瘤（非特殊性）、霍奇金淋巴瘤、朗格汉斯细胞组织细胞增生症等。

熟悉：

①唾液腺肿瘤：管状腺瘤、皮脂腺腺瘤、淋巴腺瘤、导管乳头状瘤、囊腺瘤、皮脂腺癌、皮脂淋巴腺癌、囊腺癌、低度恶性筛状囊腺癌、黏液腺癌。

②牙源性肿瘤：成釉细胞纤维牙瘤，牙成釉细胞瘤，牙源性透明细胞癌。

③颌骨及关节疾病：慢性骨髓炎伴增生性骨膜炎、骨软骨瘤、软骨瘤、滑膜软骨瘤病。

④软组织疾病：神经鞘瘤，神经纤维瘤，平滑肌瘤，肌纤维瘤病。

⑤淋巴造血系统疾病：血管内大B细胞淋巴瘤，Burki淋巴瘤，蕈样霉菌病，血管免疫母细胞性T细胞淋巴瘤，间变性大细胞淋巴瘤，树突细胞肉瘤。

了解：病理报告输入、打印过程。

（2）基本技能和操作数量要求

病例数量要求见表128。

表128　临床病理诊断病种及数量要求

病种	数量	病种	数量
口腔黏膜白斑	20	腺样囊性癌	4
扁平苔藓	30	黏液表皮样癌	3
慢性盘状红斑狼疮	5	腺泡细胞癌	2
牙龈瘤	15	含牙囊肿	3
鳞状细胞癌	20	牙源性角化囊性瘤	8
黏液囊肿	20	成釉细胞瘤	5
慢性唾液腺炎	5	软组织梭形细胞肿瘤	20
多形性腺瘤	15	骨肉瘤	2
Warthin瘤	10	恶性淋巴瘤	3
基底细胞腺瘤	5		

3.其他要求

独立进行外检的肉眼标本观察、取材，至少500例；进行外检切片阅片工作至少1 000例；了解冰冻切片的适应症，参与冰冻切片诊断至少100例；参与疑难病理的会诊预诊及讨论50例；参与临床病理讨论3次以上，并在上级医生指导下完成病例讨论的病理检查报告;掌握免疫组化染色及特殊染色在病理诊断和鉴别诊断中的应用原则和准确判断结果的技能,至少 50 例。

口腔颌面影像科培训细则

口腔颌面影像学是一门涉及面广、实践性强的口腔医学二级学科,包括各种医学影像的生成和诊断,为口腔颌面部疾病的诊断和治疗提供影像学信息。对口腔颌面影像科医师而言,深入了解各种影像学检查技术的成像原理和临床应用、影像解剖及口腔颌面部疾病的临床知识是非常重要的。

一、培训目标

熟悉医学影像学工作流程,掌握普通口腔颌面影像学检查技术操作并正确选择适宜的检查方法,掌握口腔颌面部疾病的影像学特点。熟悉电子计算机 X 射线体层摄影(computedtomography,CT)、灰阶超声、核医学、磁共振成像(magneticresonanceimaging,MRI)等现代医学影像学技术在口腔医学中的应用及其防护。期间参加地市级及其以上卫生行政部门组织的医学放射工作人员放射防护知识培训,并通过考核,获得证书。培训结束时,能够独立从事口腔颌面影像科临床工作。

二、培训方法

本阶段为口腔颌面影像科医师的基础培训,采取在综合医院放射科、口腔放射科及其他相关科室轮转的形式进行,完成 33 个月的培训。通过参加门、急诊工作和各种教学活动,完成规定的病种和基本技能操作数量,学习专业理论知识;认真填写《住院医师规范化培训登记手册》。理论知识以自学和讨论为主,有部分科内专业小讲课。

口腔颌面影像科住院医师培训分为 3 个阶段进行,第 1 年通科轮转 12 个月。第 2 年,综合医院放射科、口腔病理科、口腔颌面外科病房及口腔急诊轮转,其中放射科 5 个月、口腔病理科 2 个月,口腔颌面外科病房 2 个月,口腔急诊累计 2 个月。第 3 年,住院医师在口腔颌面影像科轮转 10 个月。

具体安排见表 129、表 130。

表 129　第 1 年通科轮转科室及时间要求

轮转科室	时间(月)	轮转科室	时间(月)
牙体牙髓科	3	口腔颌面外科	3
牙周科	3	口腔修复科	3
合　计			12

表 130　第 2 ~ 3 年相关专业轮转及时间要求

轮转科室	时间(月)	轮转科室	时间(月)
放射科	5	口腔颌面外科病房	2
口腔病理科	2	口腔急诊	2
口腔颌面影像科	10		
合　计			21

三、培训内容与要求

第 1 年通科轮转阶段

(一)口腔颌面外科门诊(3 个月)

1. 轮转目的

掌握:口腔颌面外科门诊各项诊疗常规和技术操作,包括各种普通牙及阻生牙、埋伏牙的拔除,牙槽外科手术,以及口腔颌面外科门诊常见小手术(如根端囊肿刮治术、口腔软组织小肿物切除术、间隙感染切开引流术等)。

熟悉:包括口腔颌面部创伤、肿瘤、先天及后天性畸形等口腔颌面外科常见疾病的诊疗常规。

了解:口腔颌面外科门诊各类新技术的发展和临床应用情况,各种疑难疾病的诊疗思路。

2. 基本要求

共计 3 个月 12 周时间,其中口腔颌面外科普通门诊 10 周,专家门诊见习 2 周。

(1)学习病种及例数要求见表 131。

表 131 口腔颌面外科门诊病种及例数要求

病种	最低例数	病种	最低例数
口腔颌面部创伤	3	口腔颌面部感染	10
口腔颌面部良性肿瘤	10	口腔颌面部畸形	8
口腔颌面部恶性肿瘤	7		

(2)基本操作技能培训及最低例数要求见表 132。

表 132 口腔颌面外科门诊基本操作技能及例数要求

操作技术名称	最低例数	操作技术名称	最低例数
普通牙拔除	60	牙槽外科手术	8
困难牙拔除(死髓牙、残根或残冠)	15	完成或参与其他门诊手术	5
阻生牙、埋伏牙拔除	15		

(二)牙体牙髓科(3 个月)

1. 轮转目的

掌握:牙体牙髓科常见疾病的诊断、鉴别诊断及治疗方法;牙体牙髓科病历及医疗申请单的正确书写方法以及橡皮障的使用。

熟悉:牙体牙髓科常见治疗并发症的预防和处理方法。

了解:牙体牙髓科各种材料和制剂的性质、用途、成分及注意事项。

2. 基本要求

(1)学习病种及例数要求见表 133。

表 133 牙体牙髓科病种及例数要求

病种	最低例数	病种	最低例数
浅龋	6	慢性牙髓炎	15
中龋	15	急性根尖周炎	5
深龋	6	慢性根尖周炎	30
急性牙髓炎	5	非龋性疾病	6

(2)基本操作技能及最低例数见表 134。

表 134 牙体牙髓科基本操作技能及例数要求

操作技术名称(术者)	最低例数	病种	最低例数
前牙充填(活髓)	12	根管治疗	50
后牙充填(活髓)	15	前牙复合树脂美学修复	2

(3)门诊病历要求:完成 12 例门诊完整病历的收集,其中要求复合树脂充填(活髓牙)3 例,慢性牙髓炎 3 例,急、慢性根尖周炎 6 例。

(三)牙周科(3 个月)

1. 轮转目的

掌握:口腔卫生和菌斑控制方法及指导、与患者交流的方法,牙周病的系统检查方法、病史采集方法、病历书写及医疗申请单的正确书写,牙周病常见病的诊断、鉴别诊断,牙周炎 X 射线片诊断、种植体周围病的诊断、牙周洁治术和刮治术、牙周脓肿切开术。

熟悉:针对不同患者的个性化系统治疗设计,牙周病危险因素评估,阅读曲面断层片、CBCT,选磨调𬌗,伴全身疾病的牙周病患者的治疗原则,化验室血细胞和生化指标的检测分析。

了解:全身疾病在牙周的表现,牙周松动牙固定的基本方法,简单牙周手术,正畸与修复治疗中的牙周维护。

2. 基本要求

(1)学习病种及例数要求见表 135。

表 135 牙周科病种及例数要求

病种	最低例数	病种	最低例数
菌斑性龈炎	10	慢性牙周炎	30
侵袭性牙周炎	3	伴全身疾病的牙周炎	2

(2)基本操作技能及最低例数见表 136。

表 136 牙周科基本操作技能及例数要求

操作技术名称	最低例数	操作技术名称	最低例数
菌斑控制的指导(包括对正畸、修复患者)	20	全口龈上洁治	50(手工洁治 >10)
牙周检查、诊断及综合治疗设计	20	全口龈下刮治和根面平整	20

(3)门诊病历要求:完成 10 份门诊完整病历的收集,其中要求包括菌斑性龈炎 2 例、慢性牙周炎系统治疗 5 例,侵袭性牙周炎 2 例、伴全身疾病的牙周炎 1 例。

(四)口腔修复科(3 个月)

1. 轮转目的

掌握:口腔修复学的理论知识,常见修复体的适应证、设计原则及牙体制备的基本要求。

熟悉:常用修复材料的性能和修复体的制作工序;印模制取、各类修复体戴入及调𬌗等常见问题的处理原则。

了解:经典著作及相关文献,或参加必修课或选修课的学习;义齿的工艺制作要求。

2. 基本要求

(1)学习病种及例数要求见表 137。

表 137　口腔修复科病种及例数要求

病种	最低例数	病种	最低例数
牙体缺损	20	牙列缺失	10
牙列缺损	20		

(2)基本技能培训及最低例数见表 138。

表 138　口腔修复科基本技能及例数要求

操作技术	最低例数	操作技术	最低例数
可摘局部义齿修复	5	冠桥的修复(单位)	6
各类桩核的修复	4		

第 2～3 年相关科室轮转

(一)放射科(5 个月)

1. 轮转目的

掌握:放射影像的基本理论,包括 X 射线、CT 和 MRI 的成像原理和检查方法;放射医学诊断报告书的书写原则。

熟悉:放射影像检查的适应证及诊断原则;头颈部、骨关节系统、神经系统和呼吸循环系统主要常见疾病的基本影像学特点;放射防护原则与措施。

了解:放射影像常用检查的操作方法。

2. 基本要求

学习病种及例数见表 139。

表 139　放射科病种及例数要求

系统(检查技术)	最低例数	系统(检查技术)	最低例数
神经系统(以 CT 和 MRI 为主)	10	头颈部(以平片和 CT 为主)	10
呼吸循环系统(以平片和 CT 为主)	10	骨关节系统(以平片为主)	10

(二)口腔病理科(2 个月)

1. 轮转目的

掌握:常见口腔颌面部疾病的病理学特点,病理科工作程序,病理资料的收集、整理。

熟悉:切取组织标本的正规要求,在指导下进行标本分切工作;初步掌握组织固定的时间、固定液的要求及收到标本后的登记程序。

了解:常规病埋切片、冰冻切片制作的全过程、特殊染色的诊断意义、各种固定液、染色液的用途。

2. 基本要求

见表 140。

表 140　口腔病理科基本技能及例数要求

操作名称	最低例数	操作名称	最低例数
标本分切	20	病埋标本的登记及管理	80
特殊染色(包括免疫组织化学)	10	初诊病理诊断	50
病理读片	300		

(三)口腔颌面外科病房(2 个月)

1. 轮转目的

掌握:口腔颌面外科病史采集、检查方法,病历、申请单等各种医疗文件的正确书写;掌握无菌操作原则和技术;初步掌握口腔颌面外科常见疾病的诊断和治疗原则。

熟悉:常用的局部麻醉方法及并发症的处理。

2. 基本要求

完成 20 份以上住院病历,作为助手参加各种手术 20 例,完成住院医师日常工作。

(四) 口腔急诊(2 个月)

1. 轮转目的

掌握:口腔急症的各类常见疾病,诊治原则和操作技能。

熟悉:口腔颌面部创伤的应急或初步处理。

了解:颅脑损伤及全身情况的处理原则。

2. 基本要求

基本技能培训的内容及例数要求见表 141。

表 141 口腔急诊科基本技能及例数要求

操作技术名称(术者)	最低例数	操作技术名称(术者)	最低例数
牙痛的鉴别诊断及处置	10	口腔颌面部软硬组织外伤的处置	5
牙外伤的鉴别诊断及处置	5	口腔颌面部急性炎症的处置	3
牙周脓肿的鉴别诊断及处置	3	口腔急性出血的处置	3

(五) 口腔颌面影像科(10 个月)

1. 轮转目的

掌握:口腔颌面部放射检查的放射防护原则及方法,口腔颌面部常用放射学检查的技术操作,口腔颌面部常用造影检查的操作,口腔颌面部常见疾病的影像学表现,口腔颌面部介入放射学诊治原则。

熟悉:种植放射学检查方法,系统病在口腔颌面部的影像学表现,对患者、受检者的放射防护措施。

了解:数字化技术在口腔颌面放射学中的应用,低剂量电离辐射对晶状体、甲状腺等紧要组织器官的损伤效应。

2. 基本要求

(1) 学习病种及例数要求见表 142。

表 142 口腔颌面影像科病种及例数要求

病种	最低例数	病种	最低例数
牙及牙周疾病	300	颌面骨创伤	40
颌面骨炎症	40	唾液腺疾病及颞下颌关节疾病	40
颌面骨肿瘤、囊肿及瘤样病变	40	种植放射学	40

(2) 基本技能培训及最低例数见表 143。

表 143 口腔颌面影像科基本技能及例数要求

操作名称	最低例数	操作名称	最低例数
诊断报告	500	口内片及口外片	200
唾液腺造影等造影检查	30		

国家卫生计生委关于印发住院医师规范化培训管理办法(试行)的通知

国卫科教发[2014]49 号

各省、自治区、直辖市卫生计生委(卫生厅局),新疆生产建设兵团卫生局:

为贯彻落实国务院 7 部门《关于建立住院医师规范化培训制度的指导意见》(国卫科教发[2013]56 号),规范培训实施与管理工作,加快培养合格临床医师,我委组织制定了《住院医师规范化培训管理办法(试行)》(可从国家卫生计生委网站下载)。现印发给你们,请结合当地实际认真贯彻执行。

附件:住院医师规范化培训管理办法(试行)

中华人民共和国国家卫生和计划生育委员会
二〇一四年八月二十五日

住院医师规范化培训管理办法(试行)

第一章　总则

第一条　为贯彻《关于建立住院医师规范化培训制度的指导意见》,规范住院医师规范化培训实施工作,培养一支高素质的临床医师队伍,制定本办法。

第二条　住院医师规范化培训是毕业后医学教育的重要组成部分,目的是为各级医疗机构培养具有良好的职业道德、扎实的医学理论知识和临床技能,能够独立、规范地承担本专业常见多发疾病诊疗工作的临床医师。

第三条　住院医师规范化培训对象为:

(一)拟从事临床医疗工作的高等院校医学类相应专业(指临床医学类、口腔医学类、中医学类和中西医结合类,下同)本科及以上学历毕业生;

(二)已从事临床医疗工作并获得执业医师资格,需要接受培训的人员;

(三)其他需要接受培训的人员。

第二章　组织管理

第四条　卫生计生行政部门(含中医药管理部门,下同)对住院医师规范化培训实行全行业管理、分级负责,充分发挥相关行业协会、专业学会和有关单位的优势和作用。

第五条　国务院卫生计生行政部门负责全国住院医师规范化培训的统筹管理,健全协调机制,制订培训政策,编制培训规划,指导监督各地培训工作。

第六条　国务院卫生计生行政部门根据需要组建专家委员会或指定有关行业组织、单位负责全国住院医师规范化培训的具体业务技术建设和日常管理工作,其职责是:

(一)研究提出培训专业设置建议;

(二)研究提出培训内容与标准、培训基地认定标准和管理办法的方案建议;

(三)对培训基地和专业基地建设、认定和管理工作进行检查指导;

(四)建立住院医师规范化培训招收匹配

机制，对培训招收工作进行区域间统筹协调；

（五）对培训实施情况进行指导监督，对培训效果进行评价；

（六）制定考核标准和要求，检查指导考核工作；

（七）承担国务院卫生计生行政部门委托的其他相关工作。

第七条 省级卫生计生行政部门负责本地住院医师规范化培训的组织实施和管理监督。按照国家政策规定，制订本地实施方案和措施，编制落实培训规划和年度培训计划；按照国家规划与标准，建设、认定和管理培训基地、专业基地，并报告国务院卫生计生行政部门予以公布；根据需要组建专家委员会或指定有关行业组织、单位负责本地住院医师规范化培训的具体业务技术建设和日常管理工作。

省级以下卫生计生行政部门根据各自职责，配合做好当地住院医师规范化培训有关工作。

第八条 培训基地接受上级卫生计生行政部门监督指导，具体做好培训招收、实施和考核及培训对象的管理工作。

第三章 培训基地

第九条 培训基地是承担住院医师规范化培训的医疗卫生机构。国务院卫生计生行政部门根据培训需求及各地的培训能力，统筹规划各地培训基地数量。培训基地应当具备以下基本条件：

（一）为三级甲等医院；

（二）达到《住院医师规范化培训基地认定标准（试行）》要求；

（三）经所在地省级卫生计生行政部门组建的专家委员会或其指定的行业组织、单位认定合格。

根据培训内容需要，可将符合专业培训条件的其他三级医院、妇幼保健院和二级甲等医院及基层医疗卫生机构、专业公共卫生机构等作为协同单位，发挥其优势特色科室作用，形成培训基地网络。

第十条 培训基地由符合条件的专业基地组成。专业基地由本专业科室牵头，会同相关科室制订和落实本专业培训对象的具体培训计划，实施轮转培训，并对培训全过程进行严格质量管理。

第十一条 对培训基地及专业基地实行动态管理。培训基地、专业基地应当定期向所在地省级卫生计生行政部门或其指定的行业组织、单位报告培训工作情况，接受检查指导。根据工作需要遴选建设部分示范性的培训基地、专业基地，发挥引领作用。对达不到培训基地认定标准要求或培训质量难以保证的培训基地及专业基地，取消其基地资格，并视情况削减所在省（区、市）培训基地分配名额。

第十二条 培训基地必须高度重视并加强对住院医师规范化培训工作的领导，建立健全住院医师规范化培训协调领导机制，制订并落实确保培训质量的管理制度和各项具体措施，切实使住院医师规范化培训工作落到实处。培训基地主要行政负责人作为培训工作的第一责任人全面负责基地的培训工作，分管院领导具体负责住院医师规范化培训工作；教育培训管理职能部门作为协调领导机制办公室，具体负责培训工作的日常管理与监督。承担培训任务的科室实行科室主任负责制，健全组织管理机制，切实履行对培训对象的带教和管理职能。

第十三条 培训基地应当落实培训对象必要的学习、生活条件和有关人事薪酬待遇，做好对培训对象的管理工作；专业基地应当具备满足本专业和相关专业培训要求的师资队伍、诊疗规模、病种病例、病床规模、模拟教学设施等培训条件。

第十四条 培训基地应当选拔职业道德高尚、临床经验丰富、具有带教能力和经验的临床医师作为带教师资，其数量应当满足培训要求。带教师资应当严格按照住院医师规范化培训内容与标准的要求实施培训工作，认真负责地指导和教育培训对象。培训基地要将带教情况作为医师绩效考核的重要指标，对带教医师给予补贴。

第十五条　培训基地应当按照国家统一制定的《住院医师规范化培训内容与标准（试行）》，结合本单位具体情况，制订科学、严谨的培训方案，建立严格的培训管理制度并规范地实施，强化全过程监管与培训效果激励，确保培训质量。

第十六条　培训基地应当依照《执业医师法》相关规定，组织符合条件的培训对象参加医师资格考试，协助其办理执业注册和变更手续。

第四章　培训招收

第十七条　探索建立国家住院医师规范化培训招收匹配机制，逐步推进区域间招收统筹协调。

第十八条　省级卫生计生行政部门会同相关部门依据本地医疗卫生工作对临床医师的培养需求和住院医师规范化培训能力，制订年度培训计划，向培训基地下达培训任务，并在培训名额分配方面向全科以及儿科、精神科等紧缺专业以及县级及以下基层医疗卫生机构倾斜。

第十九条　省级卫生计生行政部门或其指定的行业组织、单位应当及时将培训基地基本情况、招收计划、报名条件、招收程序、招收结果等信息通过网络或其他适宜形式予以公布，向申请培训人员提供信息，接受社会监督。有关情况同时报告国务院卫生计生行政部门或其指定的有关行业组织、单位。

第二十条　单位委派的培训对象由培训基地、委派单位和培训对象三方签订委托培训协议；面向社会招收的培训对象与培训基地签订培训协议。培训基地要做好培训档案资料的管理工作。申请培训人员根据省级卫生计生行政部门或其指定的行业组织、单位公布的招收信息，选择培训基地及其专业基地，填报培训志愿，并按要求提交申请材料。单位委派培训对象填报培训志愿，应当取得委派单位同意。

第二十一条　培训基地对申请培训人员的申请材料进行审核，对审核合格者组织招收考核，依照公开公平、择优录取、双向选择的原则确定培训对象。

第二十二条　培训基地要及时向当地省级卫生计生行政部门或其指定的行业组织、单位报送招收录取信息，各省（区、市）可在招收计划剩余名额内对未被录取的申请培训人员进行调剂招收，重点补充有名额空缺的全科以及儿科、精神科等紧缺专业。

第二十三条　国家统筹协调发达地区省（市）支援欠发达地区省（区、市）的住院医师规范化培训工作。各有关省级卫生计生行政部门之间应当签订对口支援协议，发达地区的培训基地及专业基地，每年应当面向欠发达地区招收一定数量的培训对象，培训招收重点向边远地区、民族地区、集中连片特殊困难地区及其地市级以下医疗卫生机构倾斜。在起步阶段，年招收数量原则上不低于发达地区培训招收数的 10%，随着培训工作的推进，适当增加招收规模。招收对象培训期满后依协议回原派出地区工作。

第五章　培训实施

第二十四条　培训对象是培训基地住院医师队伍的一部分，在培训基地接受以提高职业素养及临床规范诊疗能力为主的系统性、规范化培训。

第二十五条　培训年限一般为 3 年。已具有医学类相应专业学位研究生学历的人员和已从事临床医疗工作的医师参加培训，由培训基地根据其临床经历和诊疗能力确定接受培训的具体时间及内容。

在规定时间内未按照要求完成培训或考核不合格者，培训时间可顺延，顺延时间一般不超过 3 年。顺延期间费用由个人承担。

第二十六条 住院医师规范化培训以培育岗位胜任能力为核心，依据住院医师规范化培训内容与标准分专业实施。培训内容包括医德医风、政策法规、临床实践能力、专业理论知识、人际沟通交流等，重点提高临床规范诊疗能力，适当兼顾临床教学和科研素养。

第二十七条 实行培训信息登记管理制度。国家建立住院医师规范化培训信息管理系统，逐步实现住院医师培训招收、培训实施、监测评估、培训考核等全过程的信息化管理。培训基地和培训对象应当及时、准确、详实地将培训过程和培训内容记录在住院医师规范化培训登记和考核手册并妥善保存，同时将有关信息及时录入信息管理系统，作为培训考核的重要依据。

第六章 培训考核

第二十八条 住院医师规范化培训考核包括过程考核和结业考核，以过程考核为重点。过程考核合格和通过医师资格考试是参加结业考核的必备条件。培训对象申请参加结业考核，须经培训基地初审合格并报省级卫生计生行政部门或其指定的行业组织、单位核准。

第二十九条 过程考核是对住院医师轮转培训过程的动态综合评价。过程考核一般安排在完成某专业科室轮转培训后进行，内容包括医德医风、出勤情况、临床实践能力、培训指标完成情况和参加业务学习情况等方面。过程考核由培训基地依照各专业规范化培训内容和标准，严格组织实施。

第三十条 结业考核包括理论考核和临床实践能力考核。国务院卫生计生行政部门或其指定的有关行业组织、单位制订结业考核要求，建立理论考核题库，制订临床实践能力考核标准，提供考核指导；各省级卫生计生行政部门或其指定的行业组织、单位负责组织实施结业考核，从国家建立的理论考核题库抽取年度理论考核试题组织理论考核，安排实施临床实践能力考核。

第三十一条 对通过住院医师规范化培训结业考核的培训对象，颁发统一制式的《住院医师规范化培训合格证书》（样式附后）。

第七章 附则

第三十二条 中医类别住院医师规范化培训实施办法由国家中医药管理局另行制订。

第三十三条 本办法自印发之日起施行。

第三十四条 本办法由国务院卫生计生行政部门负责解释。

附件：《住院医师规范化培训合格证书》（样式）

附件略

住院医师规范化培训合格证书编号规则

1.《住院医师规范化培训合格证书》编号16 位，按照“年份代码（4 位）+ 省（自治区、直辖市）代码（2 位）+ 专业代码（4 位）+ 培训基地代码（3 位）+ 该培训基地该年度结业人员顺序号（3 位）”的顺序制定。各代码之间留半角空格。

2. 年份代码为培训对象通过住院医师规范化培训结业考核的年份。

3. 省（自治区、直辖市）代码（表 144）依照中华人民共和国行政区划代码的前两位编写。

4. 住院医师规范化培训专业代码统一设置为 4 位数，专业代码详见表 145。

5. 培训基地代码及该培训基地该年度结业人员顺序号由各地根据给定的代码位数规

范地编写。

按照上述规则，以北京市 2017 年通过内科专业住院医师规范化培训结业考核的某学员为例，其《住院医师规范化培训合格证书》编号为 2017 11 0100 001 001，共 16 位数字。

表 144　各省（区、市）行政区划的前两位代码

省（区、市）名称	代码	省（区、市）名称	代码
北京市	11	湖北省	42
天津市	12	湖南省	43
河北省	13	广东省	44
山西省	14	广西壮族自治区	45
内蒙古自治区	15	海南省	46
辽宁省	21	重庆市	50
吉林省	22	四川省	51
黑龙江省	23	贵州省	52
上海市	31	云南省	53
江苏省	32	西藏自治区	54
浙江省	33	陕西省	61
安徽省	34	甘肃省	62
福建省	35	青海省	63
江西省	36	宁夏回族自治区	64
山东省	37	新疆维吾尔自治区	65
河南省	41		

表 145　口腔医学住院医师规范化培训专业代码

专业名称	培训专业代码	专业名称	培训专业代码
口腔全科	2800	口腔修复科	3100
口腔内科	2900	口腔正畸科	3200
口腔颌面外科	3000	口腔病理科	3300
		口腔颌面影像科	3400

国家卫生计生委办公厅关于公布第一批住院医师规范化培训基地名录的通知

各省、自治区、直辖市卫生计生委，新疆生产建设兵团卫生局：

为贯彻落实国务院 7 部门《关于建立住院医师规范化培训制度的指导意见》（国卫科教发［2013］56 号）精神，按照《国家卫生计生委办公厅关于开展住院医师规范化培训基地认定工作的通知》（国卫办科教函［2014］736 号）有关部署，各省级卫生计生行政部门组织认定了第一批住院医师规范化培训基地。根据《住院医师规范化培训管理办法(试行)》(国卫科教发[2014]49 号)相关要求,现将培训基地名录予以公布。

附件:第一批住院医师规范化培训基地名录(略)

国家卫生计生委办公厅
二〇一四年九月二十六日

表 146　第一批住院医师规范化培训基地名录(口腔医学)*

省份	序号	培训基地名称	省份	序号	培训基地名称
北京	2	中国医学科学院北京协和医院	浙江	177	浙江大学医学院附属口腔医院
	9	北京大学口腔医院	广东	322	中山大学附属口腔医院
	22	首都医科大学附属北京口腔医院		330	广东省口腔医院
天津	36	天津市口腔医院	重庆	371	重庆医科大学附属口腔医院
	43	天津医科大学口腔医院	四川	378	四川大学华西口腔医院
上海	131	同济大学附属口腔医院			
江苏	168	江苏省口腔医院			
	169	南京市口腔医院			

注:* 摘自国家卫生计生委办公厅网站。

2014 年全国“爱牙日”活动主题和主题信息

一、活动主题

健康每一天 从爱牙开始。

二、主题信息

随着经济的发展,我国居民的生活方式也发生了巨大的变化。有资料表明,当代人类 45% 的疾病和 60% 的死亡与不良生活方式有关。在我国,前 10 位死因中不良习惯和不健康生活方式占致病因素的 45%。这些数据说明我国人民的健康正面临着不健康生活方式的威胁。因此在日常生活中学习、培养和建立健康的生活方式,以有效减少多种疾病的风险,已经刻不容缓!而且,改善人民群众健康的各种措施中,最应该关注、最经济有效、最简便易行的就是改变不健康的行为习惯,普及健康的生活方式。2014 年全国“爱牙日”活动就是要让所有的人都懂得追求健康首要的是学习和坚持健康的生活方式,要让大家知道健康的生活方式从维护口腔健康开始。一颗牙就是一个器官,牙齿健康不仅关系到全身健康的诸多方面,同时也是现代人健康与文明的标志。牙齿一旦出现问题,将会对人们的正常生活造成极大的影响。我们必须把这些最基本的口腔健康之道告诉人们,将这把获取健康的金钥匙交到每个人的手中。告诉所有人:健康的每一天,从爱牙开始。

1. 口腔健康是全身健康的重要组成部分

口腔健康直接或间接影响全身健康。口腔疾病如龋病、牙周疾病等会破坏牙齿硬组织和牙齿周围支持组织,除了影响咀嚼、说话等功能和美观外,还会导致社会交往困难和心理障碍。口腔炎症,尤其是牙周炎等可导致或加剧某些全身疾病如冠心病、糖尿病等,危害全身健康,影响生命质量。

2. 养成良好的饮食习惯对维护口腔健康非常重要

饮食习惯与牙齿健康密切相关,口腔内

存留的糖和碳水化合物等是导致龋病的主要原因之一。容易引起龋病的主要是蔗糖，其次为葡萄糖、淀粉等。如果经常摄入过多的含糖甜食或饮用过多的碳酸饮料而不能及时清洁口腔会导致牙齿脱矿，引发龋病或牙齿敏感。吃糖或饮用碳酸饮料的次数越多，牙齿受损风险越大，所以，应尽量减少每天吃糖的次数，少喝碳酸饮料，进食后应用清水或茶水漱口，晚上睡前刷牙后不再进食。

3. 早晚须刷牙、饭后要漱口

刷牙能去除牙菌斑、软垢和食物残渣，保持口腔卫生，维护牙齿和牙周组织健康。刷牙之后，菌斑很快就会在清洁的牙面上重新附着，不断形成，特别是夜间入睡后，唾液分泌减少，口腔自洁作用差，细菌更易生长。因此，每天至少要刷牙两次，晚上睡前刷牙更重要。饭后漱口可去除口腔内的食物残渣，保持口腔清洁。咀嚼无糖口香糖也可以刺激唾液分泌，降低口腔酸度，有助于口气清新，牙齿清洁。

4. 提倡使用含氟牙膏预防龋病

牙膏是辅助刷牙的一种制剂，可增强刷牙的摩擦力，帮助去除食物残屑、软垢和牙菌斑，有助于消除或减轻口腔异味，使口气清新。成人每次刷牙只需用大约1克（长度约1厘米）的膏体即可。如果在牙膏膏体中加入其他有效成分，如氟化物、抗菌药物、控制牙石和抗敏感的化学物质，则分别具有防龋、减少牙菌斑、抑制牙石形成和抗敏感的作用。

含氟牙膏有明确的防龋效果，其在世界范围的广泛应用是龋病发病率大幅度下降的主要原因之一。使用含氟牙膏刷牙是安全、有效的防龋措施，特别适合有患龋倾向的儿童和老年人。但应注意：牙膏不是药，只能预防口腔疾病或缓解症状，不能治疗口腔疾病，有了口腔疾病还是应该及时就医治疗。

5. 应定期进行口腔健康检查

龋病和牙周病等口腔疾病常是缓慢发生的。早期多无明显症状，一般不易察觉，等到出现疼痛等不适症状时可能已经到了疾病的中晚期，治疗起来更为复杂，患者也会遭受更大的痛苦，花费更多的费用，治疗效果还不一定十分满意。因此，定期进行口腔健康检查，每年至少一次，不但能及时发现、治疗口腔疾病，还有助于医生根据情况采取措施预防和控制口腔疾病的发展。

6. 出现口腔问题，及早就医是关键

常见的口腔疾病，如龋病、牙周病的发生都比较隐蔽，早期几乎没有明显症状，一般不易察觉，等到出现疼痛等不适症状时可能已经到了疾病的中晚期，治疗起来很复杂，患者也会遭受更大的痛苦，花费更多的费用，治疗效果还不一定十分满意。因此，出现口腔不适，及早就医是关键。

牙菌斑、食物残渣、软垢在牙面上附着沉积，与唾液中的矿物质结合，逐渐钙化形成牙石。牙石表面粗糙，对牙龈造成不良刺激，又有利于新的牙菌斑黏附，是引起牙周疾病的一种促进因素。自我口腔保健方法只能清除牙菌斑，不能去除牙石。因此，需定期到医院由口腔医生进行洁牙，最好每年一次。洁牙是由口腔医生使用洁牙器械，清除龈缘周围龈上和龈下部位沉积的牙石以及牙菌斑。洁牙过程中可能会有轻微的出血，洁牙之后也可能会出现短暂的牙齿敏感，但是一般不会伤及牙龈和牙齿，更不会造成牙缝稀疏和牙齿松动。定期洁牙能够保持牙齿坚固和牙周健康。

失牙是老年人常见的口腔问题。牙齿缺失易发生咀嚼困难、食物嵌塞、对颌牙伸长、邻牙倾斜等。因此，不论失牙多少，都应及时进行义齿修复，修复一般在拔牙2～3个月后进行。修复前应治疗余留牙的疾病，必要时对牙槽骨和软组织进行修整，保证修复质量。

上海复旦医院管理研究所发布 2013 年度最佳医院排行榜

复旦版《2013 年度中国最佳医院综合排行榜》、《2013 年度中国最佳医院专科汇总排行榜》和《2013 年度中国医院最佳专科声誉排行榜》于 2014 年 11 月 1 日在上海发布，全国 100 家最佳医院和 30 个最佳专科榜上有名。北京协和医院、四川大学华西医院和中国人民解放军总医院继续名列中国最佳医院排行榜前三甲。

表 147　2013 年度中国最佳医院排行榜之分区排名(口腔科)

所在分区	分区排名	口腔科
东北区	1	中国医科大学附属口腔医院
	2	吉林大学口腔医院
	3	哈尔滨医科大学附属口腔医院
	4	大连市口腔医院
华北区	1	北京大学口腔医院
	2	首都医科大学附属北京口腔医院
	3	天津市口腔医院
	4	中国人民解放军总医院
	5	天津医科大学口腔医院
	6	北京协和医院
华东区	1	上海交通大学医学院附属第九人民医院
	2	江苏省口腔医院
	3	南京市口腔医院
	4	浙江大学医学院附属口腔医院
	5	同济大学附属口腔医院
	6	山东大学口腔医院
西部地区	1	四川大学华西口腔医院
	2	第四军医大学口腔医院
	3	重庆医科大学附属口腔医院
	4	西安交通大学口腔医院
中南区	1	武汉大学口腔医院
	2	中山大学光华口腔医学院附属口腔医院
	3	广东省口腔医院
	4	广西医科大学附属口腔医院
	5	华中科技大学同济医学院附属同济医院

上海复旦医院管理研究所(罗力)

中国医学科学院医学信息研究所发布2014年度中国医院科技影响力排行榜

人民网北京12月30日电(记者 马丽)

"2014年度中国医院科技影响力排行榜"今天在京发布。该榜单由中国医学科学院医学信息研究所发布。本次榜单面向全国846家三甲医院,以国家标准《学科分类与代码》中临床医学二级学科为分类依据,针对20个学科开展医院科技影响力评价,加上综合排行一共发布21个榜单。其中北、上、广三地47家医院占据综合影响榜单的前100强位置。

据了解,目前业内的医院评价多针对医院医疗水平和服务质量,如《美国新闻与世界报道杂志》发布的"最佳医院排名"、汤森路透的"百佳医院排名"和复旦大学医院管理研究所的"中国最佳医院排行榜"等。而对医院科技水平开展的评价也多局限于发表论文的数量和其引用情况等指标,难以适应科技创新的需要。

中国医学科学院院长曹雪涛表示,希望通过该榜单激励国内医学科研能力的提高和更多大师级医学专家的诞生。

首届中国医学科学发展论坛同期举行,《医学科学报》创刊号发布。

表148 2014年度中国医院科技影响力排行口腔医学类前十名*

排名	医院名称	科技投入	科技产出	学术影响	总分
1	四川大学华西口腔医院	36.09	32.62	31.29	100.00
2	北京大学口腔医院	32.29	29.02	36.46	97.77
3	上海交通大学医学院附属第九人民医院	25.62	35.59	33.44	94.65
4	第四军医大学口腔医院	19.62	31.65	33.67	84.94
5	武汉大学口腔医院	26.86	22.50	22.22	71.58
6	首都医科大学附属北京口腔医院	20.29	18.59	22.86	61.74
7	中山大学光华口腔医院	18.62	17.68	22.63	58.93
8	江苏省口腔医院	21.23	16.99	19.09	57.31
9	中国医科大学附属口腔医院	15.02	18.20	19.37	52.59
10	南京市口腔医院	20.12	13.62	17.92	51.66

注:*摘自2014年度中国医院科技影响力排行榜。

教　育

国务院学位委员会 教育部关于加强学位与研究生教育质量保证和监督体系建设的意见

学位[2014]3 号

各省、自治区、直辖市学位委员会、教育厅(教委),新疆生产建设兵团教育局,中国科学院大学,中国社会科学院研究生院,中共中央党校学位评定委员会,中国人民解放军学位委员会,各学位授予单位:

为贯彻落实党的十八大和十八届三中全会精神以及《国家中长期教育改革和发展规划纲要(2010—2020 年)》,实施《教育部国家发展改革委财政部关于深化研究生教育改革的意见》(教研[2013]1 号),走内涵式发展道路,提高研究生教育质量,现就加强学位与研究生教育质量保证和监督体系建设提出如下意见。

一、加强质量保证和监督体系建设的意义

加强质量保证和监督体系建设,在学位与研究生教育事业发展中具有重要作用。面对高层次人才培养的新形势,提高质量是研究生教育改革和发展最核心最紧迫的任务,亟需进一步完善与研究生教育强国建设相适应、符合国情和遵循研究生教育规律的质量保证和监督体系。

二、总体思路

1. 指导思想。全面贯彻落实研究生教育改革精神,转变政府职能,推进管办评分离,树立科学的质量观,以研究生和导师为核心,以学位授予单位为重心,从研究生教育基本活动入手,明确各质量主体职责,保证研究生教育基本质量,创新机制,激发学位授予单位追求卓越的积极性和创造性,不断提高人才培养水平。

2. 建设目标。构建以学位授予单位质量保证为基础,教育行政部门监管为引导,学术组织、行业部门和社会机构积极参与的内部质量保证和外部质量监督体系。内部质量保证体系要明确学位授予单位第一主体的职责,增强质量自律,培育质量文化。外部质量监督体系要加强教育行政部门的政策支撑与宏观监管,以质量为主导统筹资源配置,发挥学术组织、行业部门和社会机构的质量监督作用。

3. 基本原则。①标准先行。根据经济社会发展多样化需求,制订不同类型、层次和学科类别研究生培养和学位授予标准。②分类监管。根据不同主体和对象,采取相应的质量监管方式,加强分类指导和管理。③统筹协调。充分调动各主体的创造性,形成上下配合、内外协调、积极有效的质量保证和监督机制。④支撑发展。质量保证和监督体系建设要有利于促进学位与研究生教育事业科学发展,有利于全面提升研究生教育质量。

三、强化学位授予单位的质量保证

1. 学位授予单位是研究生教育质量保证的主体,要按照《学位授予单位研究生教育质量保证体系建设基本规范》(见附件),健全内部的质量保证体系,确立与本单位办学定位相一致的人才培养和学位授予质量标准,建

立以培养质量为主导的研究生教育资源配置机制。

2. 学位授予单位要充分发挥学位评定委员会、学术委员会等学术组织在质量保证方面的作用，审定研究生培养方案和学位授予标准，指导课程体系建设，开展质量评价等工作。不断完善导师管理评价机制，把师德师风和研究生培养质量作为导师评价的重点，加强导师对研究生思想、学习和科研实践的教育与指导。

3. 学位授予单位要统筹各类研究生教育经费，建立健全研究生奖助体系，激励优秀人才脱颖而出。加强研究生培养过程管理，畅通分流渠道，加大对不合格学生的淘汰力度，激发研究生学习的积极性和主动性。把学术道德教育和学术规范训练贯穿到研究生培养全过程，建立学风监管与惩戒机制，严惩学术不端行为。

4. 学位授予单位要建立研究生教育质量自我评估制度，组织专家定期对本单位学位授权点和研究生培养质量进行诊断式评估，发现问题，改进学科建设和人才培养工作，不断提高研究生教育质量。鼓励有条件的单位积极开展国际评估。

四、加强教育行政部门的质量监管

1. 委托国务院学位委员会学科评议组和全国专业学位研究生教育指导委员会，按一级学科和专业学位类别分别制订《博士硕士学位基本要求》，为学位授予单位实施研究生培养、各级教育行政部门开展质量监管提供基本依据。

2. 建立学位授权点合格评估制度，以人才培养为核心，制订科学的评估标准，开展研究生教育质量评估工作。按类型、分层次组织实施评估工作，提高评估实效。对存在质量问题的学位授予单位，采取约谈、通报、限期整改直至撤销学位授权等处理办法。不断改进学科评估工作。

3. 开展博士、硕士学位论文抽检工作，强化学位授予单位、导师和研究生的质量意识，加强学位授予管理，保证学位授予质量。建立研究生教育绩效拨款制度，推动人才培养的改革与创新，促进研究生教育质量不断地提升。

4. 建立全国研究生教育质量信息平台，及时公开学位与研究生教育相关信息，开展质量调查，定期发布教育行政部门、学位授予单位和相关学术组织的研究生教育质量报告，促进学位授予单位质量自律，加强质量预警，营造良好的质量环境。

5. 省级教育行政部门要加大对本地区学位与研究生教育质量的监管力度，做好硕士学位授权点合格评估、省级重点学科评选、硕士学位论文抽检、优秀学位论文评选等工作。积极推动研究生教育质量监督区域协作机制建设。

五、充分发挥学术组织、行业部门和社会机构的监督作用

1. 充分发挥国务院学位委员会学科评议组、全国专业学位研究生教育指导委员会、中国学位与研究生教育学会等学术组织在研究生教育质量调查研究、标准制订、评估论证及学风建设等方面的重要作用。

2. 充分发挥行业部门在人才培养、需求分析、标准制订、实践训练和专业学位质量认证等方面的积极作用。鼓励社会机构积极参与研究生教育质量监督，逐步建立独立、科学、公正，且具有良好声誉的研究生教育质量社会评价机制。

各省级教育行政部门和学位授予单位要加强领导，把学位与研究生教育质量保证和监督体系建设作为推进研究生教育改革与发展的重要内容，认真做好组织实施工作。省级教育行政部门要根据本地区实际，制订相关措施，统筹本地区研究生教育质量保证和监督工作。学位授予单位要在全面总结已有

经验的基础上，健全质量保证体系，不断提高研究生教育质量。

附件：学位授予单位研究生教育质量保证体系建设基本规范

国务院学位委员会　教育部

二〇一四年一月二十九日

学位授予单位研究生教育质量保证体系建设基本规范

为指导学位授予单位建设内部质量保证体系，制定本规范。

一、目标与标准

确立研究生教育发展目标。根据国家和区域经济社会发展的需求，结合本单位研究生教育实际，确定研究生教育层次、类型、规模和结构等方面的发展目标，并定期调整。

制订学位授予标准。在国家制定的《博士硕士学位基本要求》基础上，按学科或专业学位类别制订与本单位办学定位相一致的博士、硕士学位授予标准。

制订学科专业设置与调整办法。制订本单位一级学科授权点和专业学位授权点增列与撤销办法，二级学科自主设置与调整的办法，明确标准，规范程序，形成学位授权点动态调整机制，优化结构，发展特色。

二、招生管理

制订研究生招生指标配置办法。综合考虑经济社会发展需求，研究生生源质量、培养质量、就业状况，以及培养经费、科研任务、导师队伍、实践基地等研究生培养条件方面的因素，制订以质量为导向的研究生招生指标配置办法。

制订研究生招生选拔规定。建立有效的招生自我约束机制，规范招生选拔，充分明确导师在研究生招生选拔中的职责和权力，加强对考生综合素质和发展潜力的考察，保证招生质量。

三、培养过程与学位授予管理

制订培养方案。培养方案应明确培养目标、课程体系、培养环节，要遵循研究生教育规律，创新培养模式，体现学科特色和学术前沿，突出个性化培养。专业学位研究生培养方案的制订要吸收行业部门参与，注重实践和创新能力培养。

制订研究生课程体系建设办法。根据经济社会发展需求、学科发展前沿和研究生个人发展需要，建构科学合理的课程体系，及时更新课程内容，丰富课程类型。

制订课程教学质量监控办法。明确授课教师资质，规范课程教学，建立科学的教学督导和评价制度，加强对授课质量的监测和评估，提高课程教学质量。制订专业学位研究生实践教学质量的监督与评价办法，保证实践教学质量。

建立健全中期考核制度。不断提高研究生中期考核或博士生资格考试的科学性和有效性，切实发挥其在研究生培养过程中的筛选作用。

健全学位论文开题及评阅制度。论文开题要有规范的程序，论文评阅要保证有一定数量的外单位同行专家参与，加强匿名评阅等适合本单位实际的论文评阅制度建设，有条件的单位应探索国际同行评阅。

健全论文答辩和学位授予制度。完善学位论文预答辩、答辩和答辩后修改等制度。答辩委员会和各级学位评定委员会要严格履行职责,保证学位授予质量。

建立科学道德与学术规范教育制度。在研究生培养过程中安排必修环节,对研究生进行科学精神、科学道德、学术规范、学术伦理和职业道德教育。明确学术不端行为处罚办法。

制订研究生分流与淘汰办法。制订研究生课程学习、中期考核、资格考试和学位论文开题等各阶段的分流与淘汰办法。

四、导师岗位管理

制订导师考核评价办法。规范导师岗位管理,实施导师招生资格审查,建立学术学位和专业学位研究生导师分类考核评价制度。

制订导师交流与培训办法。建立和完善导师国内外学术交流与合作制度,为导师提高学术和实践能力提供平台。加强导师培训,不断提高导师指导能力。

建立导师激励与问责制。完善导师激励制度,明确和保障导师在研究生培养中的责任与权力,调动导师育人积极性,发挥导师科学道德和学术规范的示范作用。完善导师问责制,对培养质量出现问题的导师,视情况分别采取质量约谈、限招、停招等处理。

五、研究生管理与服务

建立健全研究生奖助制度。以鼓励创新为导向,完善机制,充分发挥奖助学金的激励作用。统筹制订各类奖助学金评选办法,保证评选过程公平、公正、公开,奖助学金的评选要有一定比例的导师和研究生参加。

建立研究生权益保护机制。完善研究生培养过程中的正当利益诉求和权利救济机制,加强对研究生的权益保护。

建立研究生就业指导与服务制度。健全研究生就业市场和信息服务体系,加强研究生创业教育,鼓励研究生创业和面向基层去就业。

六、条件保障与质量监督

制订研究生教育资源配置办法。按学科或专业学位类别制订研究生教育资源配置办法,保障各类研究生学习、科研、实践和生活等基本条件。

建立自我评估制度。以提高质量为导向,定期开展学位授权点和研究生培养质量自我评估,发现问题,提出改进措施。鼓励有条件的学科或专业学位类别参加国际评估或专业资格认证。

建立质量跟踪和反馈制度。建立毕业生发展质量跟踪调查和反馈制度,定期听取用人单位意见,开展人才培养质量和发展质量分析,及时调整人才培养结构。

建立质量信息公开制度。建立研究生教育质量信息公开制度,主动公开研究生培养质量和发展质量信息,定期发布本单位研究生教育发展质量报告。

七、质量管理与质量文化

健全质量管理组织机构。学位授予单位要明确研究生教育质量管理组织机构,以及学位评定委员会等组织的管理职责,规范研究生培养过程信息与档案管理。

营造质量文化。通过质量制度建设、规范研究生教育过程管理,加强导师、研究生和管理人员的质量意识,形成体现自身发展定位、学术传统与特色的质量文化。

历届国务院学位委员会学科评议组口腔专业成员名单

国务院学位委员会学科评议组是国务院学位委员会领导下的专家组织，从事学位与研究生教育的指导、审核、监督、研究和咨询等工作。2014 年，第七届国务院学位委员会学科评议组换届成立。历届学科评议组口腔专业成员名单汇总如下：

历届国务院学科评议组成员名单（口腔医学）

第一届　张锡泽

第二届　邱蔚六　陈安玉

第三届　邱蔚六　徐恒昌　李秉琦

第四届　邱蔚六　李秉琦　傅民魁　徐恒昌　樊明文　王大章　马轩祥　刘洪臣

第五届　傅民魁　樊明文　俞光岩　张志愿　周学东　陈扬熙　马轩祥　刘洪臣

第六届　俞光岩　周学东　边　专　刘洪臣　孙宏晨　张志愿　李铁军　陈谦明　赵铱民

第七届　郭传瑸　赵铱民　边　专　孙宏晨　沈国芳　胡　静　高　平　郭　斌　程　斌

以岗位胜任力为导向的医学专业学位教育改革与实践成果展示

全国医学专业学位研究生教育指导委员会秘书处

高层次应用型医疗卫生人才不足成为制约我国卫生事业发展和医药卫生体制改革的重要因素。近年来，全国医学专业学位研究生教育指导委员会秘书处以医疗卫生行业需求为导向，不断推动和深化医学专业学位教育改革，努力为行业培养和造就一支适应社会需求、德才兼备的专业卫生队伍，促进医学专业学位研究生教育更好地为卫生事业发展服务。

1. 主要解决的研究生教育实践的问题

（1）本成果以行业需求为导向，通过完善医学专业学位体系，形成了面向人群和个体的预防、治疗、护理保健三位一体的临床医学、口腔医学、公共卫生、护理专业学位人才培养体系，通过大力推动医学专业学位的发展，逐步解决卫生人才队伍结构性失衡问题；

（2）以提高培养质量为根本，按照卫生行业部门颁发的行业培训标准强化实践环节，探索了提高医学专业学位研究生实践能力的根本途径，解决了人才培养与行业标准相脱节的问题，避免了科研医学导向对医学专业学位研究生培养的影响；

（3）以满足学生个人发展为中心，在规范化培养的要求下临床医学、口腔医学、公共卫生专业学位研究生，在符合条件的机构实践，实践时间满 1 年的可在在学期间报考相应类别医师资格，解决了医学专业研究生执业资格准入的问题；

（4）以理顺我国临床医学学制学位体系为前提，逐步形成院校教育、毕业后教育、继续教育一体的医学人才培养体系；

(5)以促进人人享有基本卫生服务为责任，以全科医学教育改革为突破口，推动医学专业学位教育整体改革。

2. 解决实践问题的方法

(1)借鉴国外先进教育理念，开展调查研究，构建具有我国特色的医学专业学位培养理论体系；

(2)以岗位胜任力为导向，明确培养目标，制定指导性培养方案，指导院校培养医学专业学位研究生；

(3)加强医学专业研究生实践考核，转变教育评价方式；

(4)积极参与教育改革，推动行业部门完善医学毕业后教育体系。

3. 创新点

以职业的岗位胜任力为导向，行业深度参与医学专业学位研究生培养全过程，卫生行业培训标准即为医学专业学位研究生的实践标准。与卫生行业培训紧密结合，在符合条件的机构实践 1 年，医学专业学位研究生可参加医师执业资格考试，研究生通过过程考核与结业考核可以获得卫生行政部门颁发的培训合格证书，增强人才培养对社会需求的适应性，创新了我国专业学位研究生教育改革的培养模式。

4. 推广应用成果及贡献

医学专业学位教育改革得到全国人大副委员长、原卫生部部长陈竺，教育部部长袁贵仁等领导的充分肯定。目前，全国有 77 家培养单位的全科医学领域研究生按照卫生部颁发的《全科医生规培化培养标准》的要求开展临床训练。64 所高校试点临床医学硕士专业学位研究生教育与住院医师规范化培训制度结合的具体措施。35 所院校依据本成果培养公共卫生专业学位研究生。

附件 1：成果总结

附件 2：成果视频(略)

附件 3：相关论文(略)

附件 4：会议名单(略)

附件 5：申请书(略)

以岗位胜任力为导向的医学专业学位教育改革与实践成果总结

全国医学专业学位研究生教育指导委员会秘书处

一、背景

医药卫生事业是我国经济社会发展的重要组成部分，涉及每个家庭和个人的切身利益，又关系到社会的可持续发展。人才是卫生事业发展的第一资源，在深化医药卫生体制改革的背景下，培养适应人民群众卫生服务需要的医学人才对于全面建设小康社会、构建社会主义和谐社会、实现“健康中国梦”具有非凡意义。

近年来，全国医学专业学位研究生教育指导委员会秘书处在“优化结构，深化改革，积极发展，提高质量”的医学教育改革与发展的方针指导下，紧密结合医疗卫生行业需求，以岗位胜任力为导向，顺应卫生改革与发展的实际，不断推动和深化医学专业学位教育改革，努力培养和造就一支适应社会需求、德才兼备的专业卫生队伍，使得医学专业学位研究生教育更好地为人民健康服务，为卫生事业发展服务，为社会主义现代化建设服务。

二、主要解决的研究生教育实践的问题

1. 以行业需求为导向，大力发展专业学位教育，逐步解决卫生人才队伍结构性失衡的问题

改革开放以来，我国的卫生事业有了很大的发展，2012 年卫生队伍总量已达到 862 万人。然而，卫生队伍学历层次主要以本专科为主，现有的医疗人才队伍素质不高、优质医疗资源不足难以满足人民群众日益增长的医疗卫生需求，产生了“看病难”这一社会难题。因此，高层次应用型卫生人才不足成为制约我国卫生事业发展和医药卫生体制改革的重要因素。

全国医学专业学位研究生教育指导委员会秘书处紧密结合医疗卫生事业发展的实际以医疗卫生行业需求为导向致力于完善医学专业学位体系，优化医学教育层次和专业结构。一方面，组织专家论证设立护理专业学位，进一步完善医学专业学位体系，形成了面向人群和个体集预防、治疗、护理保健三位一体的临床医学、口腔医学、公共卫生、护理专业学位人才培养体系。另一方面，根据医药卫生事业发展的新形势和新要求，指导有关培养院校大力推进医学专业学位教育，不断增加专业学位研究生的招生规模。数据显示，2012 年医学专业学位硕士研究生招生规模远超过学术学位研究生，招生人数比达到 1.6∶1。医学博士专业学位研究生占全部博士专业学位招生的 88.9%。行业数据显示，执业医师（临床、口腔、公共卫生等）具有研究生学历的人员比例从 2005 年的 3.5% 上升至 2012 年的 8.1%。大力发展医学专业学位，对于提高医疗卫生行业人才的学历层次，逐步消除卫生人才队伍的结构性失衡具有十分明显的作用。

2. 以提高培养质量为根本，探索提高医学专业学位研究生实践能力的根本途径，解决人才培养与行业标准相脱节的问题

医学本科阶段更多的是注重知识的学习和积累，由于缺乏系统、规范和严格的基本职业技能培训，本科毕业生在实际的工作中难以胜任疾病预防、诊断、治疗、护理和促进人群健康的工作。医学专业学位研究生培养为此提供了一种提高实践技能水平的途径。然而，由于多方面原因，培养院校不同程度沿用学术学位方式培养医学专业学位研究生，“重科研轻实践、重论文轻技能”的现象十分突出，毕业研究生实践技能难以胜任岗位实际需求。以临床医学、口腔医学为例，专业学位研究生临床能力训练时间要求 12 至 30 个月不等，轮转培训缺乏规范，导致不同学校毕业专业学位研究生的临床操作能力差别很大。因此，提高培养质量尤其是提高实践操作能力成为医学专业学位教育改革的根本问题。

全国医学专业学位研究生教育指导委员会秘书处为了满足人民群众的医疗卫生服务需求，坚持走以培养质量提高为根本的内涵式发展道路，明确临床医学、口腔医学专业学位研究生实践需要根据卫生行政部门颁布的《住院医师规范化培训标准》执行。该文件严格明确了临床科室轮转培训的时间、管理病床数目、病种要求、考核标准，规范了临床医学专业学位研究生的实践要求和实践标准，避免科研导向对医学专业学位研究生培养的影响。公共卫生、护理专业学位要根据自身特点确立课程学习、实践训练、科研与学位论文相结合的三段式贯通人才培养模式。在课程学习和科研工作注重实际应用为主的指导思想紧密围绕实践能力训练。医学专业学位研究生通过严格的实践培训，专业知识和专业技能得到了充分锻炼和提高，具备了分析和解决常见的医疗卫生问题的能力，培养质量获得行业的广泛认可。

3. 以满足学生个人发展为中心，解决行业职业资格准入的问题，增强医学专业学位的吸引力

1999 年颁布的《执业医师法》规定“未经

医师注册取得执业证书，不得从事医师执业活动”、“硕士生在学习期间有相当于大学本科的一年生产实习和一年以上严格的临床实践训练，可在毕业当年参加医师资格考试。”该规定使得临床、口腔医学和公共卫生专业学位研究生在读期间不能考取执业医师资格，由于缺乏相应的法律保障，研究生就读期间的实践训练受到不同程度影响。

本成果通过强化医学专业学位研究生的实践训练，使得卫生行业充分肯定医学专业学位教育改革成果。2014年，《执业医师考试报名规定》明确规定“临床医学、口腔医学、公共卫生专业学位研究生，在符合条件的医疗、预防、保健机构进行临床实践或公共卫生实践，实践时间满1年的，以符合条件的本科学历和专业，于在学期间报考相应类别医师资格。”这项规定解决了医学专业研究生执业资格准入问题，学生能够以合法的身份参与医疗卫生实践的过程，满足了学生个人执业准入和职业发展需要。同时该文件还同时明确“2015年1月1日以后入学的学术学位研究生，其研究生学历不作为报考各类别医师资格的学历依据。”进一步提升了医学专业学位对医学本科毕业生的吸引力。

4. 以理顺我国临床医学学制学位体系为前提，逐步形成院校教育、毕业后教育、继续教育一体的医学人才培养体系

我国的医学教育体系深受前苏联模式影响，存在多种学制(3、5、6、7、8)。学制的不统一造成人培养难以规范化和标准化导致毕业时的能力水平的不统一。但不论哪一种模式培养的学生，毕业后都将从事复杂的医疗卫生活动，达到具有较高所技能和水平所需的时间基本是一致的。另一方面，医学本科的院校教育主要是全面学习理论知识，不可能满足所从事专业和临床工作的实践需求。学生毕业后就必须接受相应的再培训，将理论知识转化为实际临床工作能力。教育改革以前，医学专业学位研究生的培养由于缺乏标准和规范，步入工作岗位后仍需完成相关的行业培训，造成人力资源和物力资源的浪费。

本成果通过医学专业学位教育与卫生行业的毕业后教育培训紧密衔接的培养模式，专业学位研究生、住院医师、长学制医学生和在职申请学位人员按照统一标准培养，为规范我国医学教育学制明确了改革方向。2014年开始，10所医学院校将会实行由7年长学制医学生转型为5+3本硕连读医学教育学制改革试点。2015年，学制改革试点将会全国统一执行。此外，医学专业学位研究生教育阶段将院校教育学到的理论知识转化为实际医疗卫生工作能力，其重点是培养发现、分析和解决问题的实际能力。这一阶段又与继续医学教育相连，对专业技术的知识、技能进行补充。本研究成果既实现了专业学位和卫生行业培训的有机融合，也实现了院校教育、毕业后教育和继续医学教育的有效衔接，符合医学人才培养的基本规律。

5. 以促进人人享有基本卫生服务为责任，以全科医学教育改革为突破口，推动医学专业学位教育整体改革

基层卫生服务体系建设是深化医药卫生体制改革五项重点任务之一。由于在校医学生缺乏系统规范的临床能力训练过程，毕业后直接从事临床诊治工作，难以取得群众的普遍信任。不少应在基层解决的健康问题却“小病大看”，由此导致医疗费用快速上涨。全科医学人才的培养可以促进基层医疗卫生机构与城市医院的合理分工与协作，缓解人民群众“看病难、看病贵”问题。

全国医学专业学位研究生教育指导委员会秘书处组织专家积极论证在临床医学专业学位下增列全科医学领域，召开多次研讨会和改革推进会，以全科医学领域专业学位研究生培养改革为突破口带动医学专业学位教育整体改革。改革招生录取办法，明确招生背景，推进临床医学(全科)硕士专业学位研究生招生与全科医生规范化培养招录相衔

接,推进临床医学(全科)硕士专业学位研究生培养与全科医生规范化培养相衔接;推进临床医学(全科)硕士专业学位授予与住院医师规范化培训合格证书颁发有机衔接。

三、解决实践问题的方法

1. 借鉴国外先进教育理念,开展调查研究,构建具有我国特色的医学专业学位培养理论体系

2010 年以来,全国医学专业学位研究生教育指导委员会秘书处受教育部、国务院学位办委托,围绕医学专业学位教育改革开展了 10 项专项研究,深入剖析欧美发达国家医学教育和人才培养体系,问卷调查了 76 家医学专业学位授予单位的人才培养情况,现场实地调研了北京、上海、黑龙江、吉林、江苏、重庆等地区医学专业学位研究生培养情况。这些研究全面分析我国医学专业学位研究生教育的现状、特色、问题和发展趋势,为指导医学专业学位教育改革,进一步完善相关政策提供决策支持。本成果发表医学教育改革论文 9 篇,相关理论研究成果被收录在《中国学位与研究生教育发展报告》、《开创我国专业学位研究生教育发展的新时代》等专著中。形成了较为完善的中国特色的医学专业学位人才培养的理论体系。

2. 以岗位胜任力为导向,明确培养目标,制定指导性培养方案,指导院校培养医学专业学位研究生

全国医学专业学位研究生教育指导委员会结合医疗卫生行业实际需求,以岗位胜任力为导向,以提高医学专业学位研究生实践能力为目的,制订医学专业学位指导性培养方案,合理设置课程体系和培养环节。在课程设置方面,紧密结合岗位工资实际,采取网络授课、自学、专题讲座等多种方式授课。与卫生行业规范化培养的理论学习紧密对接,逐步实现学分互认。学位论文方面,修订学位授予标准,明确医学专业学位论文应紧密结合医疗卫生实践,突出专业学位特点,论文形式多样化,可以是综述、病例分析报告调研报告等。

3. 加强医学专业研究生实践考核,转变教育评价方式

一方面,规范制定统一考核标准,明确过程考核和结业考核要求,提高医学专业学位研究生培养的科学规范性。以临床医学为例,通过执业医师考试获得资格证书,完成住院医师规范化培训所规定的临床轮转,考核成绩合格,可申请论文答辩。另一方面,进一步完善教育评估制度,制订《医学专业学位研究生教育质量合格评估实施方案》,转变以往注重科研和学术人才培养的评价方式,形成医学教育质量监控体系,确保医学专业学位研究生教育的办学水平和教学质量。

4. 积极参与教育改革,促进医教协同,推动行业部门完善医学毕业后教育体系

在国务院学位委员会、教育部、国家卫生和计划生育委员会的指导下,全国医学专业学位研究生教育指导委员会秘书处积极参与医学专业教育改革,组织专家协助制订有关推进医学专业学位教育和住院医师制度文件,并就有关文件多次征求培养院校意见。这些举措让行业行政部门全方位了解医学专业学位研究生培养实际,推进了行业部门进一步完善了医学毕业后教育体系,解决了专业学位研究生执业资格准入和与行业培训脱节的问题。

四、创新点

1. 行业深度参与医学专业学位研究生培养全程,增强人才培养对社会需求的适应性

本成果以职业的岗位胜任力为导向,行业深度参与,实现产学结合。专业学位研究生培养与执业资格考试密切衔接,与卫生行业培训紧密结合,学生既具有学生身份也具有行业培训生的身份。临床医学、口腔医学、公共卫生专业学位研究生在学期间即可报考

执业资格考试，获得医疗卫生行业准入资格。本成果通过推进卫生行业部门深度参与人才培养，促进学校与卫生行业部门的紧密联系，拓展临床、口腔、公共卫生、护理等专业内涵构建了一体化的高层次应用型医疗卫生人才培养新体系，增强专业学位人才培养对社会需求的适应性。

2. 行业培训标准即为专业学位研究生实践标准，创新了我国专业学位研究生教育改革的培养模式

本成果破解了专业学位研究生培养过程中实践内容不明确、实践质量难以保证和实践考核不规范的难题。引入行业培训的过程管理和考核体系，进一步强化了医学专业学位研究生实践能力的培养，医学专业学位研究生通过过程考核与结业考核可以获得卫生行政部门颁发的培训合格证书。临床医学、口腔医学硕士专业学位研究生毕业可以获得执业医师证、住院医师规范化培训合格证、学位证、毕业证等“四证”，公共卫生、护理专业学位研究生毕业可以获得执业医师证、学位证、毕业证等“三证”。为我国其他 35 种专业学位研究生的培养模式创新改革提供了有益的参考。

3. 实现了我国医学专业学位教育与国际接轨

西方发达国家早已构建了完善的院校教育和住院医师培训体系，在欧美等国家医学院毕业生必须进入政府指定的教学医院进行 3-5 年的“住院医师培训”，才有资格成为真正的医务工作者。本成果以岗位胜任力为导向，创新将专业学位制度同卫生行业的住院医师制度相结合，通过专业学位研究生阶段的学习，学生能够完成了从医学生到医生的过渡，实现了从具备丰富的医学知识向具备运用医学知识处理临床问题的实际能力的过渡，保证了医学教育的规范性和系统延续性，实现了与国际医学教育培养模式的接轨，为未来国际相互认证奠定了基础。

五、推广应用成果及贡献

1. 推动医学专业学位教育改革试点

2010 年，北京大学、复旦大学获批公共卫生专业学位研究生教育综合改革试点单位，实施以岗位胜任力为导向的课程学习、实践训练、科研与学位论文三段式贯通人才培养模式。2013 年 6 月 23 日，教指委秘书处在成都召开公共卫生硕士专业学位研究生教育专题研讨会，向 20 余所公共卫生专业学位研究生培养单位 70 多位专家推广公共卫生专业学位综合改革试点经验。

2012 年 3 月，北京大学等 77 家临床医学（西医）专业学位单位获批在临床医学专业学位下增列全科医学领域。同年，共有 39 所单位招收了 242 名临床医学（全科）专业学位硕士研究生。这些学生入校后按照卫生部颁发的《全科医生规培化培养标准》的要求完成临床训练，实施“5 +3”培养模式。

2013 年 5 月，教育部、国家卫生计生委联合下发《关于批准第一批临床医学硕士专业学位研究生培养模式改革试点高校的通知》，要求北京大学、复旦大学等 64 所试点高校根据临床医学教育综合改革目标和临床医学硕士专业学位研究生培养规律，明确落实临床医学硕士专业学位研究生教育与住院医师规范化培训制度结合的具体措施。

2013 年 12 月，国家卫生计生委等 7 部门颁布《关于建立住院医师规范化培训制度的指导意见》明确提出“探索住院医师规范化培训与医学硕士专业学位研究生教育有机衔接的办法，逐步统一住院医师规范化培训和医学硕士专业学位研究生培养的内容和方式。”

2. 大力宣传医学专业学位教育改革理念

2010 年以来，全国医学专业学位研究生教育指导委员会秘书处组织 18 次医学专业学位研讨会议累计向 77 所医学专业学位研究生培养单位近 2 000 人次研究生管理干部和导师宣传介绍医学专业学位改革与发展方

向。累计委派全国 50 余位研究生管理干部和导师到欧美发达国家考察医学专业学位研究生及住院医师教育体系。组织国际医学教育论坛，多次邀请国外专家学者介绍欧美发达国家医学人才培养体系。

3. 社会多元评价检验实践效果

2011 年 12 月 6 日，在全国医学教育改革工作会议上，时任卫生部部长陈竺在讲话中提到把临床医学、公共卫生、护理、药师等专业人才列为社会发展重点领域急需紧缺人才范畴，提出了具体的发展目标。上述战略安排凸显了高质量医药卫生人才培养的重要性和紧迫性，也为医学教育改革与发展明确了奋斗方向，教育部、卫生部相关工作安排体现了教改与医改的有机衔接……建立"5 +3"全科医生规范化培养模式，是我国医师培养制度的一项重大改革。"教育部部长袁贵仁指出"适应医药卫生体制改革总体战略部署和要求，着力构建、发展"5 +3"模式的临床医学人才培养体系，即 5 年医学院校本科教育加 3 年住院医师规范化培训和临床专业硕士研究生培养，培养高水平的执业医师。这是医学教育结构优化、学制学位调整的重要方向。

2013 年，全国医学专业学位研究生教育指导委员会秘书处承担的《创新医学专业学位培养模式改革研究》、《提高专业学位研究生培养质量的关键问题研究》被列为教育部哲学社会科学研究重大委托项目子课题。追踪调查结果表明，专业学位研究生普遍反映自身实践能力和业务素质得到提升，研究生教育管理人员认为以岗位胜任力为导向的医学专业学位教育改革能够切实提高医学专业学位研究生培养质量。

教育部办公厅关于做好七年制临床医学教育调整为"5 +3"一体化人才培养改革工作的通知

教高厅[2015]2 号

有关省、自治区、直辖市教育厅(教委)，部属高等学校：

为贯彻落实《教育部等六部门关于医教协同深化临床医学人才培养改革的意见》(教研[2014]2 号)，加快建立标准化、规范化的临床医学人才培养体系，推动七年制临床医学教育(含中医、口腔、眼视光医学，以下同)调整为"5 +3"一体化人才培养改革，现将有关工作通知如下。

一、改革内容及时间

自 2015 年起，不再招收七年制临床医学专业学生，将七年制临床医学专业招生调整为临床医学专业("5 +3"一体化)，即 5 年本科阶段合格者直接进入本校与住院医师规范化培训有机衔接的 3 年临床医学硕士专业学位研究生教育阶段。

二、招生计划和学生学籍注册

2015 年起，各级教育行政部门要充分考虑七年制学生实际规模，在有关高校研究生计划安排上予以积极支持，合理确定各高校研究生计划基数。2015 年之前入学的七年制学生和 2015 年及以后"5 +3"一体化培养招收的学生，转入本校硕士研究生学习阶段时，均需占用当年研究生计划，相关研究生计划在总规模中单列，并纳入招生单位当年硕士生招生录取程序，办理相关手续后，将学籍注册为研究生。完成第 5 年学习后转入本校后 3 年研究生教育的学生，同时也是参加住院医师规范化培训的住院医师。对完成教学计划规定内容达到要求的，分阶段颁发学历、学位证书。自 2015 年起，七年制转为"5 + 3"一体化的学校和专业范围不再扩大，每校"5 + 3"一体化的临床医学专业、中医学专业招生数量总和不超过 150 人，每校"5 + 3"一体化的口腔医学专业、眼视光医学专业招生数量总和不超过 50 人，超过上述招生计划录取者录取资格无效，不予注册电子学籍。

三、积极稳妥做好在校学生的培养

2010 年以前入学的七年制临床医学专业学生按原计划培养毕业；2010 年及之后入学的七年制临床医学专业学生，根据学生意愿及各校实际情况，可以在完成第 5 年学习后颁发相应的学历、学位证书转入本校后 3 年的研究生教育阶段，或者按原计划培养毕业。

有关高校要高度重视七年制临床医学教育调整为"5 + 3"一体化人才培养改革工作，结合医疗卫生服务需求和学校实际情况，合理确定"5 + 3"一体化培养的年度招生计划，并认真研究"5 + 3"一体化人才培养方案，我部将适时召开"5 + 3"一体化人才培养改革工作交流会。同时，有关高校要认真研究制订七年制在校生培养的具体实施方案，确保七年制在校学生培养改革积极稳妥顺利实现。请有关高校于 4 月 10 日前将 2015 年"5 + 3"一体化培养的招生计划报我部高等教育司。

通讯地址：北京市西城区大木仓胡同 35 号

邮政编码：100816

联系人：教育部高等教育司　朱雪波　高斌

联系方式：010-66096491　66097853

附件：举办七年制学制高等医学教育的高校名单

教育部办公厅

二〇一五年三月二十六日

表 1　举办七学制高等医学教育的高校名单

序号	院校名称	专业名称	序号	院校名称	专业名称
1	东南大学	临床医学	17	大连医科大学	临床医学
2	吉林大学	临床医学	18	福建医科大学	临床医学
		口腔医学	19	广西医科大学	临床医学
3	南京大学	临床医学	20	哈尔滨医科大学	临床医学
4	南开大学	临床医学	21	河北医科大学	临床医学
5	山东大学	临床医学	22	南京医科大学	临床医学
		口腔医学	23	山西医科大学	临床医学
6	上海交通大学	口腔医学	24	首都医科大学	临床医学
7	四川大学	口腔医学			口腔医学
8	同济大学	临床医学	25	天津医科大学	临床医学
9	武汉大学	临床医学			口腔医学
		口腔医学	26	温州医科大学	眼视光医学
10	西安交通大学	临床医学	27	新疆医科大学	临床医学
11	浙江大学	口腔医学	28	中国医科大学	临床医学
12	青岛大学	临床医学	29	重庆医科大学	临床医学
13	汕头大学	临床医学	30	北京中医药大学	中医学
14	苏州大学	临床医学	31	成都中医药大学	中医学
15	郑州大学	临床医学	32	福建中医药大学	中医学
16	安徽医科大学	临床医学	33	广州中医药大学	中医学

续表 1

序号	院校名称	专业名称	序号	院校名称	专业名称
34	黑龙江中医药大学	中医学	39	山东中医药大学	中医学
35	湖北中医药大学	中医学	40	上海中医药大学	中医学
36	湖南中医药大学	中医学	41	天津中医药大学	中医学
37	辽宁中医药大学	中医学	42	浙江中医药大学	中医学
38	南京中医药大学	中医学			

注:不包括举办七年制基础医学、预防医学专业的高校。

高等学校本科专业类教学质量国家标准研制工作会议

由教育部高教司组织,全部 92 个本科专业类教学指导委员会主任委员或/和秘书长参加的“高等学校本科专业类教学质量国家标准研制工作会议”于 4 月 16 日在中央财经大学顺利召开,高教司领导及五个职能处领导均参会。教育部高等学校口腔医学专业教学指导委员会主任委员及秘书长参会。

会上张大良司长作重要讲话,指出“高等学校本科专业类教学质量国家标准”的研制是教育部 2014 年的工作重点,也是关系我国高等教育长远发展的基础战略问题。通过组织 92 个专业类的教指委研制国家标准,推动各省、行业部门和社会制定人才评价标准,促使各高校修订培养标准。建立起国家标准、行业标准、和学校标准等不同体系,其中国家标准是专业培养的最基本要求。质量标准研制的意义在于转变政府职能,政府对高等教育进行宏观管理,以标准规范高校的各个专业,学校在标准的基础上充分发挥自身特长,进行多样化的自主办学。因此,标准应该是结合准入、发展和评价的三合一标准。在标准下理顺高等学校专业类管理、办学和评价的关系。

张司长特别指出了目前在标准研制中存在的问题。对于进度问题张司长指出进度与统一思想密切相关,各教指委首先要统一思想认识才能确保标准研制能够按计划完成;同时各教指委要加强领导,主任委员要负起领导责任,秘书长要承担具体的工作,安排专人负责文稿的撰写。广泛征集各个院校、行业协会和社会各方面的意见。各专业类的标准要做总的一张的前提下,注意统一性和多样性结合,已有专业认证标准的可以用认证标准转化或替代。标准要充分体现和贯彻党的教育发展,要具有中国特色、时代特征和专业特性,应成为专业准入和建设评价的核心体系,要经得起实践、历史和后人的检验,让政府、学校和社会都满意。

在随后的分组讨论中,农林医药处王启明处长对医药专业类前期的专业认证工作作了充分的肯定,讨论达成的共识,结合已公布的标准及前期专业认证实施的情况,建议可用医药类专业认证标准来替代教学质量国家标准。

教育部办公厅关于公布第七批“精品视频公开课”名单的通知

教高厅函[2015]11 号

各省、自治区、直辖市教育厅(教委),新疆生产建设兵团教育局,有关部门(单位)教育司(局),解放军总参谋部军训部,部属各高等学校:

根据《教育部 财政部关于“十二五”期间实施“高等学校本科教学质量与教学改革工程”的意见》(教高[2011]6 号)和《教育部关于国家精品开放课程建设的实施意见》(教高[2011]8 号),经有关高校建设和申报、教育部组织专家评审遴选,共有 158 门课程于 2014 年 10 月至 2015 年 2 月陆续在“爱课程”网、中国网络电视台和网易等 3 个网站以“中国大学视频公开课”形式免费向社会开放,产生了良好的社会反响。按照有关规定,我部决定将这些课程作为第七批“精品视频公开课”面向社会公布(名单见附件)。请高校充分利用精品视频公开课,使其在运用现代信息技术促进教学改革、提升学生科学文化素质水平、服务学习型社会建设中发挥更大的作用。

附件:第七批“精品视频公开课”名单(略)

教育部办公厅

二〇一五年四月十三日

表 2　“精品视频公开课”(口腔医学)名单

批次	序号	学校	课程名称	主讲教师
第三批	77	浙江工业大学	走进口腔的数字化技术(1 ~ 5 讲)	彭　伟
第四批	114	石河子大学	口腔常见疾病的诊治(1 ~ 8 讲)	徐　江　邱雪冰　丁红忠
第五批	119	中国人民解放军第四军医大学	以假乱真,再造齿颜——口腔修复学精讲(1 ~ 7 讲)	赵铱民　陈吉华　张少锋　郭天文　吴国锋　张玉梅
第七批	86	南京医科大学	口腔健康概论(1 ~ 6 讲)	刘来奎　朱　玲　陈亚明　吴煜农　王　林　范　媛

(吴　婷)

教育部关于印发《第二批“十二五”普通高等教育本科国家级规划教材书目》的通知

教高函[2014]8 号

各省、自治区、直辖市教育厅(教委),新疆生产建设兵团教育局,有关部门(单位)教育司(局),解放军总参谋部军训部,部属各高等学校,有关出版社:

根据《教育部关于“十二五”普通高等教育本科教材建设的若干意见》(教高[2011]5号),在中央部(委)直属高校、省级教育行政部门推荐以及出版社补充推荐的基础上,经委托中国高等教育学会组织专家评审、网上公示,我部确定 1 688 种教材入选第二批“十二五”普通高等教育本科国家级规划教材(以下简称“十二五”规划教材)。现将第二批“十二五”规划教材书目印发给你们,并将有关事项通知如下:

一、有关出版社可从全国普通高等教育教材网(www. tbook. edu. cn)下载“十二五”规划教材专有统一标志及字样,印刷在“十二五”规划教材相关版面。标志及字样的使用对象仅限于我部文件公布的“十二五”规划教材书目中的教材。标志的位置在教材的封面左上角、书脊的上部和内封。标志的大小可根据教材开本调整,以标志中的字可识别为宜,参考直径 15 ~ 20mm。标志的颜色不得改变,以矢量图中的为准,彩色的用于封面和书脊,单色的用于内封。

二、任何单位不得盗用、冒用、仿冒“十二五”规划教材专有统一标志及字样。为避免对高等学校选用“十二五”国家级规划教材产生误导,请其他单位在你单位组织的规划教材字样前注明单位名称。我部拒绝受理盗用、冒用、仿冒国家级规划教材专有统一标志及字样的教材申报国家级规划教材。

三、请高等学校参照第一批和第二批“十二五”规划教材书目,做好教材选用工作,确保优质教材进课堂。

四、已入选的“十二五”规划教材,应根据学科、行业的发展继续修订完善,与时俱进,及时补充反映最新知识、技术和成果的内容。修订后教材可沿用“十二五”规划教材标志。

五、各省级教育行政部门、高等学校和出版社,要建立以提高高等教育质量为核心的教材建设长效机制,加强政策支持和经费保障,激励高水平教师积极参加教材建设,结合《普通高等学校本科专业目录(2012 年)》和人才培养需要,认真做好普通高等教育本科教材的新编和修订工作。

附件:第二批“十二五”普通高等教育本科国家级规划教材书目

中华人民共和国教育部
二〇一四年十月十六日

表 3　第一、二批"十二五"普通高等教育本科国家级规划教材书目

序号	书名	主要作者	第一作者单位	出版社	备注
458					
	口腔医学(第 2 版)	姬爱平	北京大学	北京大学医学出版社	
500					
	口腔科学(第 7 版)	张志愿	上海交通大学	人民卫生出版社	供基础、临床、预防、口腔医学类专业用
501					
	儿童口腔医学(第 3 版)	石四箴	同济大学	人民卫生出版社	供口腔医学类专业用
	口腔材料学(第 4 版)	陈治清	四川大学	人民卫生出版社	供口腔医学类专业用
	口腔颌面外科学(第6版)	邱蔚六	上海交通大学	人民卫生出版社	供口腔医学类专业用
	口腔颌面医学影像诊断学(第 5 版)	马绪臣	北京大学	人民卫生出版社	供口腔医学类专业用
	口腔解剖生理学(第6版)	皮　昕	武汉大学	人民卫生出版社	供口腔医学类专业用
	口腔临床药物学(第3版)	史宗道	四川大学	人民卫生出版社	供口腔医学类专业用
	口腔黏膜病学(第3版)	陈谦明	四川大学	人民卫生出版社	供口腔医学类专业用
	口腔生物学(第 3 版)	刘　正	上海交通大学	人民卫生出版社	供口腔医学类专业用
	口腔修复学(第 6 版)	赵铱民	第四军医大学	人民卫生出版社	供口腔医学类专业用
	口腔医学实验教程(第 3 版)	王嘉德	北京大学	人民卫生出版社	供口腔医学类专业用
	口腔医学实验教程附册(第 3 版)	王嘉德	北京大学	人民卫生出版社	供口腔医学类专业用
	口腔正畸学(第 5 版)	傅民魁	北京大学	人民卫生出版社	供口腔医学类专业用
	口腔组织病理学(第6版)	于世凤	北京大学	人民卫生出版社	供口腔医学类专业用
	𬌗学(第 2 版)	易新竹	四川大学	人民卫生出版社	
	牙体牙髓病学(第3版)	樊明文	武汉大学	人民卫生出版社	供口腔医学类专业用
	牙周病学(第 3 版)	孟焕新	北京大学	人民卫生出版社	
	预防口腔医学(第5版)	卞金有	北京大学	人民卫生出版社	供口腔医学类专业用
502					
	口腔修复学	巢永烈	四川大学	人民卫生出版社	供口腔医学类专业用
537					
	眼耳鼻咽喉口腔科护理学(第 2 版)	席淑新	复旦大学	人民卫生出版社	供口腔医学类专业用
1262					
	口腔生物学(第 4 版)	边　专	武汉大学	人民卫生出版社	供口腔医学类专业用

（吴　婷）

教育部关于批准 2014 年国家级教学成果奖获奖项目的决定

教师[2014]8 号

国家级教学成果奖评审委员会评审确定的 2014 年国家级教学成果奖获奖项目,已经过异议处理,全部有效。

依据国务院发布的《教学成果奖条例》规定,报经国务院批准,江苏省南通师范学校第二附属小学李吉林申报的《情境教育实践探索与理论研究》、北京市十一学校申报的《普通高中育人模式创新及学校转型的实践研究》、天津中德职业技术学院吕景泉等申报的《开发技能赛项与教学资源 推进高职机电类专业综合实训教学的改革与实践》、复旦大学汪玲等申报的《我国临床医学教育综合改革的探索和创新——“5 + 3”模式的构建与实践》、南京大学陈骏等申报的《以学生发展为中心的“三三制”本科人才培养体系构建与实施》5 项成果被评为国家级教学成果特等奖。

教育部批准,清华大学附属小学窦桂梅等申报的《小学语文主题教学实践研究》、北京市商业学校侯光等申报的《中高本衔接框架下的中职电子商务职业教育教学探索与实践》、南开大学逄锦聚等申报的《经济学基础创新人才培养模式的理论与实践探索》等 148 项成果被评为国家级教学成果一等奖;北京市顺义区天竺中心小学校张秀华等申报的《小学字源识字教学实践研究》、江苏食品药品职业技术学院赵炳起等申报的《“围绕食品产业链,做强优势专业群”的特色积淀与实践创新》、吉林大学孙正聿等申报的《哲学学科国家级教学团队建设》等 1 167 项成果被评为国家级教学成果二等奖。共计 1320 项项目获得 2014 年国家级教学成果奖(获奖项目名单见附件)。

在全国开展教学成果奖励活动是实施科教兴国战略的重要举措,是对各级各类学校人才培养工作和教育教学改革成果的检阅和展示,是党和国家重视教育教学工作的重要体现。本次获奖的项目是教育系统广大教育工作者在教育教学岗位上,经过多年艰苦努力获得的创造性成果,充分体现了近年来我国广大教师在教书育人、严谨笃学、教学改革方面所取得的重大进展和成就。希望获奖集体和个人珍惜荣誉,再接再厉,再创佳绩。

各地教育行政部门和各级各类学校要结合实际情况,认真学习、借鉴和应用这些获奖成果,进一步加强教学工作,深化教学改革,努力培养和造就更多适应我国经济建设和社会发展需要的高素质人才。

附件:2014 年国家级教学成果奖获奖项目名单(略)

中华人民共和国教育部

二〇一四年九月四日

表 4 高教类 2014 年国家级教学成果奖获奖项目名单(口腔医学)*

序号	成果名称	完成单位	完成人
267	以胜任力为导向,构建口腔医学本科精英人才培养新模式	四川大学	于海洋 陈谦明 叶 玲 张凌琳 赵志河 胡 涛 李晓箐 袁 泉 李 伟 周学东

注:* 摘自 2014 年国家级教学成果奖获奖项目名单。

教育部关于公布 2014 年度普通高等学校本科专业备案或审批结果的通知

教高函[2015]2 号

各省、自治区、直辖市教育厅(教委),新疆生产建设兵团教育局,有关部门(单位)教育司(局),部属各高等学校:

为了进一步引导高校调整和优化学科专业结构,推进高等教育内涵发展,根据《教育部关于印发 <普通高等学校本科专业目录(2012 年)> <普通高等学校本科专业设置管理规定> 等文件的通知》(教高[2012]9 号)要求,我部组织开展了 2014 年度普通高等学校本科专业备案或审批工作。各高校通过我部设立的“普通高等学校本科专业公共信息服务与管理平台”进行了专业申报工作,并向社会公示;31 个省(区、市)和新疆生产建设兵团教育行政部门、11 个中央部委教育主管部门、36 所部属高等学校向我部报送了申请材料;我部请有关专家对提交备案专业的基本条件进行了审核,组织专家对需要审批的专业进行了评议。依据专家对备案专业提出的审核意见,我部确定了准予备案的本科专业;依据“教育部学科发展与专业设置专家委员会”评议结果,我部确定了同意审批的本科专业。现将 2014 年度普通高等学校本科专业备案或审批结果(见附件)予以公布。

请各部门(学校)充分利用高校现有的办学条件,加强新增本科专业建设,合理控制招生规模,切实保证人才培养质量。

附件:2014 年度普通高等学校本科专业备案或审批结果(略)

中华人民共和国教育部
二〇一五年三月十三日

表 5　2014 年度普通高等学校本科专业备案新增名单*

主管部门	学校名称	专业代码	专业名称	修业年限	学位授予门类
山东省	滨州医学院	101006	口腔医学技术	四年	理学
广西壮族自治区	赛恩斯新医药学院	101006	口腔医学技术	四年	理学

注:* 摘自教育部教高函[2015]2 号文件。

教育部关于公布 2014 年高等职业学校专业设置备案结果的通知

教职成函[2014]5 号

各省、自治区、直辖市教育厅(教委),新疆生产建设兵团教育局:

根据工作安排,我部对各地上报的 2014 年高等职业学校(含高等专科学校、其他各类高等学校及机构举办的专科层次的高等职业教育,以下简称高职)拟招生专业进行了汇总、整理,完成了年度专业设置备案工作。现将结果予以公布,并就有关事项通知如下:

一、本次共备案 2014 年高职拟招生专业 1 081 个，专业点 48 668 个。专业备案结果数据库已与招生来源计划管理系统相衔接，数据共享。

二、2014 年高职专业设置备案结果，可在全国职业院校专业设置管理与公共信息服务平台（网址：www. zyyxzy. cn）查询。专业名称、代码及招生范围以网站公布的内容为准。

三、根据 2013 年度高职临床医学类专业设置评议会的评议意见，并在征得国家卫生计生委、国家中医药管理局意见的基础上，同意 2014 年新设置的高职临床医学类专业点共计 15 个（见附件 1），自 2014 年起可以招生，其专业名称、专业代码、修业年限等均以公布的内容为准；需评估的 5 个高职临床医学类专业点（见附件 2），待评估合格后方可安排招生（评估结果另行通知）。往年经教育部审批同意设置的高职临床医学类专业点可继续招生。

四、我部联合公安部核定 2014 年准许招生的高职公安类专业点共计 132 个（见附件 3）。

五、我部核定 2014 年具有高职教育类专业招生资格的学校 302 所（见附件 4），具有高职学前教育等部分专业招生资格的学校 38 所（见附件 5）。

请各省级教育行政部门严格按照本通知公布的备案结果安排各校招生计划。

附件：

1. 2014 年经审批同意新设置的高职临床医学类专业点名单

2. 需评估的高职临床医学类专业点名单

3. 2014 年经核定准许招生的高职公安类专业点名单

4. 2014 年经核定具有高职教育类专业招生资格的学校名单

5. 2014 年经核定具有学前教育等部分高职教育类专业招生资格的学校名单

附件略

中华人民共和国教育部

二〇一四年一月十六日

表 6 2014 年经审批同意新设置的高职临床医学类专业点名单*

序号	省份	学校名称	专业代码	专业名称	学制
2	河北	承德护理职业学院	630102	口腔医学	3
4	江苏	苏州卫生职业技术学院	630102	口腔医学	3
9	湖南	长沙卫生职业学院	630102	口腔医学	3
10	广东	深圳职业技术学院	630102	口腔医学	3

注：* 摘自教育部教职成函［2014］5 号文件。

表 7 需评估的高职临床医学类专业点名单*

序号	省份	学校名称	专业代码	专业名称	学制
2	河北	张家口学院	630102	口腔医学	3
3	黑龙江	大兴安岭职业学院	630102	口腔医学	3
5	云南	楚雄医药高等专科学校	630102	口腔医学	3

注：* 摘自教育部教职成函［2014］5 号文件。

优秀博士学位论文

纤维内仿生硅化胶原材料的研制及其促进骨再生的实验研究

（摘　要）

第四军医大学口腔医学院博士研究生　牛丽娜　导师　陈吉华

（2014年全军优秀博士学位论文）

目的　采用仿生合成的方法，实现Ⅰ型胶原纤维内的快速有效矿化，恢复自然矿化单位中胶原分子与矿物质从微观水平到介观水平再到宏观水平分级有序的结合形式是仿生矿化领域的研究热点和难点。本研究我们设想是否可以在现有仿生钙化和仿生硅化领域的研究成果基础上，以Ⅰ型胶原纤维和硅酸前体为基材，以液相矿化前体理念为指导，通过条件优化和方法摸索，实现Ⅰ型胶原纤维内部二氧化硅的有序沉积，构建新型纤维内硅化胶原支架材料，并进一步研究其组织工程学应用潜力，为骨组织的再生修复开辟新的思路。

方法　在第一部分实验中，我们通过水解正硅酸四乙酯得到原硅酸，以氯化胆碱为稳定剂，制备稳定的纳米级硅酸前体溶液，并使用动态光散射技术进行了硅酸前体的粒径表征；随后通过层层筛选和系列对照，以透射电镜（TEM）及扫描透射电子显微镜-能量分散X-射线分析（STEM-EDX）为手段，确定了以胶原纤维为矿化模板、液相硅酸前体为矿化基材、聚胺类似物（PAH）为胶原处理剂和催化剂的仿生硅化方案，构建仿生胶原内硅化支架材料；进一步我们以鼠尾胶原、脱矿鱼鳞胶原、鸡蛋膜胶原、脱矿牙本质胶原及脱矿骨胶原为模型，以TEM、STEM-EDX及电子断层摄影术为手段，进一步验证了我们提出的胶原内仿生硅化理念对天然胶原的普适性。

在第二部分实验中，我们首先采用TEM、扫描电子显微镜（SEM）、显微CT（Micro CT）技术对所构建的仿生胶原内硅化支架进行了形貌观察；随后我们采用傅里叶变换红外光谱仪通过衰减全反射红外技术（ATR-FTIR）评价胶原硅化后官能团变化，核磁共振（NMR）技术评价胶原内二氧化硅的凝集程度，X射线衍射（XRD）技术联合高温烧结实验确定矿物质类型，热重分析技术（TGA）评价胶原仿生硅化后的矿物质含量；进一步我们采用单轴压缩应力-应变测试比较硅化前后胶原支架的机械性能变化，为其组织工程学的应用提供实验基础。

在第三部分实验中，我们进一步将纤维内仿生硅化胶原支架应用于骨再生的研究。首先评价了仿生硅化胶原支架的硅酸释放特点及仿生硅化胶原支架的耐酶解性能；通过体外生物活性检测评价了该材料的骨传导性；通过MTT检测、流式细胞术、细胞免疫荧光染色和激光共聚焦显微镜观察综合评价了该材料对小鼠MSCs和EPCs细胞活性的影响；随后我们采用RT-PCR、碱性磷酸酶（ALP）活性检测、矿化结节茜素红染色、体外成血管诱导测试检测了该支架材料对小鼠MSCs成骨分化和EPCs成血管分化的影响；为了克服细胞移植技术的弊端，我们在仿生硅化胶原支架材料上加载了细胞趋化因子——间质细胞衍生因子-1α（SDF-1α），通过SDF-1α酶联免疫吸附技术分析了该支架材料可逆性结合并释放SDF-1α的特性，通过体外趋化实验评价了所释放的 SDF-1α 趋化小鼠 MSCs 和 EPCs 的活性，进一步通过动物体内异位成骨实验比较了细胞接种与细胞归巢方法中仿生硅化胶原支架异位成骨、成血管能力的差异。

结果

1. 确定了以胶原纤维为矿化模板、Ch-SA 前体溶液为矿化基材、聚胺（PAH）为催化剂，快速实现二氧化硅在胶原纤维内部有序沉积的纤维内仿生硅化方案，即：以 10mg · ml^{-1} PAH 对胶原海绵进行前期处理 4 小时，然后在 36 mM 氯化胆碱稳定的 1.5% 的硅酸前体溶液中孵育 4 天的硅化方案。进一步提出聚胺诱导液相硅酸前体实现胶原内仿生硅化的机制。

2. 以自然界多种不同来源的天然 I 型胶原为模型，以 PAH 诱导液相硅酸前体胶原内仿生硅化理念为指导，分别实现了鼠尾胶原、脱矿鱼鳞胶原、脱矿牙本质胶原及骨胶原的纤维内仿生硅化和鸡蛋膜胶原壳层的硅化，进一步验证了该理念的普适性。

3. 以三维胶原海绵为模型，构建了纤维内仿生硅化胶原支架材料，这种支架材料具有内外质地均一、蓬松多孔及可压缩性强的特点。确定了硅化胶原支架内矿物质为凝集程度较高的无定形水合二氧化硅，其约占总重量的 57.2 wt%。硅化处理后，胶原支架的切线模量和韧性模量显著增强，分别提高了约 48 000 倍和 1 500 倍（$P<0.05$）。

4. 硅化胶原支架具有缓慢释放活性硅酸的特点，随着储存液 pH 值的升高，硅化胶原支架的硅酸释放量显著增高。7 天的动态硅酸释放检测结果表明，硅化胶原支架材料每天的硅酸释放量及趋势都十分相似，表现为最初 10 小时内的爆发性大量释放阶段和 10 小时至 24 小时内的持续缓释阶段；同时硅化胶原支架中的纤维内矿物质具有保护胶原支架抵御胶原酶的酶解作用，降低降解速率的作用；硅化胶原支架表面大量的硅醇基使其具有良好的生物活性，在模拟体液中孵育 48 小时即可在硅化胶原纤维束外围形成大量针状磷灰石晶体沉积；细胞毒性测试证实胶原支架的纤维内硅化未对细胞活性产生不良的影响。

5. 仿生硅化胶原支架具有促进小鼠 MSC 成骨分化相关基因（ALP、Runx2、OC 和 BSII）上调的作用（$P<0.05$）；ALP 活性检测结果显示，Teflon 对照组、胶原支架组、硅化胶原支架组的 ALP 活性依次显著升高（$P<0.05$），表明硅化胶原支架具有促进 MSC 的 ALP 活性的能力；体外矿化结节形成实验结果显示硅化胶原支架组中钙离子浓度显著高于 Teflon 组和胶原支架组（$P<0.05$），表明硅化胶原支架组具有促进 MSC 形成矿化结节的作用。仿生硅化胶原支架对小鼠 EPC 的分化及成血管能力影响的研究证明，相对于胶原支架组，硅化胶原支架可以促进 EPC Ang1、Ang2 和 VEGF 基因的上调（$P<0.05$）；体外成血管诱导检测结果表明，硅化胶原支架浸提液组中（含有硅酸）EPC 所形成的血管分叉点的数量显著高于胶原支架组和 Teflon 对照组（$P<0.05$）。

6. 仿生硅化胶原支架具有可逆性结合并长期缓慢释放趋化因子 SDF-1α 的作用；所释放的 SDF-1α 具有体外趋化 MSC 和 EPC 的活性，随着硅化胶原支架中 SDF-1α 浓度的升高，其诱导细胞迁移的数量显著增加（$P<0.05$）；动物体内异位成骨实验表明加载 SDF-1α 的硅化胶原支架体内释放的活性 SDF-1α 具有诱导宿主自体干/前体细胞归巢的作用，SDF-1α 加载组所形成新骨量与细胞移植组相似，但是 SDF-1α 加载组形成的毛细血管数（8.7 ± 1.6）远多于细胞移植组（4.2 ± 1.2）（$P<0.001$），表明加载 SDF-1α 的硅化胶原支架具有更好的新生血管的能力。

结论

1. 氯化胆碱可以将正硅酸稳定于液体状态，为硅酸前体渗透进入胶原纤维内部提供了可能性；拟生态类似物PAH聚阳离子对胶原纤维的前期处理，与胶原纤维表面的阴性电荷位点结合，从而形成富含多聚阳离子的胶原纤维内环境，可以吸引并促进硅酸前体对胶原纤维的黏附、渗透，占据胶原内部空隙；PAH与胶原纤维表面的阴性电荷位点的结合，可以引导液相硅酸前体在胶原内部的有序沉积，并催化硅酸前体缩聚为二氧化硅，从而形成胶原纤维内硅化，反映出胶原自然矿化状态时的横纹结构。

2. 纤维内仿生硅化胶原支架内外质地均一、蓬松多孔及可压缩性强的特点有利于其作为组织工程支架的应用；纤维内水合二氧化硅的沉积大幅提高了胶原支架的机械性能，为其用于骨缺损的修复提供了可能性，同时这种二氧化硅的无定形特点有利于后期硅酸的释放，从而发挥促成骨成血管的作用。

3. 经仿生硅化处理的胶原支架未对细胞活性产生不良影响，具有适当的降解性。其纤维内二氧化硅一方面大幅提高了胶原自身的机械强度，一方面可以防止胶原快速降解。硅化胶原支架表面大量的活性硅醇基团可以诱导磷灰石的沉积，以利于骨整合的发生，同时带负电荷的硅醇基团可以与带正电荷的趋化因子SDF-1α发生可逆性键合。随着硅酸的释放，硅化胶原支架可缓慢释放趋化因子，达到在体内募集机体内源性干/前体细胞到组织缺损区的目的。同时，局部释放的硅酸可进一步促进募集而来的干/前体细胞成骨及成血管分化，最终修复缺损区域。

［关键词］ 生物矿化；仿生硅化；I型胶原；纤维内矿化；骨移植材料；细胞归巢

间充质干细胞与创伤性颞下颌关节强直的发生及其机械力感受性研究

（摘 要）

北京大学口腔医学院博士研究生 肖锷 导师 张益 甘业华

（2014年北京大学优秀博士学位论文）

间充质干细胞（mesenchymal stem cells，MSCs）是一类来源于中胚层或神经脊，在体内、外具有多向分化潜能的成体干细胞。在外界各种刺激下，能够分化为成骨细胞、软骨细胞和脂肪细胞等。在骨折修复过程中，间充质干细胞通过分化为成骨细胞、软骨细胞及分泌骨基质和生长因子，参与骨解剖连续性和功能完整性的恢复过程。间充质干细胞与骨折修复密切相关，其功能异常有可能导致骨折修复异常。

创伤性颞下颌关节强直是指由创伤导致的髁突和关节窝之间纤维或骨性粘连。髁突骨折、关节盘移位、关节内骨块及关节窝损伤是创伤性颞下颌关节强直发生的必要因素。此外，年龄、下颌运动以及下颌其他部位骨折亦可以影响关节强直的发生、发展。创伤性颞下颌关节强直病因学、影像学和组织学与肥大性骨不连的极为相似。髁突肥大的强直骨球形成与翼外肌牵拉产生的牵张成骨效应有关。越来越多的研究结果显示，创伤性颞下颌关节强直的发生过程具有骨折愈合的特征。创伤性颞下颌关节强直X线影像上强直骨球透射带与肥大性骨不连骨X线影像上骨断端之间的透射带极为类似。组织学上两者都由纤维、软骨及少部分骨组织组成，并有明显的软骨内成骨特征。文献报道在肥大性骨不连透射带组织中含有成骨能力下降的间充质干细胞，然而在颞下颌关节强直骨球透射带组织中是否含有间充质干细胞及其成骨能力有否变化尚无报道。

机械力是调控间充质干细胞分化和影响骨折愈合的重要因素。不同的机械力刺激可以导致骨折部位形成不同类型组织。当机械力作用于骨时,在骨髓腔内产生梯度牵张,所产生的流体静压力和流体剪切力能够直接刺激骨髓内的间充质干细胞。体外大量研究显示,不同大小、类型和频率的机械力刺激可对间充质干细胞产生不同的影响。然而到目前为止,相关研究都集中于阐明机械力调控间充质干细胞信号内信号和细胞功能的机制,鲜有报道间充质干细胞将机械力刺激转换为细胞内信号的机制。瞬时受体电位(transient receptor potential,TRP)通道是一类典型的机械力活化型离子通道,对 Ca^{2+} 具有中度选择性,在果蝇、线虫和脊椎动物的细胞中介导机械力诱导的胞浆 Ca^{2+} 浓度升高。在间充质干细胞中,Ca^{2+} 也是一类重要的细胞内信使,可通过多个信号通路调控间充质干细胞的增殖和分化。有文献报道剪切力可诱导间充质干细胞胞浆 Ca^{2+} 浓度升高。因此我们推测在间充质干细胞中 TRP 离子通道可能发挥了机械力感受器的作用,将机械力激信号转化为生物学信号。

为探讨颞下颌关节强直骨球透射带组织中是否含有间充质干细胞及其成骨能力有否变化,以及探讨间充质干细胞 TRP 离子通道对机械力刺激的反应,本研究拟设计如下两部分内容:1)颞下颌关节强直骨球透射带组织中间充质干细胞的分离、鉴定和成骨分化能力比较;2)间充质干细胞 TRP 离子通道感受机械力刺激的探讨。

一、颞下颌关节强直骨球透射带组织中间充质干细胞的分离、鉴定和成骨分化的研究

目的 1)探讨颞下颌关节强直骨球透射带组织中是否含有多向分化潜能的间充质干细胞;2)评估其增殖和成骨分化能力。

方法 以下颌骨骨髓间充质干细胞作为对照组,以颞下颌关节强直骨球透射带组织中所分离的细胞为实验组:1)通过克隆形成率实验和细胞增殖实验,比较两组细胞的增殖能力;2)运用流式细胞仪观察两组细胞表面是否表达同一样的标志物;3)通过体外成骨、成脂、成软骨分化诱导实验,比较两组细胞体外多向分化能力;4)通过裸鼠体内细胞种植实验,比较两组细胞体内成骨能力。

结果 1)颞下颌关节强直骨球,透射带组织来源细胞有克隆形成能力,但其增殖能力较下颌骨骨髓间充质干细胞弱;2)透射带组织来源细胞与下颌骨骨髓间充质干细胞,均表达 CD105、CD166 和 Stro-1,均不表达 CD34 和 CD45;3)体外透射带组织来源细胞具有成骨、成脂和成软骨分化能力;4)透射带组织来源的细胞成骨分化能力较下颌骨骨髓间充质干细胞的弱。

结论 创伤性颞下颌关节强直骨球透射带组织中含有具有自我更新及多向分化潜能的间充质干细胞;但其成骨分化能力较下颌骨骨髓间充质干细胞弱。

二、骨髓间充质干细胞瞬时受体电位(TRP)通道感受机械力刺激的研究

目的 探讨1)静压力刺激能否诱导骨髓间充质干细胞胞浆 Ca^{2+} 浓度升高;2)TRP 离子通道是否介导该胞浆 Ca^{2+} 浓度的升高;3)TRP 离子通道介导该胞浆 Ca^{2+} 浓度升高的机制;4)TRP 离子通道在压力诱导间充质干细胞成骨分化中的作用。

方法 1)运用荧光显微镜和钙荧光染料 Fluo-4AM 以及 Fura-2AM,观察压力诱导骨髓间充质干细胞胞浆 Ca^{2+} 浓度的变化;2)运用激光共聚焦显微镜和 Rhod-2 AMCa^{2+} 荧光染

料，用膜片钳电极对骨髓间充质干细胞施加牵拉力，观察 TRP 离子通道介导胞浆 Ca^{2+} 浓度升高的机制；3）运用膜片钳分别以细胞贴附和膜内向外的膜片钳记录模式，记录机械力刺激诱导的细胞膜电流；4）通过 siRNA 干扰的方式敲低目的离子通道的表达，研究其在静压力诱导间充质干细胞成骨分化中的作用。

结果　1）静压力可以诱导骨髓间充质干细胞胞浆 Ca^{2+} 浓度升高，并在一定范围内与静压力大小成正比；2）静压力可以直接活化细胞膜上的 TRPM7，使其介导胞外 Ca^{2+} 内流；3）压力诱导 TRPM7 介导钙内流，触发内质网上 IP3R2 介导钙释放，进而放大 Ca^{2+} 信号；4）压力诱导的 NFATc1 核转移和骨髓间充质干细胞的成骨分化依赖于 TRPM7。

结论　骨髓间充质干细胞表面表达的 TRPM7 能够直接感受机械力刺激，介导 Ca^{2+} 内流，触发内质网上 IP3R2 释放 Ca^{2+} 放大钙信号，并诱导的 NFATc1 核转移和成骨分化。

［关键词］　颞下颌关节强直；发病机制；间充质干细胞；TRPM7；机械力刺激

微纳米生物玻璃的牙髓生物学作用研究

（摘　要）

北京大学口腔医学院 博士研究生　王赛楠　导师　高学军　董艳梅

（2014 年北京大学优秀博士学位论文）

目的　保存牙髓活性或诱导牙髓牙本质再生，一直是牙髓病学研究的重要领域和追求，生物活性可降解材料的发展为牙体组织的再生修复提供了很好的基础。生物活性玻璃（bioactive glass，BG）是一种具有直接基因激活作用的生物活性诱导材料，牙本质与骨具有相似的生物学特点，BG 在骨科的成功应用，提示它用于牙髓及牙本质修复再生治疗的可能性。以往的研究提示传统的 45S5 熔融型 BG 能够促进牙髓矿化，但 BG 能否诱导牙髓细胞向成牙本质方向特异性分化还需要更多的证据。尤其是随着材料制备工艺的进步，新一代的溶胶-凝胶纳米 BG（nanoscale bioactive glass，n-BG）是否具有更强的成牙诱导活性尚不清楚。本课题围绕上述问题进行研究，观察 n-BG 对牙髓牙本质复合体形成的作用及相关生物学机制，并跟微米 BG（macroscale bioactive glass，m-BG）的作用进行比较，以期为牙髓损伤修复及牙本质再生探寻生物活性诱导材料。

材料和方法

1. 应用场发射扫描电子显微镜（field emission scanning electron microscopy，FE-SEM）和元素电子能谱仪（energy dispersive X-ray spectroscopy，EDS）对 m-BG 和 n-BG 的表面形貌和元素组成进行观察；使用 N2 吸附实验检测二者的比表面积及孔隙结构；将 m-BG 和 n-BG 浸泡在模拟体液中，采用电感耦合等离子体发射光谱仪（inductively coupled plasma analysis，ICP）测试材料释放 Si 离子的速度，并且通过 FE-SEM 检测材料表面矿化沉积的情况。

2. 从人第三磨牙中分离培养 hDPCs，接种到底面有 m-BG 和 n-BG 附着的皿板上生长，无 BG 附着的皿板中生长的 hDPCs 作为对照组；倒置相差显微镜及 FE-SEM 观察材料对细胞生长的作用；Transwell 趋化实验检测细胞趋化；MTT、流式细胞术、TUNEL 实验法检测细胞增殖和凋亡；RT-PCR 和 Western Blot 法检测成牙本质分化及黏附相关因子的表达；茜素红染色法观察矿化情况。

3. 将 m-BG 和 n-BG 与 hDPCs 混合后植入裸鼠皮下，组织学 HE 染色和 Massion 染色观察材料的生物相容性，及材料对牙髓细胞生成矿化组织的作用；将 m-BG 和 n-BG 与大鼠磨牙牙冠复合后植入裸鼠皮下，单独埋植牙冠作为对照组，组织学 HE 染色和 Massion 染色观察材料对牙髓细胞分化、牙本质以及牙髓牙本质复合体形成的作用。

结果

1. n-BG 与 m-BG 元素组成相同，但具有不同的尺寸结构和形貌，m-BG 为 2 ~ 20 μm 的不规则颗粒，n-BG 为直径 20 nm 左右规整的球形颗粒；与 m-BG 相比，n-BG 具有更高的比表面积及总孔体积；在模拟体液中，2 h 时 n-BG 的 Si 离子释放量高于 m-BG，24 h 时二者的 Si 离子释放量相当；24h 后两种材料表面均有矿化沉积形成，m-BG 表面为片状的矿化沉积，n-BG 表面则形成了形态较规整的致密的蠕虫状矿化沉积。

2. hDPCs 能够围绕 m-BG 和 n-BG 簇生长，并在颗粒表面完全铺展，覆盖材料表面；两种材料均对 hDPCs 的生长均具有趋化作用；低浓度组（0.01 mg · mL^{-1}，0.05 mg · mL^{-1} 及 0.1 mg · mL^{-1}）m-BG 及 n-BG 能够增强 hDPCs 的增殖活性，高浓度组（0.5 mg · mL^{-1}，1 mg · mL^{-1} 及 5 mg · mL^{-1}）m-BG 及 n-BG 对细胞增殖初期有较明显抑制作用，这种抑制作用随着浓度的增加而增加，但随着时间的推移，抑制作用逐渐消失；BG 不会引起 hDPCs 的凋亡；BG 能够促进成牙本质向分化相关蛋白和基因（I 型胶原、牙本质涎磷蛋白、牙本质基质蛋白 1）的表达，且 n-BG 的促进作用强于 m-BG；经过 4 周的矿化诱导，m-BG 组和 n-BG 组矿化结节形成强于对照组，且 n-BG 组的钙含量高于 m-BG 组；BG 组，尤其是 n-BG 组，黏附相关因子（整合素 β1 及 CD44）的表达量升高。

3. hDPCs 与 BG 混合团块经皮下埋植 40 d 后，m-BG 及 n-BG 周围被新生的矿化基质所包裹。单独的大鼠磨牙牙冠经皮下埋植后，2 周时牙髓内部生成少量散在团块状的骨样矿化基质，6 周时，牙髓内部新生的不规则基质团块增多。n-BG 与牙冠的复合物经皮下埋植后，2 周时 n-BG 颗粒被新生基质包裹，基质在近髓侧连成一层，表面整齐排列有高柱状的呈极向分布的类成牙本质样细胞，6 周时 n-BG 上方形成典型的牙髓牙本质复合体样结构。m-BG 组也有牙髓牙本质复合体样结构的生成，但是新生牙本质层较 n-BG 组薄。

结论 BG 对牙髓细胞具有较好的生物诱导性，能够促进细胞的迁移，表面黏附，牙本质向的分化及牙髓牙本质复合体的生成。n-BG 的生物活性高于 m-BG，在牙髓损伤修复及牙齿组织工程中具有良好的应用潜力。

［关键词］ 纳米生物玻璃；牙髓细胞；成牙本质向分化；牙本质再生

生物陶瓷离子组成/微纳结构调控骨修复研究

（摘　要）

上海交通大学医学院附属第九人民医院博士研究生　夏伦果　导师　张志愿

［2014 年上海市研究生优秀成果奖（优秀博士学位论文）］

目的　口腔颅颌面部骨组织是支撑面部形态和功能的重要解剖基础。因外伤、肿瘤、先天畸形等引发患者颌面部骨组织缺损严重影响患者咀嚼、言语、美观等功能、引起社会交往困难和心理障碍，并可导致或加剧某些全身疾病，危害全身健康，影响生命质量。如何较好地对患者颌骨缺损进行功能性修复是口腔颌面外科领域亟待解决的重点和难点问题。作为骨再生的生物材料之一，生物陶瓷类材料（如羟基磷灰石、β-磷酸三钙）由于其具有良好生物相容性、生物活性、骨传导性和与哺乳动物硬组织相似无机成分，而被广泛应用于骨再生研究和临床上。然而，生物陶瓷缺乏诱导干细胞/成骨细胞分化及促进新骨形成的骨诱导活性，这可能会影响修复大段骨缺损、骨不连和后续功能重建效果。新近研究证实材料无机离子成分及表面结构修饰对于调控材料生物活性具有重要的作用。本论文重点研究生物陶瓷材料离子组成和微纳结构对骨修复调控作用。探讨含钙镁硅离子镁黄长石生物陶瓷材料体外对牙周膜干细胞（periodontal ligament stem cells，PDLSCs）生物学作用；系统研究微纳结构形貌修饰羟基磷灰石（hydroxyapatite，HA）陶瓷对骨髓基质干细胞（bone marrow stromal cells，bMSCs）及脂肪干细胞（adipose-derived stem cells，ASCs）生物学作用及内在机理，并结合体内的动物实验模型中阐述材料微纳结构与成骨/成血管内在关联及影响规律。为挑战口腔颅颌面部牙周骨组织及颌骨缺损（节段性缺损）功能修复的难题和进一步临床应用打基础。

材料和方法

1. 通过肌动蛋白染色、扫描电镜（scanning electron microscope，SEM）、L-乳酸、MTT、碱性磷酸酶（alkaline phosphatase，ALP）活性、Real-time PCR 及酶联免疫吸附测定（enzyme-linked immuno sorbent assay，ELISA）等检测镁黄长石陶瓷对人 PDLSCs 黏附、增殖、成骨分化作用。并进一步通过电感耦合等离子体原子发射光谱（inductively coupled plasma atomic emission spectroscopy，ICP-AES）、MTT、ALP 活性及 Real-time PCR 检测镁黄长石离子浸提液对 PDLSCs 生物学作用。

2. 通过肌动蛋白染色、SEM、MTT、ALP 活性、Real-time PCR 及 Western-blot 等检测纳米片、纳米棒以及微纳米棒组合结构形貌修饰 HA 陶瓷对大鼠 bMSCs 黏附、增殖、成骨分化及有丝分裂原活化蛋白激酶（mitogen-activated protein kinase，MAPK）信号通路影响。

3. 将纳米片、纳米棒以及微纳米棒组合结构形貌修饰 HA 陶瓷植入大鼠颅骨缺损动物模型中，通过 Micro-CT、序列荧光标记和组织学检测新骨形成、矿化和材料降解情况。

4. 通过肌动蛋白染色、SEM、MTT、ALP 活性、Real-time PCR 及 Western-blot 等检测纳米片、纳米棒以及微纳米棒组合结构形貌修饰 HA 陶瓷对大鼠 ADSCs 黏附、增殖、成骨/成血管分化及丝氨酸/苏氨酸激酶（serine/threonine kinase，Akt）信号通路影响。

5. 将微纳米棒组合结构形貌修饰 HA 陶

瓷复合 ADSCs 植入大鼠颅骨缺损动物模型中，并通过序列荧光标记、组织学及 Microfil 标记检测新骨形成、矿化及血管形成。

结果

1. PDLSCs 在镁黄长石及 β-TCP 陶瓷均黏附良好，但在镁黄长石陶瓷细胞伸展更为良好。更重要的是与 β-TCP 陶瓷相比，镁黄长石可明显促进 PDLSCs 增殖及成骨分化。此外，钙、镁和硅离子可在镁黄长石浸提液中检测到，而在 β-TCP 浸提液仅可检测到钙离子。相对于细胞直接接种在镁黄长石陶瓷上，在镁黄长石浸提液培养 PDLSCs 可获得更强的细胞增殖能力和更高的成骨基因表达。

2. 微纳结构形貌修饰 HA 陶瓷可显著增强 bMSCs 黏附、增殖、ALP 活性及成骨相关基因表达，并可观察到细胞外信号调节激酶(extracellular signal-regulated kinase，ERK)和 p38 MAPK 信号通路的激活。特别是微纳米棒组合结构形貌修饰 HA 陶瓷具有最高的刺激作用。

3. 大鼠颅骨缺损模型中，微纳结构形貌修饰 HA 陶瓷骨密度(bone mineral density，BMD)、骨小梁厚度(trabecular thickness，Tb.Th)、序列荧光及新骨面积均高于对照组 HA 陶瓷，并且微纳米棒组合结构形貌修饰 HA 陶瓷具有最佳骨修复效果。

4. 微纳结构形貌修饰 HA 陶瓷可显著增强 ADSCs 黏附、增殖、ALP 活性及成骨/成血管相关基因表达，并可观察到 Akt 信号通路在纳米棒和微纳米棒组合结构形貌修饰 HA 陶瓷上被激活，特别是微纳米棒组合结构形貌修饰 HA 陶瓷具有最高的增强作用。

5. 大鼠颅骨缺损修复模型中，微纳米棒组合结构形貌修饰 HA 陶瓷序列荧光、新骨及新生血管面积均高于对照组 HA 陶瓷，而复合 ADSCs 可进一步提升其成骨和成血管化效果。

结论

1. 镁黄长石陶瓷可显著增强 PDLSCs 增殖和成骨分化，并且这种作用可能与其释放钙、镁和硅离子密切相关。

2. 微纳结构形貌修饰 HA 陶瓷体外可显著增强 bMSCs 黏附、增殖、成骨分化，并且其作用与 ERK 和 p38 MAPK 信号通路密切相关；更重要的微纳结构形貌可以明显促进体内新骨形成和矿化，特别是微纳米棒组合结构形貌修饰 HA 陶瓷可获得最强体内外成骨作用。

3. 微纳结构形貌修饰 HA 陶瓷体外可显著增强 ADSCs 黏附、增殖、成骨/成血管分化，并且纳米棒以及微纳米棒组合结构形貌的作用与 Akt 信号通路有关。微纳米棒组合结构形貌修饰 HA 陶瓷复合 ADSCs 可获得最佳体内成骨和成血管效果。

[关键词] 生物陶瓷；离子组成；微纳结构；组织工程；成骨；成血管

中国高等学校口腔医学专业招生和培养简况

资料由我国高等学校口腔医学院系提供(尚有部分院系未提供)，中国香港、澳门特别行政区和台湾省口腔医学专业招生培养简况未统计在内。统计时限从 2014 年 1 月至 2014 年 12 月。

表 8　2014 年度中国口腔医学本科生招生培养简况

单位	在校生人数			招生人数			毕业人数		
	8 年制	7 年制	5 年制	8 年制	7 年制	5 年制	8 年制	7 年制	5 年制
四川大学	209	274	619	30	40	133	20	39	78
北京大学	392	–	30	28	–	30	37	–	2
上海交通大学	–	224	–	–	31	–	–	40	2
第四军医大学	39	–	101	8	–	22	10	–	34
武汉大学	87	60	207	24	–	55	10	–	42
首都医科大学	–	152	109	–	31	22	–	29	21
南开大学	–	–	90	–	–	19	–	–	13
天津医科大学	3	192	–	–	30	–	–	29	22
河北联合大学	–	–	286	–	55	–	–	60	–
河北北方大学	–	–	295	–	–	60	–	–	59
河北医科大学	–	–	219	–	–	59	–	–	30
山西医科大学	–	–	446	–	–	68	–	–	66
赤峰学院	–	–	244	–	–	85	–	–	–
中国医科大学	–	–	388	–	–	60	–	–	65
大连医科大学	–	–	444	–	–	64	–	–	93
吉林大学	–	179	104	–	31	29	–	26	22
佳木斯大学	–	–	327	–	–	62	–	–	57
哈尔滨医科大学	–	–	266	–	–	50	–	–	53
牡丹江医学院	–	–	164	–	–	36	–	–	39
同济大学	–	–	188	–	–	41	–	–	39
南京大学	–	121	–	–	20	–	–	9	–
南京医科大学	–	207	284	–	36	62	–	21	56
浙江大学	–	180	–	–	37	–	–	17	–
温州医科大学	–	–	–	–	–	–	–	–	–
浙江中医药大学	–	–	328	–	–	70	–	–	63
湖州师范学院	–	–	260	–	–	43	–	–	78
安徽医科大学	–	–	295	–	–	60	–	–	62
福建医科大学	–	–	499	–	–	100	–	–	92
南昌大学	–	–	219	–	–	39	–	–	34
井冈山大学	–	–	277	–	–	66	–	–	54
山东大学	–	200	259	–	31	48	–	27	52
潍坊医学院	–	–	499	–	–	99	–	–	103
济宁医学院	–	–	396	–	–	105	–	–	59
滨州医学院	–	–	710	–	–	92	–	–	132
青岛大学	–	–	168	–	–	35	–	–	40
郑州大学	–	–	400	–	–	80	–	–	83
华中科技大学	–	–	101	–	–	–	–	–	26
湖北科技学院	–	–	498	–	–	104	–	–	60
中南大学	–	140	250	–	–	59	–	33	–
湖南中医药大学	–	–	440	–	–	95	–	–	86

续表 8

单位	在校生人数			招生人数			毕业人数		
	8 年制	7 年制	5 年制	8 年制	7 年制	5 年制	8 年制	7 年制	5 年制
中山大学	–	207	293	–	30	64	–	24	57
暨南大学	–	–	222	–	–	47	–	–	42
佛山科学技术学院	–	–	341	–	–	70	–	–	44
广西医科大学	–	–	178	–	–	40	–	–	35
右江民族医学院	–	–	261	–	–	54	–	–	51
海南医学院	–	–	362	–	–	61	–	–	67
重庆医科大学	–	–	482	–	–	83	–	–	42
泸州医学院	–	–	377	–	–	80	–	–	66
川北医学院	–	–	356	–	–	80	–	–	59
贵阳医学院	–	–	414	–	–	60	–	–	85
遵义医学院	–	–	453	–	–	–	–	–	–
昆明医科大学	–	–	401	–	–	76	–	–	68
西安交通大学	–	58	54	–	17	21	–	14	18
西安医学院	–	–	375	–	–	119	–	–	66
兰州大学	–	–	371	–	–	75	–	–	73
西北民族大学	–	–	301	–	–	80	–	–	26
宁夏医科大学	–	–	189	–	–	50	–	–	31
石河子大学	–	–	241	–	–	70	–	–	41
新疆医科大学	–	–	150	–	–	37	–	–	72

表 9　2014 年度中国口腔医学硕士研究生(不含 7 年制)招生培养简况

硕士学位授予单位	学科专业	指导教师人数	在读硕士生人数	招生人数	毕业人数
四川大学					
	口腔临床医学	22	31	12	14
	口腔基础医学	68	301	104	78
北京大学					
	口腔基础医学	4	8	2	1
	口腔临床医学	56	153	57	29
上海交通大学					
	口腔基础医学	13	8	2	2
	口腔临床医学	35	138	35	37
第四军医大学					
	口腔基础医学	2	10	5	3
	口腔临床医学	41	195	43	17
武汉大学					
	口腔基础医学	1	–	–	–

续表 9

硕士学位授予单位	学科专业	指导教师人数	在读硕士生人数	招生人数	毕业人数
首都医科大学	口腔临床医学	65	156	73	65
	口腔基础医学	6	15	3	5
解放军医学院	口腔临床医学	46	70	28	21
	口腔基础医学	16	31	17	10
北京协和医院	口腔临床医学	5	10	4	3
南开大学	口腔临床医学	17	11	4	2
天津医科大学	口腔基础医学				2
	口腔临床医学	19	51	18	17
河北联合大学	口腔基础医学	13	78	27	37
河北北方大学	口腔临床医学	2	1	1	1
河北医科大学	口腔临床医学	2	5	2	2
	口腔基础医学	12	53	16	19
山西医科大学	口腔基础医学	34	119	42	40
中国医科大学	口腔基础医学	4	8	4	3
	口腔临床医学	38	177	56	51
大连医科大学	口腔基础医学	4	21	5	5
	口腔临床医学	30	261	83	76
吉林大学	口腔基础医学	2	1	1	-
	口腔临床医学	50	58	24	37
佳木斯大学	口腔临床医学	3	16	8	4
	口腔基础医学	46	187	82	45
哈尔滨医科大学	口腔基础医学	2	7	2	-
	口腔临床医学	31	125	44	37
哈尔滨医科大学附四院	口腔基础医学	5	4	-	-

续表 9

硕士学位授予单位	学科专业	指导教师人数	在读硕士生人数	招生人数	毕业人数
	口腔临床医学	5	13	4	6
复旦大学					
	口腔临床医学	5	21	9	6
同济大学					
	口腔基础医学	2	1	5	–
	口腔临床医学	23	73	25	31
南京大学					
	口腔临床医学	21	41	17	7
南京医科大学					
	口腔基础医学	1	3	1	–
	口腔临床医学	44	123	47	31
浙江大学					
	口腔基础医学	2	1	–	–
	口腔临床医学	38	49	8	23
浙江中医药大学					
	口腔临床医学	8	18	6	1
安徽医科大学					
	口腔基础医学	1	–	–	–
	口腔临床医学	13	76	25	19
福建医科大学					
	口腔基础医学	4	–	4	–
	口腔临床医学	19	128	46	39
南昌大学					
	口腔基础医学	26	–	–	1
	口腔临床医学	26	26	26	27
山东大学					
	口腔基础医学	2	5	1	1
	口腔临床医学	39	186	47	51
潍坊医学院					
	口腔临床医学	41	56	24	16
滨州医学院					
	口腔临床医学	20	42	15	12
青岛大学					
	口腔临床医学	33	183	62	53
郑州大学					
	口腔基础医学	3	1	2	–
	口腔临床医学	30	34	6	19
	口腔医学硕士	31	38	30	10
华中科技大学					
	口腔基础医学	5	11	–	12

续表 9

硕士学位授予单位	学科专业	指导教师人数	在读硕士生人数	招生人数	毕业人数
中南大学					
	口腔临床医学	26	82	36	16
湖南中医药大学					
	口腔临床医学	4	4	2	–
中山大学					
	口腔基础医学	4	1	–	1
	口腔临床医学	58	99	55	46
暨南大学					
	口腔基础医学	2	2	–	–
	口腔临床医学	16	80	21	5
南方医科大学					
	口腔临床医学	18	51	10	21
广西医科大学					
	口腔临床医学	22	129	49	45
重庆医科大学					
	口腔基础医学	10	21	13	3
	口腔临床医学	28	134	33	34
泸州医学院					
	口腔临床医学	20	108	49	19
贵阳医学院					
	口腔基础医学	17	29	10	13
	口腔临床医学	17	30	11	5
遵义医学院					
	口腔基础医学	3	11	4	4
	口腔临床医学	25	99	43	43
昆明医科大学					
	口腔基础医学	2	1	1	3
	口腔临床医学	25	131	45	41
西安交通大学					
	口腔基础医学	1	–	–	–
	口腔临床医学	22	97	29	37
兰州大学					
	口腔临床医学	26	136	53	37
宁夏医科大学					
	口腔临床医学	10	39	13	14
新疆医科大学					
	口腔临床医学	11	105	48	29
第三军医大学大坪医院					
	口腔临床医学	4	12	6	–

表 10　2014 年度中国口腔医学博士研究生(不含 8 年制)招生培养简况

博士学位授予单位	学科专业	指导教师人数	在读博士生人数	招生人数	毕业人数
四川大学					
	口腔临床医学	14	22	5	12
	口腔基础医学	43	154	53	52
北京大学					
	口腔基础医学	2	6	1	2
	口腔临床医学	45	119	42	30
上海交通大学					
	口腔基础医学	3	12	2	2
	口腔临床医学	32	78	24	13
第四军医大学					
	口腔基础医学	6	9	3	2
	口腔临床医学	26	76	28	23
武汉大学					
	口腔基础医学	1	–	–	–
	口腔临床医学	23	81	23	39
首都医科大学					
	口腔基础医学	1	3	1	1
	口腔临床医学	8	16	6	5
解放军医学院					
	口腔临床医学	6	18	6	5
天津医科大学					
	口腔临床医学	2	4	1	–
	生物医学工程*	–	–	–	2
河北医科大学					
	口腔临床医学	1	9	2	1
	口腔基础医学	1	7	–	–
中国医科大学					
	口腔基础医学	1	5	1	–
	口腔临床医学	10	27	6	9
大连医科大学					
	口腔基础医学	3	6	2	1
吉林大学					
	口腔临床医学	6	23	7	12
哈尔滨医科大学					
	口腔临床医学	4	17	2	4

续表 10

博士学位授予单位	学科专业	指导教师人数	在读博士生人数	招生人数	毕业人数
哈尔滨医科大学附四院					
	肿瘤学*	1	–	2	–
	口腔临床医学	–	6	–	1
复旦大学					
	口腔基础医学	1	3	1	2
同济大学					
	口腔基础医学	1	1	1	–
	口腔临床医学	8	35	8	2
南京大学					
	口腔临床医学	3	18	4	1
南京医科大学					
	口腔临床医学	7	48	24	8
浙江大学					
	口腔基础医学	1	–	–	–
	口腔临床医学	8	15	5	6
安徽医科大学					
	临床医学*	3	–	–	–
中国科学技术大学					
	光学*	1	1	–	–
福建医科大学					
	口腔临床医学	4	6	2	2
山东大学					
	口腔基础医学	1	4	2	–
	口腔临床医学	5	22	3	11
郑州大学					
	口腔临床医学	1	2	1	–
华中科技大学					
	口腔基础医学	2	4	2	5
中南大学					
	口腔临床医学	2	6	3	–
中山大学					
	口腔基础医学	3	–	–	–
	口腔临床医学	22	60	27	19
南方医科大学					
	口腔临床医学	5	52	16	9
广西医科大学					
	口腔临床医学	2	5	3	–
	耳鼻咽喉科学*	–	1	–	1
重庆医科大学					

续表 10

博士学位授予单位	学科专业	指导教师人数	在读博士生人数	招生人数	毕业人数
	牙医学*	1	6	2	–
贵阳医学院					
	病理学与病理生理学*	1	1	1	1
昆明医科大学					
	耳鼻咽喉科学*	3	4	2	–
西安交通大学					
	外科学*	3	6	–	1
新疆医科大学					
	口腔临床医学	5	6	1	1
第三军医大学大坪医院					
	生物医学工程*	1	5	1	–

表 11　2014 年度中国口腔医学博士研究生(不含 8 年制)毕业生一览表

博士学位授予单位	姓名	性别	出生年月	获学位年月	所授学位专业	指导教师	毕业论文题目
四川大学							
	郭　强	男	1985.12	2014.06	口腔基础医学	周学东	XIP-ComRS 系统调控变异链球菌感受态发育与胞外 DNA 释放
	王盼盼	女	1985.10	2014.06	口腔医学	周学东	牙周炎进展有关生物标记物的研究
	杜　芹	女	1978.11	2014.06	口腔医学	周学东	双生子口腔微生物群组结构研究
	唐　蓓	女	1985.09	2014.06	口腔医学	李继遥	没食子酸矿化调节作用的分子机制研究
	吴明波	男	1985.10	2014.06	生物化学与分子生物学	陈谦明 任　斌	单宁酶的晶体结构与功能研究
	罗振华	女	1983.05	2014.06	口腔医学	吴亚菲	牙周来源间充质细胞膜片在牙周组织再生中的免疫调控作用研究
	贾　岳	男	1980.01	2014.06	口腔医学	吴亚菲	齿垢密螺旋体 LOS 调控 exosome 分泌促进血管平滑肌细胞的钙化
	许海平	女	1984.10	2014.06	口腔医学	黄定明	年龄因素对牙根力学行为影响机制的研究
	何　涛	男	1986.06	2014.06	口腔医学	胡德渝	含氟涂膜和含氟贴膜促进正畸后釉质白斑再矿化的研究
	赵　媛	女	1979.04	2014.06	口腔医学	叶　玲	Wnt5a 调控人牙髓细胞炎症免疫反应机制的研究

续表11

博士学位授予单位	姓名	性别	出生年月	获学位年月	所授学位专业	指导教师	毕业论文题目
	张　舫	男	1984.08	2014.06	口腔医学	吴红崑	AIDS患者牙龈卟啉单胞菌和病毒载量相关性的研究
	赵　行	男	1985.08	2014.06	口腔基础医学	陈谦明 何　杨	抗黏膜病毒感染新型Janus-Type核苷类似物的设计、合成及其活性研究
	李　多	女	1979.10	2014.06	口腔医学	周红梅	口腔白斑相关成纤维细胞抵御假丝酵母菌的功能及调控机制研究
	廖　健	男	1978.05	2014.06	口腔医学	廖　健	煅烧骨/壳聚糖复合支架材料的制备、表征及其成骨活性的体外实验研究
	付　静	女	1983.10	2014.06	口腔医学	王　航	不饱和螺环原碳酸酯膨胀单体对牙科光固化复合树脂的改性研究
	裴锡波	男	1985.10	2014.06	口腔医学	万乾炳	双重载药石墨烯基靶向控释微粒的制备与初步研究
	郭宜青	女	1985.01	2014.06	口腔医学	周红梅	PRC1在口腔鳞状细胞癌中的功能验证及其作用机制研究
	危常磊	男	1984.02	2014.06	口腔医学	周红梅	口腔黏膜病损癌变危险性的无创性评估模型的筛选及多中心验证
	聂　晶	女	1984.04	2014.06	口腔医学	田卫东	载雷洛昔芬介孔二氧化钛膜对骨质疏松大鼠种植体骨整合的影响
	计宝辉	男	1984.10	2014.06	口腔医学	田卫东	利用富血小板纤维蛋白诱导内源性干细胞归巢再生生物牙根
	贾仲林	女	1984.03	2014.06	口腔基础医学	石　冰	非综合征型唇腭裂分子遗传学研究
	刘颜彬	男	1984.05	2014.06	口腔医学	李龙江	放射线对头颈部鳞状细胞癌细胞迁移和侵袭影响的研究
	夏翼超	男	1984.06	2014.06	口腔医学	李龙江	Trop2与腺样囊性癌细胞增殖及侵袭作用的实验研究
	刘　颖	女	1985.10	2014.06	口腔医学	李龙江	CNTF复合高分子材料修复创伤性面神经损伤的实验研究
	谢蟪旭	男	1984.09	2014.06	口腔医学	李龙江	精神因素影响口腔癌发生发展的物质基础研究
	刘一鸣	男	1983.09	2014.06	口腔医学	胡　静	骨质疏松对大鼠创伤性骨关节炎软骨退行性变的影响及可能机制
	孙崇奎	男	1985.12	2014.06	口腔医学	陈谦明	DKC1维护细胞染色体基因组完整性和稳定性的功能和意义

续表11

博士学位授予单位	姓名	性别	出生年月	获学位年月	所授学位专业	指导教师	毕业论文题目
	王　韵	女	1986.11	2014.06	口腔基础医学	陈谦明	MiR-223在头颈部鳞状细胞癌侵袭转移中作用的新发现与机制的初步研究
	金　鑫	女	1986.08	2014.06	口腔医学	陈谦明	KDM4A表观调控AP-1与口腔黏膜癌变预后关系的多中心队列研究
	王志勇	男	1985.08	2014.06	口腔基础医学	陈谦明	西妥昔单抗治疗头颈肿瘤的耐药机制及去耐药治疗的临床前研究
	封小霞	女	1983.05	2014.06	口腔医学	赵志河	缓释生长因子的PLGA电纺膜对再植牙牙周组织再生的影响研究
	李　钒	女	1985.12	2014.06	口腔医学	邹淑娟	甲状旁腺素对OIRR的修复及成牙骨质细胞生物学行为的影响
	靖军军	男	1983.11	2014.06	口腔基础医学	周学东	BMPR1A在新生小鼠软骨内成骨过程中的作用机制研究
	杨　超	男	1984.12	2014.06	口腔基础医学	田卫东	牙源性干细胞悬液联合细胞小球治疗大鼠脊髓全横断损伤研究
	颜志玲	女	1986.08	2014.06	口腔医学	田卫东	Syndecan-4在牙源性上皮细胞增殖和分化中的作用研究
	陈　林	男	1985.07	2014.06	口腔医学	刘　磊	miR-363和miR-143调控脂肪基质细胞成脂分化的机制研究
	周　伟	男	1984.08	2014.06	口腔医学	唐休发	IGF-1促进组织工程化骨骼肌发育的研究
	李津乐	女	1984.08	2014.06	口腔医学	王　敏	功能化多壁碳纳米管/PHBV复合材料对骨缺损修复作用的初步研究
	李广悦	女	1985.12	2014.06	口腔医学	王　敏	血管紧张素II介导成骨细胞线粒体功能改变及细胞凋亡的研究
	马　丽	女	1986.12	2014.06	口腔医学	宫　苹	αCGRP对牙种植体骨结合影响的研究
	王超鹏	男	1984.12	2014.06	口腔医学	于海洋	微振动和共培养对成骨和内皮细胞的行为学和分子调控的影响
	巴　凯	男	1984.09	2014.06	口腔医学	林云锋	脂肪源性间充质干细胞在软骨组织工程中的研究
	舒　睿	男	1986.06	2014.06	口腔医学	白　丁	骨细胞分泌Sclerostin在牙移动骨重塑中的作用
	井　岩	女	1985.05	2014.06	口腔医学	白　丁	关节软骨细胞直接转化为成骨系细胞在发育和骨关节炎中的创新研究

续表 11

博士学位授予单位	姓名	性别	出生年月	获学位年月	所授学位专业	指导教师	毕业论文题目
	李汶洋	男	1987.06	2014.06	口腔医学	胡　静	乳铁蛋白对牵张成骨及骨质疏松骨折愈合的影响及其可能机制
	刘显文	男	1986.06	2014.06	口腔医学	胡　静	Wnt16 基因敲除小鼠的骨表型分析及分子调控机制研究
	宋　健	男	1983.07	2014.06	口腔医学	胡　静	大鼠牵张成骨过程中相关基因级通路变化的实验研究
	王　了	男	1985.04	2014.06	口腔医学	包崇云	磷酸三钙陶瓷的制备及其骨诱导性能研究
	柏　娜	女	1983.03	2014.06	口腔医学	朱智敏	低温氩氧等离子体活化表面对种植体骨结合的影响及其机制研究
	陈　娇	女	1985.05	2014.06	口腔基础医学	张　平	内毒素诱导的器官损伤中分子机制的表达及药物治疗探讨
	李　怡	女	1985.05	2014.06	口腔基础医学	李　伟	中性粒细胞“天网”蛋白组学及蛋白翻译后氧化应激修饰的分析
	李　昊	女	1984.12	2014.06	口腔基础医学	李　伟	血糖感应控释 TNFα 抗体支架对伴糖尿病牙槽骨缺损修复作用的研究
	黄盛斌	男	1982.10	2014.06	口腔医学	于海洋	RAGE 在糖尿病认知功能障碍、牙周炎发病中的调控作用及机制研究
	郑力维	男	1985.06	2014.06	口腔基础医学	于海洋	不同介质环境下牙科复合树脂的微摩擦学性能研究
	刘　坤	男	1986.02	2014.06	口腔医学	郑　谦	腭侧入路牙槽突裂植骨术的术式改良及初步评价
	薛俊杰	男	1981.06	2014.06	口腔医学	赖文莉	P2X3 受体相关 miRNAs 对牙移动疼痛的调控机制研究
	胡海琨	女	1985.09	2014.06	口腔医学	邹淑娟	机械应力对成牙骨质细胞生物学行为的影响及差异 miRNAs 表达谱的研究
	叶年嵩	男	1986.01	2014.06	口腔医学	赖文莉	锥形束 CT 及计算机辅助模拟系统在正畸正颌联合治疗中的应用研究
	李精韬	男	1986.05	2014.06	口腔医学	石　冰	腭中缝发生、成骨及创伤反应的实验研究
	李　嘉	女	1984.09	2014.06	口腔医学	汤　炜	髁突骨折数字化诊疗技术的应用研究及数据库的建立
北京大学							
	王赛楠	女	1986.12	2014.06	牙体牙髓病学	高学军 董艳梅	纳米生物活性玻璃诱导牙髓牙本质复合体形成的作用

续表 11

博士学位授予单位	姓名	性别	出生年月	获学位年月	所授学位专业	指导教师	毕业论文题目
	袁重阳	女	1985.10	2014.06	牙体牙髓病学	高学军 王晓燕	变形链球菌在树脂基类直接修复材料表面早期黏附的体外研究
	迟晓培	女	1985.11	2014.06	牙周病学	欧阳翔英 王衣祥 康　军	BMP-2 与牙周炎的关系及对牙周成纤维细胞增殖和炎症因子表达的影响
	刘健如	女	1986.02	2014.06	牙周病学	欧阳翔英 王衣祥	NOD1 和 NOD2 在 Pg 刺激牙周成纤维细胞表达黏附分子中的作用及机制
	李　玮	女	1986.01	2014.06	牙周病学	孟焕新 侯建霞	瘦素与其受体在牙和牙周组织的表达及瘦素对牙周膜细胞炎症因子表达的影响
	王　晶	女	1984.12	2014.06	牙周病学	欧阳翔英 和　璐	口臭相关因素分析及清除舌苔对临床指标和口腔微生物的影响
	王宪娥	女	1985.10	2014.06	牙周病学	孟焕新 徐　莉	侵袭性牙周炎易感基因多态性对牙周疗效及血液指标影响的研究
	高　硕	女	1984.05	2014.11	儿童口腔医学	葛立宏 赵玉鸣	核因子 I-C 在人类年轻恒牙根尖牙乳头干细胞分化中的调控作用
	郝文婧	女	1986.04	2014.06	儿童口腔医学	秦　满	致龋易感因素在低龄儿童龋病发生发展中的作用
	张智慧	女	1984.10	2014.06	口腔黏膜病学	刘宏伟	口腔黏膜癌前病变间充质干细胞鉴定及其功能的初步研究
	魏　攀	男	1986.11	2014.06	口腔黏膜病学	华　红	原发性干燥综合征唾液多肽谱诊断模型的建立及生物标记物筛选
	肖　锷	男	1986.03	2014.06	口腔颌面外科学	张　益 甘业华	间充质干细胞与创伤性颞下颌关节强直的发生及其机械力感受性研究
	陈薪伊	女	1986.09	2014.06	口腔颌面外科学	傅开元	辛伐他汀抑制脊髓小胶质细胞活化和大鼠疼痛行为的实验研究
	孙玉华	男	1970.07	2014.06	口腔颌面外科学	魏世成	纳米磷灰石仿生合成、功能化修饰及其应用研究
	陈　硕	男	1988.02	2014.06	口腔颌面外科学	王　兴 伊　彪	下颌后缩畸形患者正颌外科术后髁突位置变化和形态改建的临床影像研究
	李　巍	男	1980.03	2014.06	口腔颌面外科学	俞光岩	IgG4 相关性唾液腺炎的诊断与治疗
	吴　煜	男	1985.12	2014.06	口腔颌面外科学	王　兴 李自力	腭侧入路改良 Le Fort I 型截骨术矫治唇腭裂继发上颌发育不足的临床初步研究

续表 11

博士学位授予单位	姓名	性别	出生年月	获学位年月	所授学位专业	指导教师	毕业论文题目
	陈 晨	男	1984.08	2014.06	口腔颌面外科学	张 益	口腔颌面部创伤评分方法的比较研究
	朱 俏	女	1985.10	2014.06	口腔颌面外科学	张建国	血管内皮生长因子协同碱性成纤维细胞生长因子促进胚胎干细胞来源的神经干细胞体外增值
	王 薇	女	1985.08	2014.06	口腔修复学	谢秋菲	牙本质敏感症牙本质小管封闭治疗机制的研究
	常怀广	男	1978.06	2015.01	口腔修复学	冯海兰	颅骨锁骨发育不全综合征的MicroRNA调控机制研究
	刘浩辰	男	1986.02	2014.06	口腔修复学	冯海兰	单纯型先天缺牙基因多态性研究及WNT10A在牙髓干细胞增殖分化中作用研究
	原福松	男	1980.04	2014.06	口腔修复学	吕培军 王 勇 孙玉春	口内微型数控激光自动化牙体预备系统研究及精度评价
	杨广聚	男	1981.08	2014.06	口腔修复学	谢秋菲	正常人颌面部定量感觉测试及TMD的躯体感觉功能改变
	何慧莹	女	1985.02	2014.06	口腔修复学	冯海兰	WNT10A等相关基因在先天性缺牙遗传病因中的作用研究
	陈 倩	女	1987.11	2014.06	口腔修复学	王新知	预成玻璃纤维桩经聚多巴胺表面处理后的粘接强度研究
	刘杉杉	女	1986.07	2014.06	口腔正畸学	周彦恒 高雪梅	无鼾儿童上气道及周围组织的生长发育研究
	陈启兴	男	1985.10	2014.06	口腔正畸学	周彦恒	成人正畸患者拔除下颌第一恒磨牙牙槽嵴保持的临床研究
	傅 振	男	1986.01	2014.06	口腔正畸学	李巍然	前方牵引治疗对唇腭裂反𬌗患者颅颌面结构影响的三维研究
	艾婷婷	女	1986.05	2014.06	口腔正畸学	林久祥 胡 炜	正畸压低磨牙的临床研究与探索
	郭艳艳	女	1982.08	2014.06	口腔组织病理学	李铁军	牙源性角化囊性瘤中PTCH1基因突变分析及新致病基因初探
	余飞燕	女	1982.05	2014.06	口腔组织病理学	李铁军	NBCCS相关性KCOTs中patched1与cyclin B1介导的非经典Hedgehog信号通路的研究
上海交通大学							
	胡宇华	男	1978.08	2014.07	口腔基础医学	李 江	良性、恶性混合瘤临床病理及PLAG1整合基因研究
	宋晓萌	男	1981.03	2014.07	口腔基础医学	毛 力	Notch1信号通路在口腔癌中改变及临床意义的研究

续表 11

博士学位授予单位	姓名	性别	出生年月	获学位年月	所授学位专业	指导教师	毕业论文题目
	薛　旸	女	1978.01	2014.07	口腔基础医学	孙　皎	SiO_2-NPs 和 HA-NPs 致肝细胞线粒体能量代谢障碍的研究
	石润杰	男	1966.01	2014.07	口腔颌面外科	张陈平	先天性小耳畸形功能与形态的一期重建
	吴祥冰	男	1980.09	2014.07	口腔基础医学	陈万涛	TGM3 和 MAL 基因在口腔鳞癌发生发展中的作用
	崔志滨	男	1985.03	2014.07	口腔基础医学	毛　力	头颈部鳞状细胞癌中 TRIM24 和 PLU-1 基因的功能研究
	李　辉	男	1983.10	2014.07	口腔临床医学	杨　驰	颞下颌关节盘移位及应力对生长期兔髁突软骨内成骨的影响
	江　龙	男	1979.08	2014.07	牙体牙髓病学	朱亚琴	修复性牙本质形成机理的相关实验研究
	张　凌	男	1978.11	2014.07	口腔颌面外科	郑家伟	血管瘤干细胞联合雌激素构建血管瘤裸鼠模型及其机制的研究
	桂海军	男	1986.04	2014.07	口腔颌面外科	沈国芳	导航控制颅颌面外科手术机器人系统建立与技术方法创建
	卢境婷	女	1985.08	2014.07	口腔颌面外科	沈国芳	MAPK 通路介导 FGF9 对不同来源成骨细胞的成骨分化作用的机制研究
	杨丞喆	男	1985.10	2014.07	口腔颌面外科	张陈平	GDF15 在口腔鳞癌中的作用机制和临床意义
	周彦玢	女	1986.04	2014.12	口腔临床医学	束　蓉	牙龈卟啉单胞菌荚膜相关的表型和遗传多态性研究
第四军医大学							
	王　玮	女	1984.01	2014.06	口腔临床医学	倪龙兴	可注射纳米纤维微球联合 BMP-2 可控缓释技术在牙本质再生组织工程中的应用研究
	李成华	男	1984.09	2014.06	口腔临床医学	王勤涛	TLR4 激活对于 PDLSCs 和 BMMSCs 成骨能力的影响及其机制探讨
	王　菁	女	1984.10	2014.06	口腔临床医学	郭天文	低强度脉冲电磁场对成骨细胞在不同形貌钛表面生物学行为的影响
	马千里	男	1984.04	2014.06	口腔临床医学	张玉梅	纯钛种植体表面纳米形貌通过诱导巨噬细胞 M1/M2 极化影响宿主成骨功能的研究
	刘　茜	女	1981.09	2014.06	口腔临床医学	张玉梅	钛表面微纳米形貌 N-cadherin/β-catenin 及 ILK/MAPK 信号调控成骨细胞功能的研究

续表 11

博士学位授予单位	姓名	性别	出生年月	获学位年月	所授学位专业	指导教师	毕业论文题目
	闫　钧	女	1983.06	2014.06	口腔临床医学	张玉梅	antimiR-138 修饰的 rBMMSCs 膜片的构建及其与种植体复合后的体内外实验研究
	李一鸣	男	1979.04	2014.06	口腔临床医学	郭天文	义齿钛支架机械离心抛光工艺参数筛选和应用研究
	王卫国	男	1985.07	2014.06	口腔临床医学	陈吉华	POSS 改性牙科复合树脂的制备与性能研究
	李　岩	女	1984.08	2014.06	口腔临床医学	陈吉华	miR-26a 在骨缺损修复中的应用
	薛　慧	女	1982.07	2014.06	口腔临床医学	段银钟	LIPUS 加速大鼠正畸牙槽骨改建过程中 BMP-2 相关信号通路的机制探讨
	魏谋达	男	1975.10	2014.06	口腔临床医学	段银钟	XIAP 蛋白在过氧化氢诱导的牙周膜细胞凋亡中的机制研究
	陈　昕	男	1982.10	2014.06	口腔临床医学	丁　寅	雌激素相关受体 α 对大鼠髁突软骨细胞生物学特性影响的研究
	李齐宏	男	1982.12	2014.06	口腔临床医学	段银钟 丁　寅	颞下颌关节开口运动的生物力学研究
	刘　燕	女	1983.09	2014.06	口腔临床医学	刘彦普	炎症微环境下雌激素对大鼠 BMSCs 炎性因子表达及骨向分化的调控作用研究
	李云鹏	男	1980.01	2014.06	口腔临床医学	刘彦普	应用人脐带间充质干细胞修复牙移植术后牙周组织损伤的实验研究
	陆　伟	男	1977.11	2014.06	口腔临床医学	刘宝林	RNA 结合蛋白 QKI 对口腔癌肿瘤干细胞的影响及其机制研究
	吕江宁	男	1977.07	2014.06	口腔临床医学	刘宝林	纯钛表面微弧氧化处理对人牙龈上皮细胞及变形链球菌早期行为的影响
	张永强	男	1982.09	2014.06	口腔临床医学	刘彦普	CKIP-1 在小鼠皮肤创伤愈合中的作用
	徐金科	男	1981.05	2014.06	口腔临床医学	陈永进	胶原受体 DDR2 在头颈部鳞癌中的作用研究
	宋　芳	女	1984.03	2014.06	口腔临床医学	王美青	心理应激对大鼠咬肌肌紧张度及脑内神经递质变化的影响及药物干预研究
	杨　婷	女	1985.03	2014.06	口腔基础医学	王美青	骨髓间充质干细胞 Wnt5a/Ror2 信号调控颞下颌关节骨关节病模型大鼠软骨下骨的改建

续表 11

博士学位授予单位	姓名	性别	出生年月	获学位年月	所授学位专业	指导教师	毕业论文题目
	鹿　蕾	女	1985.03	2014.06	口腔基础医学	王美青 徐礼鲜	趋化因子 SDF-1 和 RANTES 在外源性骨髓间充质干细胞治疗颞下颌关节骨关节炎中的作用
	刘　运	男	1984.10	2014.06	口腔医学	徐礼鲜	药物性改善软骨下骨组织结构对异常咬合所致颞下颌关节软骨退变缓解作用的研究
	陈　海	男	1983.08	2014.06	临床医学	陈吉华	TAT-LBD-Ngn2 诱导星形胶质细胞转分化为神经元及其对缺血性脑损伤保护的机制研究
	赵　昱	男	1981.04	2014.06	临床医学	赵铱民	HIF-1α 在电针预处理诱导脑缺血耐受中的作用及机制研究
	高　宇	女	1986.12	2014.06	口腔医学	段银钟	蛋白聚糖对牙本质粘接界面稳定性的影响及作用机制研究
	王　方	女	1985.08	2014.06	口腔医学	刘彦普	冷冻干燥牙本质在牙髓-牙本质复合体再生中的应用基础研究
	康　婷	女	1984.08	2014.06	口腔医学	徐礼鲜	机械敏感性离子通道 Piezo 在正畸牙周组织中表达和功能的研究
	蔡卜磊	男	1984.10	2014.06	口腔临床医学	孙沫逸	MRP1 参与黏液表皮样癌多药耐药机制的研究
	孙星星	男	1984.10	2014.06	口腔临床医学	段银钟	高氧液及高氧富氢液对急性一氧化碳中毒大鼠的脑保护作用及相关机制研究
	杨向明	男	1984.11	2014.12	口腔临床医学	刘彦普	p53 基因表达下调调控涎腺腺样囊性癌细胞系 SACC-83 发生上皮间质样转化
	张　敏	女	1981.10	2014.12	口腔医学	倪龙兴	负载纳米银颗粒的新型复合药物载体的制备与评价
	张雅博	男	1985.04	2014.12	口腔临床医学	王勤涛	局部应用 P 物质调控骨髓间充质干细胞迁移能力促进大鼠下颌骨牵张成骨的实验研究
武汉大学							
	张维伟	女	1985.02	2014.06	牙体牙髓病学	樊明文 Frencken	窝沟封闭剂临床应用材料和方式及防龋效果的研究
	夏凌云	女	1981.06	2014.06	牙体牙髓病学	樊明文	基于间充质干细胞的舌鳞癌的基因治疗
	张　黎	女	1980.03	2014.06	口腔正畸学	贺　红	可注射型 PHEMA/CPC 复合凝胶膜材料的构建以及其生物相容性初探

续表 11

博士学位授予单位	姓名	性别	出生年月	获学位年月	所授学位专业	指导教师	毕业论文题目
	李颖杰	男	1985.10	2014.06	口腔颌面外科学	龙　星	细胞层组织工程模拟构建颞下颌关节滑膜的实验研究
	杨　凯	男	1984.06	2014.06	牙体牙髓病学	边　专	遗传性牙龈纤维瘤致病机理研究及 miR-140-5p 抑癌机制探讨
	伍　妍	女	1986.09	2014.06	牙体牙髓病学	彭　彬	白介素-17 对牙周膜细胞基质金属蛋白酶表达和迁移能力的作用研究
	刘玲霜	女	1986.04	2014.06	牙体牙髓病学	彭　彬	巨噬细胞迁移抑制因子在根尖周炎的表达及机制研究
	吴添福	男	1985.09	2014.06	口腔颌面外科学	张文峰	重编程诱导因子 Lin28A/B 在口腔鳞状细胞癌恶性转化中的作用及机制
	宋　勇	男	1982.01	2014.06	口腔颌面外科学	尚政军	Ephrin-A1/EphA2 介导肿瘤血管生成分子机制的初步研究
	王凤芹	女	1984.04	2014.06	口腔颌面外科学	赵怡芳	M2 型巨噬细胞在血管瘤和鳞状细胞癌中的表达和作用
	张含中	男	1984.06	2014.06	口腔颌面外科学	尚政军	LARGE 和 α-DG 异常与舌癌转移的研究
	刘　娜	女	1983.08	2014.06	牙体牙髓病学	范　兵	中国人数字恒牙数据库构建
	吴大明	男	1979.12	2014.06	牙体牙髓病学	范　兵	纳米银对牙本质粪肠球菌生物膜的抗菌效果研究
	韩娜娜	女	1984.08	2014.06	牙体牙髓病学	张　旗	β-catenin 在牙髓细胞向成牙本质细胞方向分化过程中的作用机制研究
	撒　悦	男	1985.07	2014.06	口腔修复学	王贻宁	漂白剂对正常牙釉质结构的影响及成熟不全釉质结构初探
	马克娜	女	1984.04	2014.06	口腔修复学	王贻宁	纯钛种植体表面壳聚糖/明胶功能性涂层的构建及性能研究
	雷晋梅	女	1984.11	2014.06	口腔修复学	黄　翠	不同矿化材料在治疗正畸牙釉质脱矿中的应用研究
	张　伟	男	1988.02	2014.06	口腔颌面外科学	赵怡芳	巨噬细胞在婴幼儿血管瘤发展过程中的作用
	宋　凯	男	1986.05	2014.06	口腔颌面外科学	尚政军	口腔癌-内皮细胞融合的分子调控机制及潜在作用
	夏小焱	女	1983.12	2014.06	口腔颌面外科学	尚政军	CCR7 及 AQP1 与舌癌转移相关性的初步研究
	沈　卉	女	1985.08	2014.06	口腔颌面外科学	尚政军	高内皮微静脉重塑与口咽鳞癌淋巴结转移的相关性研究
	刘　茜	女	1986.11	2014.06	牙周病学	李成章	等离子筛查与自噬在口腔鳞癌中的研究

续表 11

博士学位授予单位	姓名	性别	出生年月	获学位年月	所授学位专业	指导教师	毕业论文题目
	王家烯	女	1985.07	2014.06	牙周病学	李成章	分化抗原 147 和小凹蛋白 1 在口腔中的研究
	李　敏	女	1974.03	2014.06	牙周病学	李成章	高糖对人牙周膜细胞骨向分化的影响
	李福军	男	1973.06	2014.06	口腔颌面外科学	李祖兵	复合纳米银正畸粘结剂抗菌性和粘结强度的研究
	付东杰	男	1984.09	2014.06	口腔修复学	黄　翠	Pannexin3 在牙髓中的表达及在牙本质敏感中的作用
	徐　飞	女	1987.04	2014.06	口腔修复学	王家伟	壳聚糖微球支架用于骨组织工程的基础研究
	夏　勇	男	1974.07	2014.06	口腔修复学	程祥荣	四种桩腔预处理对 Resilon 根充后树脂粘固纤维桩粘结力的影响
	杨静文	女	1986.06	2014.06	牙体牙髓病学	陈　智	自噬在牙发育及牙髓再生中的作用
	孙　琴	女	1985.10	2014.06	牙体牙髓病学	陈　智	miR-338-3p 在小鼠成牙-成骨细胞分化中的双重调控
	郭吕华	男	1966.10	2014.06	口腔修复学	施　斌	中药合剂促进牙种植体骨整合的研究
	王远勤	男	1970.05	2014.06	口腔种植学	施　斌	不同负重时机对种植义齿成功率影响的 Meta 分析
	张　静	女	1986.11	2014.06	口腔黏膜病学	周　刚	B7-H1/PD-1 信号在口腔扁平苔藓中的免疫调节作用研究
	胡靖宇	男	1984.03	2014.06	口腔黏膜病学	周　刚	口腔扁平苔藓 CD^{4+} T 细胞中 microRNA-155 的表达和调控研究
	潘文婷	女	1986.06	2014.06	牙体牙髓病学	樊明文	新型小分子 2-氨基咪唑/三唑防龋作用初探
	陈　林	男	1983.10	2014.06	牙体牙髓病学	樊明文	老年人根面龋患者和健康人牙菌斑微生物群落的宏基因组学研究
	孙　燕	女	1975.01	2014.06	牙体牙髓病学	樊明文	自粘结根管封闭剂的细胞毒性和粘结性能研究
	叶惟虎	男	1983.11	2014.06	牙体牙髓病学	樊明文	含不同佐剂防龋亚单位疫苗的免疫效应研究
	黄　政	女	1977.02	2014.06	牙体牙髓病学	陈　智	基于 micro-CT 扫描数据的上颌第一前磨牙三维有限元模型的建立
首都医科大学							
	方东煜	女	1984.04	2014.06	口腔正畸学	白玉兴	正畸热塑性材料口腔环境老化机制的研究
	李文珺	女	1980.08	2014.06	口腔内科学	孙　正	莱菔硫烷在实验性口腔癌前病变中的作用研究

续表11

博士学位授予单位	姓名	性别	出生年月	获学位年月	所授学位专业	指导教师	毕业论文题目
	马苑萍	女	1985.02	2014.06	口腔修复学	张振庭	TiO_2 纳米管表面加载BMP2指节肽及其生物相容性研究
	刘长营	男	1984.09	2014.06	口腔颌面外科学	李　钧	正常人与2型糖尿病患者牙槽骨骨髓间充质干细胞生物学特征的研究
	高振华	男	1985.01	2014.06	口腔基础医学	王松灵	小型猪乳磨牙胚BMPs的表达及基于组织工程的生物牙根和唾液腺再生
	谢亦林	女	1987.01	2014.06	口腔颌面外科学	王松灵	牙髓干细胞治疗小型猪实验性牙周炎及抗体介导骨再生治疗猴骨缺损的实验研究
解放军医学院							
	孔祥盼	女	1980.01	2014.09	口腔临床医学	步荣发	转录因子FOXC1和长链非编码RNA FOXCUT在口腔鳞癌组织中的表达及功能
	罗　伟	男	1981.04	2014.12	口腔临床医学	刘洪臣	人舌鳞癌细胞系中肿瘤干细胞的分选及其差miRNA差异表达谱的研究
	陈剑锋	男	1978.03	2014.09	口腔临床医学	温　宁	牙科Y-TZP陶瓷的制作工艺、颜色调控及其半透明性研究
	谭新颖	男	1982.03	2014.09	口腔临床医学	胡　敏	同种异体骨髓间充质干细胞复合同种异体冻干骨修复比格犬半侧下颌骨缺损的实验研究
	刘华蔚	男	1984.03	2014.09	口腔颌面外科学	胡　敏	面神经缺损修复及神经周瘢痕预防的相关研究
天津医科大学							
	朱燕萍	女	1980.06	2014.07	生物医学工程	张连云	深冷处理对齿科纯钛激光焊接焊区性能的影响
	曾　东	女	1975.11	2014.07	生物医学工程	张连云	新型口腔表面麻醉剂药效学及相关基础研究
河北医科大学							
	包　钢	男	1977.06	2014.06	口腔医学	王　洁	唾液腺腺样囊性癌XT-Ⅰ与XT-Ⅱ基因共沉默的实验研究
中国医科大学							
	赵磐玉	女	1973.03	2014.07	口腔临床医学	潘亚萍	NOD样受体蛋白3在伴放线聚集杆菌对人成骨样细胞MG63细胞凋亡的诱导及作用机制探讨
	孙尚敏	女	1977.07	2014.07	口腔临床医学	潘亚萍	诱导型一氧化氮合成酶在实验性牙周炎伴糖尿病大鼠牙龈组织中的表达研究

续表 11

博士学位授予单位	姓名	性别	出生年月	获学位年月	所授学位专业	指导教师	毕业论文题目
	张恩礁	女	1980.06	2014.07	口腔临床医学	卢　利	人垂体瘤转化基因 1(PTTG1)在口腔鳞癌中的表达及其在口腔鳞癌细胞侵袭转移中的作用研究
	颜光启	男	1982.05	2014.07	口腔临床医学	卢　利	内镜辅助下上颌骨截骨后的骨愈合动物实验及临床研究
	戚　琳	女	1980.10	2014.07	口腔临床医学	张　扬	microRNA 对流体剪切力作用下牙周膜细胞骨向分化的调控机制
	刘　爽	女	1984.08	2014.07	口腔临床医学	卢　利	Wnt11 调控大鼠骨髓间充质干细胞向软骨细胞分化过程的机理研究
	孙宁宁	女	1980.06	2014.07	口腔临床医学	王绪凯	生长期小型猪髁突囊内骨折对颞下颌关节影响的实验研究
	李秀梅	女	1982.07	2014.07	口腔临床医学	艾红军	磁共振兼容的铌钽合金生物相容性研究
	王　雪	女	1981.02	2014.07	口腔临床医学	张　扬	颜面不对称畸形的数字化辅助分析及治疗效果评价
大连医科大学							
	刘　涵	女	1984.06	2014.06	病理学与病理生理学	肖　晶	唾液腺腺样囊性癌中 PTEN 基因缺失及披 PI3K 通路激活的作用机制
吉林大学							
	倪宇昕	女	1986.03	2014.06	口腔临床医学	周延民	MicroRNA 对人毛囊神经嵴干细胞向 Schwann 细胞分化影响的实验研究
	杨婷婷	女	1985.03	2014.06	口腔临床医学	周延民	生物可降解镁合金的制备、表征及体外生物活性评价
	王　宇	女	1984.03	2014.06	口腔临床医学	周延民	FOXO1 对破骨细胞生成和功能的影响及其机制的研究
	姜力铭	女	1983.06	2014.06	口腔临床医学	孙宏晨	复合辛伐他汀纳米纤维支架促进骨再生及其对免疫系统的影响
	金　晗	女	1985.08	2014.06	口腔临床医学	孙宏晨	聚乙烯亚胺-藻酸盐/BMP-2 基因复合物修饰的细胞膜片促骨再生作用的研究
	李　琛	女	1982.09	2014.06	口腔临床医学	孙宏晨	EphrinB2/EphB4 介导促红细胞生成素调控骨重塑的实验研究
	包幸福	男	1986.12	2014.06	口腔临床医学	胡　敏	硬化蛋白对成牙骨质细胞功能影响及应用研究
	王柏翔	男	1985.05	2014.06	口腔临床医学	王景云	贝尼地平对成骨细胞功能影响及其纳米载药系统的生物应用

续表11

博士学位授予单位	姓名	性别	出生年月	获学位年月	所授学位专业	指导教师	毕业论文题目
	张　超	女	1986.07	2014.06	口腔临床医学	孙新华	激光焊接加铜中间层镍钛合金与不锈钢复合弓丝抗腐蚀性能的研究
	杜晓岩	女	1968.07	2014.12	口腔临床医学	周延民	特定序列寡核苷酸对人骨髓间充质干细胞增殖的影响
	钱　明	男	1981.11	2014.12	口腔临床医学	周延民	载缩宫素二氧化硅介孔材料的制备、表征及生物安全性评价
	侯建华	男	1978.07	2014.12	口腔临床医学	孙宏晨	EphrinB2/EphB4信号介导的正畸牙移动压力区骨改建的实验研究
哈尔滨医科大学							
	米　娜	女	1981.11	2014.07	口腔临床医学	焦晓辉	MAFB、ABCA4基因SNPs与中国北方汉族人群NSCLP的关联研究
	赛音乌力吉	男	1983.06	2014.07	口腔临床医学	毛立民	多功能纳米聚合物治疗口腔鳞癌的效果评估
	金星爱	女	1971.07	2014.07	口腔临床医学	毛立民	功能化超支化聚醚酯为基础的个体化抗肿瘤药物载体平台的构建和验证
	白轶昕	女	1975.07	2014.11	口腔临床医学	焦晓辉	微弧氧化钛表面TiO_2涂层体内体外生物性能的研究
哈尔滨医科大学附四院							
	李天侠	男	1965.04	2014.07	肿瘤学	毕良佳	牙胚条件液诱导脐带间充质干细胞向成牙本质细胞分化的实验研究
同济大学							
	李文星	女	1985.09	2014.12	口腔临床医学	刘月华	多重生物活性因子控释薄膜的构建及其生物性能的研究
	徐红珍	女	1985.08	2014.12	口腔临床医学	苏俭生	新型PCL/Nha/β-TCP复合支架联合成骨细胞与血管内皮细胞修复兔下颌骨缺损实验研究
南京大学							
	林梓桐	女	1983.04	2014.06	外科学	胡勤刚	不同体素、剂量等条件下锥形束CT影像评估根管形态的研究
南京医科大学							
	尹　颖	女		2014.07	口腔颌面外科学	陈　宁	Bmi1和p27在小鼠牙齿和下颌骨发育中的作用及机制研究

续表 11

博士学位授予单位	姓名	性别	出生年月	获学位年月	所授学位专业	指导教师	毕业论文题目
	张晓旻	女		2014.07	口腔正畸学	王　林	Vimentin 在成骨细胞的表达及作用
	韩　越	女		2014.07	口腔正畸学	王　林	中国汉族人群 AXIN2 和 FGF5 基因多态性与非综合征型唇腭裂易感性的关联研究
	王　华	男		2014.07	口腔正畸学	王　林	多囊蛋白 1 在上颌快速扩大机械生物信号转导中的调控机制
	谢海峰	男		2014.07	口腔医学	章非敏	化学处理提高氧化锆陶瓷粘接的应用基础研究
	张静露	女		2014.07	口腔医学	王　林	关节振动分析技术对颞下颌关节的评价
	顾卫平	男		2014.07	口腔医学	章非敏	生物反馈法治疗磨牙症的临床研究
	杜　娟	女		2014.12	口腔医学	王　林	正畸保持期间髁突位置的变化及其与咬合稳定性关系的研究
浙江大学							
	张　玲	女	1986.02	2014.06	口腔临床医学	傅柏平	MDP-ACP 有机-无机复合物的自组装机器在牙本质粘结剂中的应用
	朱文渊	男	1986.12	2014.06	口腔临床医学	王慧明	神经酰胺在头颈部鳞状细胞癌中作用和机制的研究
	王心华	男	1986.06	2014.06	口腔临床医学	王慧明	不同细胞生长因子在皮瓣坏死创面愈合中作用和机制研究
	毕文娟	女	1984.06	2014.04	口腔临床医学	谷志远	BMP2/7 异源二聚体与全反式维甲酸在体外细胞成骨中的作用
	方　文	女	1985.06	2014.06	口腔临床医学	赵士芳	纯钛表面 WNT 信号通路调控 BMSCs 成骨分化的机制研究
福建医科大学							
	赖颖真	女	1984.06	2014.07	口腔临床医学	陈　江	微沟槽形貌和纳米抗菌涂层运用于种植穿龈部分材料表面的基础性研究
	田克斌	男	1977.01	2014.07	口腔临床医学	陈　江	种植修复角度基台生物力学的三维有限元分析
山东大学							
	韩倩倩	女	1986.07	2014.06	口腔临床医学	杨丕山	PHF8 在细胞成骨分化及骨修复过程中的作用研究
	徐全臣	女	1979.01	2014.06	口腔医学	杨丕山	高脂血症对静脉移植的骨髓基质干细胞归巢及骨再生的影响

续表 11

博士学位授予单位	姓名	性别	出生年月	获学位年月	所授学位专业	指导教师	毕业论文题目
	于新波	女	1974.09	2014.06	口腔医学	杨丕山	牙龈间充质干细胞与牙周膜干细胞膜片牙周再生能力的实验研究
	崔　婧	女	1982.12	2014.06	口腔医学	徐　欣	口腔鳞状细胞癌的生物信息学分析
	罗圣磊	男	1977.11	2014.06	口腔医学	徐　欣	TNF-α 对负载种植体周骨髓间充质干细胞成骨分化和骨创伤修复影响
	马晓妮	女	1981.01	2014.12	口腔医学	徐　欣	表面状态对微弧氧化纯钛种植体生物学性能的影响研究
	李　迎	女	1971.01	2014.12	口腔医学	徐　欣	表面处理工艺对纯钛种植体生物学性能影响的对比研究
	郝鹏杰	女	1980.07	2014.12	口腔医学	杨丕山	牙龈间充质干细胞影响即刻种植骨缺损修复的实验研究
	胡　颖	女	1979.07	2014.12	口腔医学	姜广水	稀土元素铈对骨髓间充质干细胞成骨作用影响的实验研究
	姚其卫	男	1977.08	2014.12	口腔医学	汲　平	殆垫治疗对深覆殆的 TMD 患者颞下颌关节应力分布影响的有限元分析
	何玉宏	男	1979.08	2014.12	口腔医学	王春玲	睡眠障碍对大鼠咀嚼肌结构与功能的影响及相关机制的实验研究
华中科技大学							
	张　威	男	1987.05	2014.07	外科学	毛　靖	负载仿生矿化前驱体的介孔硅纳米颗粒矿化 I 型胶原的研究
	杜田丰	女	1985.05	2014.07	外科学	曹颖光	非平衡等离子体对感染根管细菌生物膜影响的实验研究
	EyadYousefAlmuhtaseb	男	1980.07	2014.07	外科学	毛　靖	Three Dimensional Localization of Impacted Canines and Root Resorption Assessment using Cone Beam ComputedTomography“CBCT”
中南大学							
	高　兴	男	1983.03	2014.12	外科学	蒯新春	抗 VEGF 治疗联合放疗治疗神经纤维瘤病 2 型肿瘤的效果评价研究
中山大学							
	沈　山	男	1972.08	2014.06	口腔临床医学	张志光	IL.1β 对炎症性滑膜细胞功能蛋白组学研究
	项露赛	女	1985.12	2014.12	口腔临床医学	凌均棨	Wnt5a 对大鼠牙囊干细胞成骨向分化作用研究

续表11

博士学位授予单位	姓名	性别	出生年月	获学位年月	所授学位专业	指导教师	毕业论文题目
	张新春	男	1972.06	暂未获	口腔临床医学	凌均棨	DKK3对大鼠牙囊细胞成骨/成牙骨质向分化的影响
	马惊雷	男	1984.10	暂未获	口腔临床医学	凌均棨	药物作用后粪肠球菌对难治性根尖周炎的作用机制研究
	王　娟	女	1986.03	2014.06	口腔临床医学	程　斌	克霉唑重定位-抑制口腔鳞癌的实验研究
	吴　桐	女	1980.08	2014.06	口腔临床医学	程　斌	口腔黏膜恶性转化过程中IL.1β关键节点作用的研究
	滕　伟	男	1969.05	2014.06	口腔临床医学	黄洪章	钛种植体表面载基因纳米囊泡聚电解质膜促进骨整合研究
	马　犇	男	1985.12	2014.06	口腔临床医学	廖贵清	Beclin.1调控唾液腺ACC放化疗敏感性的作用机制
	陈建宇	男	1984.10	2014.06	口腔临床医学	张志光	个性化种植体的电脑辅助设计、制作以及纯钛金属纳米表面结构的构建
	许哲武	男	1984.09	2014.06	口腔临床医学	张志光	酪蛋白/碳酸钙微球应用于骨缺损修复的实验研究
	王润夫	男	1985.11	2014.06	口腔临床医学	林正梅	人牙髓细胞成牙本质向分化中microRNA的表达谱分析及miR.135b的调控作用
	黄奕华	女	1986.07	2014.06	口腔临床医学	凌均棨	脂多糖诱导人牙髓细胞成牙本质向分化和自噬的作用研究
	曾　琪	女	1987.09	2014.06	口腔临床医学	程　斌	miR.155调控口腔鳞癌细胞生物学行为及机制的初步研究
	刘中华	女	1984.03	2014.06	口腔医学	丁学强	C-myc-SOD2信号通路介导舌鳞癌干细胞
	刘向臻	男	1976.01	2014.06	口腔医学	冉　炜	计算机辅助技术在颌面外科手术中的应用与评价
	王慧菁	女	1975.11	暂未获	口腔临床医学	陈伟良	C57BL/6J小鼠腭裂的诱导及预防
	赵小朋	男	1976.11	2014.06	口腔临床医学	潘朝斌	HMGA2促进舌鳞癌细胞增殖与侵袭转移的实验研究
	柴　强	男	1978.11	2014.06	口腔临床医学	陈伟良	普萘洛尔治疗婴幼儿血管瘤的临床观察及其抑制内皮祖细胞的作用机理
	林钊宇	男	1985.01	2014.06	口腔临床医学	陈伟良	MicroRNA-639靶向FOXC1调控舌鳞癌细胞上皮-间质转化的实验研究
	彭助力	男	1977.08	2014.06	口腔临床医学	艾　虹	miR-20a调控流体剪切力诱导的MC3T3-E1细胞成骨分化及机制研究

续表11

博士学位授予单位	姓名	性别	出生年月	获学位年月	所授学位专业	指导教师	毕业论文题目
南方医科大学							
	杨　熙	女	1980.05	2014.06	人体解剖与组织胚胎学	章锦才	TLR4在糖尿病状态下牙周组织炎症中的作用及机制初探
	罗世高	男	1981.08	暂未获	人体解剖与组织胚胎学	章锦才	牙周炎对糖尿病状态下脂肪代谢的影响及机制初探
	贾　芳	女	1985.03	2014.06	外科学	周　磊	磷酸和氟化钠对纯钛表面酸蚀后的渗氢效果以及对其生物学行为影响的探讨
	丁祥龙	男	1984.10	2014.06	外科学	周　磊	经 TiO_2 纳米管修饰表面为微纳混合形貌的种植体其生物活性的体内外研究
	刘晓芳	女	1972.09	2014.12	临床医学	章锦才	闭合式上颌窦底提升术上颌窦黏膜力学研究
	张　迪	女	1984.07	2014.11	临床医学	章锦才	RGD短肽修饰壳聚糖作为钛表面hBMP-2cDNA基因载体表达效率的研究
	万贤凤	女	1980.04	暂未获	临床医学	章锦才	正畸数字化间接粘结技术的初步研究
	赖春花	女	1983.03	2014.06	临床医学	周　磊	喷砂酸蚀钛种植体表面接触成骨现象及其影响因素的动物学实验研究
	王敬旭	男	1978.09	2014.06	外科学	周　磊	激光酸蚀联合纳米管与喷砂酸蚀的钛种植体表面对比性研究
广西医科大学							
	郭宇航	男	1979.11	2014.06	耳鼻咽喉科学	周　诺	三七总皂苷促进牵张成骨及其调控TGF-β1细胞信号通路的实验研究
贵阳医学院							
	冯红超	男	1972.05	2015.06	病理学与病理生理学	宋宇峰	酸性微环境对单核-巨噬细胞、Tca8113细胞的影响及雷公藤甲素在其中的作用
西安交通大学							
	刘　瑾	女	1985.01	2014.12	药物分析学*	贺浪冲	hTERT-PDLSC/CMC-online-HPLC/MS方法建立与治疗慢性牙周炎中药的筛选研究
	高江红	女	1983.01	2014.12	外科学*	阮建平	氟对成釉器细胞中FOXO1表达和活性的影响及其在氟牙症发生中的作用
	郑晶晶	女	1984.10	2014.09	劳动卫生与环境卫生学*	郭　雄	CsGalNAcT-1和Wat信号通路在大骨节病和骨关节炎发病机制中的作用研究

续表 11

博士学位授予单位	姓名	性别	出生年月	获学位年月	所授学位专业	指导教师	毕业论文题目
	高　岭	男	1983.11	2014.09	分子化学与分子生物学*	黄　辰	Let-7b 靶向 IGF-1R 和 IRS-2 调控 Akt 和 MAPK 信号通路对口腔鳞状细胞癌生长抑制的研究
西安交通大学							
	高江红	女	1983.01	2014.12	外科学	阮建平	氟对成釉器细胞中 FOXO1 表达和活性的影响及其在氟牙症发生中的作用
新疆医科大学							
	买买提吐逊·吐尔地	男	1974.05	2014.12	口腔临床医学	钟良军	图像融合技术建立颞下颌关节有限元模型的生物力学分析研究

注：* 均为挂靠有关学科专业招生。

表 12　2014 年度中国口腔医学八年制毕业生一览表

博士学位授予单位	姓名	性别	出生年月	获学位年月	所授学位专业	指导教师	毕业论文题目
四川大学							
	刘向红	女	1988.04	2014.06	口腔医学	周学东	口腔细菌胞内谷胱甘肽分析
	孙　宇	男	1988.09	2014.06	口腔医学	施文元 周学东	纤毛菌的临床分离及生物学特性研究
	刘忠俊	男	1987.10	2014.06	口腔医学	黄定明	模拟牙龈和髓腔液压对流体树脂充填体边缘微渗漏的影响
	龙　泷	女	1988.02	2014.06	口腔医学	陈谦明	口腔白斑病临床诊疗指南的循证制定
	林　木	女	1987.05	2014.06	口腔医学	陈谦明	口腔白斑病随访队列的建立及初步随访研究
	赵　爽	女	1988.04	2014.06	口腔医学	吴亚菲	慢性部分性睡眠剥夺对大鼠实验性牙周炎的影响
	王　莹	女	1988.01	2014.06	口腔医学	胡　涛	根管内氢氧化钙封药去除效果的离体研究
	何　昇	男	1987.11	2014.06	口腔医学	胡　静	骨质疏松对原有骨内种植体稳定性的影响
	杨璐铭	女	1988.07	2014.06	口腔医学	胡　静	Semaphorin 3A 对大鼠胫骨骨折愈合的影响
	李坤明	男	1988.10	2014.06	口腔医学	李龙江	多糖冲洗液减轻颈清术后并发症的研究
	王仕锐	男	1987.07	2014.06	口腔医学	于海洋	微震动对种植体周围骨形成和骨整合的影响
	张　亮	男	1987.10	2014.06	口腔医学	宫　苹	机械应力对雪旺细胞体外生物学行为的调控

续表 12

博士学位授予单位	姓名	性别	出生年月	获学位年月	所授学位专业	指导教师	毕业论文题目
	田　艾	女	1988.06	2014.06	口腔医学	梁　星	球囊式中空赝复体用硅橡胶薄膜的生物安全性评价
	刘　伟	男	1988.12	2014.06	口腔医学	朱智敏	前牙氧化锆全瓷粘结桥的临床模拟实验研究
	李海强	男	1987.01	2014.06	口腔医学	石　冰	腭裂术后腭瘘发生的相关因素研究
	熊　洁	女	1987.08	2014.06	口腔医学	田卫东	人牙囊细胞移植对帕金森病的治疗作用
	刘　德	男	1988.05	2014.06	口腔医学	田卫东	脂肪组织浸提液中成脂因子的分析
	吴也可	男	1987.08	2014.06	口腔医学	白　丁	Dkk-1 与 TNF-α 交互串话对正畸牙移动组织改建及小鼠成骨细胞 MC3T3E1 的调控
	龙　虎	男	1988.07	2014.06	口腔医学	赖文莉	大鼠牙移动疼痛的基因治疗
	金　樱	女	1988.04	2014.06	口腔医学	赵志河	WNT 蛋白在成骨分化中的功能
北京大学							
	黄一平	女	1989.12	2014.07	口腔医学	李巍然	影响双颌前突患者正畸治疗后侧貌主客观评价的因素研究
	张　一	男	1987.10	2014.07	口腔医学	周永胜	碳化二亚胺表面处理对牙本质粘接性能的影响
	张楚南	女	1989.05	2014.07	口腔医学	马　莲	微型唇裂的畸形特点研究
	韩小东	男	1988.02	2014.07	口腔医学	张　益	口腔颌面部间隙感染临床特征分析
	王　旭	女	1987.12	2014.07	口腔医学	葛立宏	牙龈间充质干细胞在糖尿病小鼠皮肤伤口愈合中作用的研究
	陈月靖	女	1988.05	2014.07	口腔医学	谢秋菲	生长因子复合可注射型磷酸钙骨水泥的生物学研究
	李健男	男	1987.10	2014.07	口腔医学	郭传瑸	口腔鳞状细胞癌颈淋巴转移的临床及 HIF-1α 在转移中作用的研究
	罗　晨	女	1988.10	2014.07	口腔医学	马绪臣	青少年髁突发育的锥形束 CT 测量研究
	杜飞宇	女	1987.10	2014.07	口腔医学	许天民	拔除上颌前磨牙后邻牙漂移规律的探索性研究
	刘　洋	男	1987.06	2014.07	口腔医学	周彦恒	阿司匹林抑制大鼠正畸牙齿移动及复发机制的研究
	谭　旭	女	1988.09	2014.07	口腔医学	郑树国	重度低龄儿童龋唾液多肽质谱分析
	梁敏璐	女	1988.05	2014.07	口腔医学	徐　韬	学龄前儿童局部用氟防龋效果的研究

续表 12

博士学位授予单位	姓名	性别	出生年月	获学位年月	所授学位专业	指导教师	毕业论文题目
	景亚楠	男	1987.06	2014.07	口腔医学	马绪臣	磨牙、前磨牙牙根及根管解剖形态的锥形束 CT 研究
	刘 星	男	1987.11	2014.07	口腔医学	邓旭亮	新型电纺丝复合膜制备及其促进成骨作用的研究
	周 晨	女	1987.12	2014.07	口腔医学	张建国	单纯 125I 粒子组织间植入治疗腮腺恶性肿瘤的临床研究
	胡 佳	女	1987.12	2014.07	口腔医学	高学军	单纯 125I 粒子组织间植入治疗腮腺恶性肿瘤的临床研究
	吕珑薇	女	1988.12	2014.07	口腔医学	周永胜	二氧化钛纳米管促进人脂肪间充质干细胞成骨向分化及表观遗传学机制的研究
	于 寰	女	1987.08	2014.07	口腔医学	栾庆先	北京社区老年人群亚临床动脉粥样硬化与牙周状况及线粒体 D-loop 区的相关性研究
	索 超	男	1988.09	2014.07	口腔医学	欧阳翔英	显微手术伴或不伴植入材料治疗牙周骨下袋效果的研究
	卫绪懿	女	1988.02	2014.07	口腔医学	王新知	预成石英纤维桩表面经聚多巴胺处理后的微推出粘接强度
	章文博	男	1987.10	2014.07	口腔医学	彭 歆	上颌鳞状细胞癌颈淋巴转移的临床研究
	易 纯	女	1989.10	2014.07	口腔医学	林 野	上颌前牙即刻种植即刻修复美学效果研究
	杨 洋	女	1988.07	2014.07	口腔医学	谭建国	氧化锆表面紫外线处理对成纤维细胞生物学行为的影响
	梁 节	女	1987.10	2014.07	口腔医学	蔡志刚	数字化外科技术在辅助上颌骨缺损重建手术中应用的初步研究
	吕冬梅	女	1988.01	2014.07	口腔医学	高学军	新型生物陶瓷材料(iRoot)的生物相容性及对 OPG/RANKL,IL-1,IL-6 的影响
	李京琦	男	1988.06	2014.07	口腔医学	王 兴	中国北方正常人群三维牙轴角度测量初步研究
	潘 徽	女	1988.01	2014.07	口腔医学	刘 鹤	聚乳酸可吸收根管桩性能的体外研究
	张海东	男	1988.02	2014.07	口腔医学	孟焕新	锥形锁柱种植体用于牙周炎患者缺牙修复的临床观察及影像学分析
	郭怡丹	女	1988.06	2014.07	口腔医学	葛立宏	Er:YAG 激光用于比格犬牙髓切断术的初步研究
	邹 东	男	1987.04	2014.07	口腔医学	冯海兰	无牙颌对阻塞性睡眠呼吸暂停低通气综合征的影响

续表12

博士学位授予单位	姓名	性别	出生年月	获学位年月	所授学位专业	指导教师	毕业论文题目
	胡晓晟	女	1987.12	2014.07	口腔医学	华　红	人类β防御素-2和3与口腔癌及口腔潜在恶性病变关系的初步研究
	王　吉	女	1987.11	2014.07	口腔医学	高学军	显微根尖手术的X线影像学评价
	罗　强	男	1988.05	2014.07	口腔医学	谢秋菲	种植冠桥修复后局部牙列变化的临床研究
	穆海丽	女	1987.06	2014.07	口腔医学	高学军	后牙复合树脂修复体边缘适合性和耐磨性的远期临床评价
	王　潇	女	1989.04	2014.07	口腔医学	秦　满	3-5岁重度龋儿童唾液MMP-2和MMP-9水平及单核苷酸多态性的初步研究
	杨　璇	男	1989.03	2014.07	口腔医学	孟焕新	汉族青年上中切牙分类及其与牙龈形态特征的相关性研究
	付　玉	女	1988.06	2014.07	口腔医学	周彦恒	纤维内矿化胶原对间充质干细胞形貌、增殖与分化的影响
第四军医大学							
	王　萌	女	1988.05	014.06	口腔医学	王勤涛	不同牙周治疗手段对根面结构及牙周膜细胞生长的影响
	张卓然	男	1987.05	2014.06	口腔医学	张玉梅	纯钛烤瓷修复体临床疗效及钛瓷结合强度影响因素的研究
	雒可夫	男	1987.07	2014.06	口腔医学	陈吉华	自噬对于年轻/年老骨髓间充质干细胞免疫抑制能力的影响
	任　楠	男	1987.09	2014.06	口腔医学	赵铱民	双向诱导分化的ADSCs细胞膜片促进放疗区种植体骨结合的实验研究
	刘思颖	女	1987.12	2014.06	口腔医学	丁　寅	幼龄犬髁突囊外损伤对髁突及下颌骨生长发育影响的实验研究
	庞超远	男	1988.06	2014.06	口腔医学	胡开进	两种去蛋白牛骨基质材料用于牙槽嵴保存及延期种植治疗的临床研究
	林盛筱	男	1987.05	2014.06	口腔医学	李德华	冲压法上颌窦底提升同期种植体植入术的临床前瞻性研究
	王清超	男	1987.07	2014.06	口腔医学	王小竞	生理性根吸收过程中PDLSCs对破骨细胞分化与凋亡调节作用的研究
武汉大学							
	刘音辰	女	1988.06	2014.06	口腔临床医学	黄　翠	芹菜素对变异链球菌黏附的影响及粘接剂抗菌改性初探

续表 12

博士学位授予单位	姓名	性别	出生年月	获学位年月	所授学位专业	指导教师	毕业论文题目
	周顺泉	男	1989.05	2014.06	口腔临床医学	贺　红	不同人群牙槽弓的 CBCT 三维测量研究
	尹苗	女	1988.06	2014.06	口腔临床医学	王家伟	携镁光交联海藻酸盐水凝胶骨组织工程支架的基础研究
	王宇帆	男	1989.08	2014.06	口腔临床医学	赵怡芳	Survivin 对腺样囊性癌自噬及缺氧的作用研究
	王　鹏	男	1988.07	2014.06	口腔临床医学	王贻宁	基于天然牙颜色分布模型及混合瓷粉方法对口腔比色方法的探索研究
	何克飞	男	1987.12	2014.06	口腔临床医学	赵怡芳	巨噬细胞标志物在淋巴管畸形及口腔癌组织中的表达研究
	张晓欣	男	1987.12	2014.06	口腔临床医学	施　斌	口腔种植区域骨缺损修复新材料生物学研究
	陆金标	男	1987.10	2014.12	口腔临床医学	龙　星	颞下颌关节盘穿孔外科治疗的临床及影像学研究 & 病例报告
	郭　宇	男	1988.11	2014.12	口腔临床医学	彭　彬	K3、TF 和 K3XF 对弯曲根管成形能力的比较研究及病例报告

（吴　婷）

科学研究

教育部关于印发《高等学校科学研究优秀成果奖（科学技术）奖励办法》的通知

教技发[2015]1号

各省、自治区、直辖市教育厅（教委），新疆生产建设兵团教育局，部属各高等学校：

为深入贯彻党的十八大和十八届二中、三中、四中全会精神，主动适应科教兴国、人才强国、可持续发展和创新驱动发展等国家重大发展战略，深化高校科技奖励改革，进一步发挥科技奖励的导向职能，体现高校特色，提高高校科研水平和人才培养质量，更好地服务经济社会发展，我部对2009年4月发布的《高等学校科学研究优秀成果奖（科学技术）奖励办法》进行了修订。

现将修订后的《高等学校科学研究优秀成果奖（科学技术）奖励办法》印发给你们，请遵照执行。

中华人民共和国教育部

二〇一五年二月四日

高等学校科学研究优秀成果奖（科学技术）奖励办法

第一章　总则

第一条　为了调动高等学校广大教师和科技工作者、科研组织进行科技创新、自主创新和推动科技进步的积极性，促进高等学校科技创新与人才培养，加速我国教育和科学技术事业的发展，根据《国家科学技术奖励条例》，结合高等学校实际情况，制定本办法。

第二条　高等学校科学研究优秀成果奖（科学技术）用以鼓励在推动科学技术进步中做出突出贡献的高等学校的教师、科技工作者和科研组织，授予我国公民和组织，并对同一项目授奖的公民、组织按照贡献大小排序。高等学校科学研究优秀成果奖（科学技术）包括下列奖项：

（一）高等学校科学研究优秀成果奖自然科学奖；

（二）高等学校科学研究优秀成果奖技术发明奖；

（三）高等学校科学研究优秀成果奖科学技术进步奖；

（四）高等学校科学研究优秀成果奖青年科学奖。

第三条　高等学校科学研究优秀成果奖（科学技术）贯彻尊重知识、尊重人才的方针，鼓励自主创新，鼓励攀登科学技术高峰，促进科学研究、教学和人才培养密切结合，激励青年学者，加速科教兴国、人才强国、可持续发展和创新驱动发展战略的实施。其推荐、评审和授奖实行公开、公平、公正原则，不受任何组织或者个人的非法干预。

第四条　高等学校科学研究优秀成果奖（科学技术）设一等奖、二等奖，对于特别优秀的成果可授予特等奖，高等学校科学研究优秀成果奖青年科学奖不分等级。高等学校科学研究优秀成果奖(科学技术)每年奖励总数不超过 320 项。

第五条 教育部设立高等学校科学研究优秀成果奖(科学技术)奖励委员会(简称奖励委员会)。奖励委员会设委员 20 至 30 人,由经遴选的知名专家学者和有关主管部门领导组成,由教育部聘任。奖励委员会委员实行聘任制,每届任期 3 年,任期届满进行换届,每次换届人数不低于 1/3。

奖励委员会主要职责:审定高等学校科学研究优秀成果奖(科学技术)评审委员会(简称评审委员会)提名推荐的特等奖候选项目和评审出的青年科学奖候选人,审定评审委员会提交的一等奖、二等奖候选项目,对奖励工作提供政策性意见和建议。奖励委员会的审定结果报教育部批准。

第六条 奖励委员会下设奖励工作办公室,负责奖励的日常工作。奖励工作办公室设在教育部科技发展中心,教育部科技发展中心为奖励工作的组织管理部门。

第七条 评审委员会根据当年推荐项目的学科分布等具体情况,由相关学科领域学术造诣高、学风端正的专家、学者组成。评审委员会委员实行聘任制,并根据当年申报项目情况,每年对评审委员会进行调整,调整比例不低于 1/3,每届任期 3 年。

评审委员会主要职责:评审高等学校科学研究优秀成果奖(科学技术)一等奖、二等奖候选项目和青年科学奖候选人,提名推荐特等奖候选项目,对评审工作中出现的有关问题进行处理。

第二章 申报与提名推荐条件

第八条 高等学校科学研究优秀成果奖自然科学奖(以下简称自然科学奖)授予在基础研究和应用基础研究中做出重要科学发现的个人和单位。

重要科学发现应具备下列条件:

(一)前人尚未发现或者尚未阐明。指该项自然科学发现为国内外首次提出,或者其科学理论在国内外首次阐明,且主要论著为国内外首次发表。

(二)具有重大科学价值。指在学术上处于国际同类研究的领先或者先进水平,并在科学理论、学说上有创见,在研究方法、手段上有创新,以及在基础数据的收集和综合分析上有创造性和系统性的贡献;并对科学技术的发展有重要意义,或者对经济建设和社会发展具有重要影响。

(三)得到国内外自然科学界公认。指主要论著已公开发行或出版二年以上,其重要科学结论已为国内外同行引用或已应用。

第九条 自然科学奖的主要完成人必须是该项自然科学发现代表论著的作者,并具备下列条件之一:

(一)提出总体学术思想、研究方案;

(二)发现与阐明重要科学现象、特性和规律,并创立科学理论和学说,或者提出研究方法和手段,以及对重要基础数据进行收集和综合分析等;

(三)解决关键性学术疑难问题或者实验技术难点。

自然科学奖的主要完成单位应是在成果的研究过程中,主持或参与研究计划或方案的制订及组织实施,并提供技术、经费或设备等条件,对该项成果的研究起到重要作用的单位。获奖单位必须是主要完成人所在的单位。

第十条 由中外学者合作完成的论著,中国学者应为主要作者,且不存在知识产权权属的争议,并由国外学术机构或人员提供书面证明材料。

第十一条 高等学校科学研究优秀成果奖技术发明奖(其中含专利类)(以下简称技术发明奖),授予在运用科学技术知识做出产品、工艺、材料及其系统等重要技术发明的个人和单位。

重要技术发明应具备下列条件:

（一）前人尚未发明或尚未公开。指该项技术发明为国内外首创，或者虽然国内外已有但主要技术内容尚未在国内外公开出版物、媒体及各种公众信息渠道上发表或者公开，也未曾公开使用。

（二）具有先进性和创造性。指该项技术发明与国内外已有同类技术相比较，其技术构思有实质性的特点和显著的进步，主要性能（性状）、技术经济指标、科学技术水平及其促进科学技术进步的作用和意义等方面综合优于同类技术。

（三）经实施，创造了显著经济效益或社会效益，或具有明显的应用前景。指该项技术发明成熟，并实施应用 2 年以上，取得良好的效果。直接关系到人身和社会安全的技术发明成果，如动植物新品种、药品、食品、基因工程技术等，在未获得行政机关审批之前，不得推荐。

技术发明奖（专利类）应为具备已被授权发明专利的或已被授权实用新型专利的科研成果（不含国防专利和保密专利）；专利实施后取得了明显的经济效益或社会效益。

第十二条　技术发明奖的主要完成人应当具备下列条件之一：

（一）在该项技术发明过程中做出重要贡献，是全部或部分创造性技术内容的独立完成人；

（二）在实施该项技术发明中做出了重要贡献。

技术发明奖的主要完成单位是指发明成果的主要完成人所在单位，并对该项发明的完成起重要作用或实施该发明技术的单位。

第十三条　技术发明奖（专利类）的主要完成人应当是该项专利的发明人及在实施该专利技术中做出突出贡献的有关人员；主要完成单位是指该项专利的专利权人及实施该专利技术的单位。

第十四条　高等学校科学研究优秀成果奖科学技术进步奖（其中含推广类和科普类）（以下简称科技进步奖）授予在应用推广先进科学技术成果、完成重要科学技术工程、计划、项目等方面做出创造性贡献，或在科学普及中做出重要贡献的个人和单位。科技进步奖的成果应当具备下列条件：

（一）技术创新性突出。在技术上有创新，特别是在高新技术领域进行自主创新，形成了产业的主导技术和名牌产品，或者应用高新技术对传统产业进行装备和改造，通过技术创新，提升传统产业，增加行业的技术含量；技术难度较大，解决了行业发展中的热点、难点和关键问题；总体技术水平和主要技术经济指标达到了行业的领先水平。

（二）经济效益或者社会效益显著。所开发的成果经过 2 年以上的实施应用，产生了明显的经济效益或者社会效益，实现了技术创新的市场价值或者社会价值，为经济建设、社会发展和国家安全做出了很大贡献。

（三）推动行业科技进步作用明显。成果的转化程度高，具有较强的示范、带动和扩散能力，提高了行业的技术水平、竞争能力和系统创新能力，促进了产业结构的调整、优化、升级及产品的更新换代，对行业的发展具有很大作用。

第十五条　科技进步奖（推广类）的成果应具备：推广、应用先进科学技术成果或在科技成果商品化、产业化过程中做出突出贡献，已取得较大的经济效益或社会效益，形成产业规模或达到一定的应用覆盖面。

第十六条　科技进步奖（科普类）的成果应具备：选题内容或者表现形式、创造手法有重要创新，创作难度较大，成品质量达到同类产品中的优秀水平；社会效益显著，普及面在国内同类科普作品中处于领先水平；对科普作品创造具有明显的示范带动作用。

第十七条　科技进步奖的主要完成人应当具备下列条件之一：

（一）在提出和确定项目的总体技术方案中做出重要贡献；

（二）在关键技术和疑难问题的解决中做出重要贡献；

（三）在成果转化和应用推广过程中做出重要贡献；

（四）在高新技术产业化的技术实施过程中做出创造性贡献；

（五）在提高国民科学文化素养、普及科技知识等方面做出重要贡献。

科技进步奖的主要完成单位是指科技成果的主要完成人所在单位，在项目研制、开发、投产应用和推广过程中提供技术、设备和人员等条件，对成果的完成起到重要作用的单位。行政管理部门一般不得作为主要完成单位。

第十八条　青年科学奖授予长期从事基础性科学研究并取得了有一定影响的原创性成果的在校青年教师，年龄不超过 40 周岁。候选人应具备勇于创新的科学精神、良好的科学道德、扎实的学术素养和高尚的师德风尚，潜心科学研究，积极开展人才培养，具有独立开展科学研究的能力与较强的科研发展潜力。

第三章　推荐办法

第十九条　高等学校科学研究优秀成果奖（科学技术）每年推荐、评审一次。

第二十条　高等学校科学研究优秀成果奖（科学技术）中的自然科学奖、技术发明奖、科技进步奖的一等奖、二等奖由下列单位和个人推荐：

（一）中央部委所属高等学校的各类研究成果，经学校批准，由学校直接向奖励工作组织管理部门推荐；

（二）地方高等学校的各类研究成果，需经学校批准后，由省、自治区、直辖市教育厅（教委）向奖励工作组织管理部门推荐；

（三）3 名以上中国科学院院士、中国工程院院士可联署向奖励工作组织管理部门推荐 1 项所熟悉专业的研究成果。

第二十一条　2 个以上单位合作完成的项目，应当协商后，由第一完成单位组织推荐，但第一完成单位应当是高等学校。

第二十二条　涉及国防、国家安全方面的成果，应遵守国家相关保密规定。

第二十三条　自然科学奖、技术发明奖、科技进步奖的特等奖，由专家评审委员会对当年一等奖拟授奖项目中特别突出的成果提名推荐为特等奖。

第二十四条　青年科学奖实行提名推荐制。候选人须由提名人以书面方式推荐。提名人主要包括：

（一）中国科协管辖的有关学会；

（二）有关高校校长；

（三）国家科学技术奖、教育部奖有关获奖人；

（四）在高校工作的两院院士（3 名以上联名）。

第二十五条　推荐单位、推荐人认为有关专家参加评审可能影响评审公正性的，可以要求回避，并书面提出理由。每项推荐所提出的回避专家人数不得超过 3 人。

第二十六条　有下列情形之一的成果，不得推荐高等学校科学研究优秀成果奖（科学技术）：

（一）已获得过国家级、省（部）级科学技术奖的；

（二）在知识产权以及完成单位、完成人署名等方面存在争议，尚未解决的；

（三）依照有关法律、法规规定必须取得有关许可证，且直接关系到人身和社会安全、公共利益的项目，尚未获得行政主管部门批准的。

第二十七条　申报高等学校科学研究优秀成果奖的完成人同一年度只能申报一项。

第二十八条　经评审未授奖的项目，如无实质性进展，原则上须间隔一年推荐。

第二十九条　推荐高等学校科学研究优秀成果奖（科学技术）的项目需按有关规定填

写《推荐书》，提供相关材料。推荐书及相关材料应当完整、真实。

第四章 评审标准

第三十条 自然科学奖的评审标准为：

(一)在科学上取得突破性进展，并为国内外学术界所公认和广泛引用，推动了本学科或其分支学科或相关学科的发展，或者对经济建设、社会发展有很大影响的，可评为一等奖。

(二)在科学上取得重要进展，并为国内外学术界所公认和引用，推动了本学科或者其分支学科的发展，或者对经济建设、社会发展有较大影响的，可评为二等奖。

(三)对于原始性创新特别突出、具有特别重大科学价值、在国际相关学术领域中具有引领作用、在国内外具有重大影响的科学发现，可评为特等奖。

第三十一条 技术发明奖的评审标准为：

(一)属国内外首创的重要技术发明，技术思路独特，技术上有很大的创新，技术经济指标达到了国际同类技术的领先水平，推动了相关领域的技术进步，已产生显著的经济效益或者社会效益或具有显著的应用前景，可评为一等奖。

(二)属国内外首创，或者国内外已有但尚未公开的主要技术发明，技术思路新颖，技术上有较大的创新，技术经济指标达到了国际同类技术的先进水平，对本领域的技术进步有推动作用，并产生了明显经济效益、社会效益或具有明显的应用前景，可评为二等奖。

(三)对原始性创新特别突出、主要技术经济指标显著优于国内外同类技术或者产品，并取得重大经济或者社会效益的特别重大的技术发明，可评为特等奖。

第三十二条 技术发明奖(专利类)的评审标准为：

(一)发明专利类：发明原创性强，技术经济指标达到国际同类技术的领先水平，对促进本领域的技术进步与创新有突出的作用，专利实施后取得了显著的经济效益或社会效益的，可评为一等奖；技术思路新颖，技术上有较大的创新，技术经济指标达到国际同类技术的先进水平，对本领域的技术进步与创新有促进作用，专利实施后取得了明显的经济效益或社会效益的，可评为二等奖。

(二)实用新型专利类：技术方案构思独特、新颖，技术上有很大的创新，对本领域的技术进步有推动作用，专利实施后取得了很大的经济效益或社会效益的，可评为一等奖；技术方案构思巧妙、新颖，技术上有较大的创新，对本领域的技术进步有推动作用，专利实施后取得了较大的经济效益或社会效益的，可评为二等奖。

第三十三条 科技进步奖从技术开发、社会公益、国家安全三个方面制定评审标准，分别为：

(一)技术开发：在关键技术和系统集成上有重要创新，技术难度大，总体技术水平和主要技术经济指标达到了国际同类技术的先进水平，市场竞争力强，成果转化程度高，取得了显著的经济效益，对行业的技术进步和产业结构优化升级有很大作用的，可评为一等奖；在关键技术和系统集成上有较大创新，技术难度较大，总体技术水平和主要技术经济指标达到了国内同类技术的领先水平，并接近国际同类技术的先进水平，市场竞争力较强，成果转化程度较高，取得了明显的经济效益，对行业的技术进步和产业结构调整有较大意义的，可评为二等奖。

(二)社会公益：在关键技术和系统集成上有重要创新，技术难度大，总体技术水平和主要技术指标达到了国际同类技术的先进水平，并在行业得到广泛应用，取得了显著的社会效益，对科技发展和社会进步有很大意义的，可评为一等奖；在关键技术和系统集成上有较大创新，技术难度较大，总体技术水平和主要技术指标达到了国内同类技术的领先水平，并接近国际同类技术的先进水平，在行业较大范围应用，取得了明显的社会效益，对科技发展和社会进步有较大意义的，可评为二等奖。

（三）国家安全：在关键技术和系统集成上有重要创新，技术难度大，总体技术达到国际同类技术的先进水平，应用效果突出，对国防建设和保障国家安全具有很大作用的，可评为一等奖；在关键技术和系统集成上有较大创新，技术难度较大，总体技术达到国内同类技术的领先水平，并接近国际同类技术的先进水平，应用效果突出，对国防建设和保障国家安全有较大作用的，可评为二等奖。

（四）对于技术创新性特别突出、经济效益或者社会效益特别显著、推动行业科技进步特别明显的项目，可评为特等奖。

第三十四条　科技进步奖（推广类）的评审标准为：总体技术达到国际同类技术的先进水平，推广机制、方法、措施有效，已获得了显著的经济效益或社会效益，成果转化具有重要的示范、带动和扩散作用，对推动行业技术进步效果显著，可评为一等奖；总体技术达到国内同类技术的先进水平，推广机制、方法、措施有效，已获得明显的经济效益或社会效益，成果转化具有重要的示范、带动和扩散作用，对推动行业技术进步效果明显，可评为二等奖。

第三十五条　科技进步奖（科普类）的评审标准为：作品在表达科学技术知识的视角和方法方面具有重大创新，能够准确进行科学描述，内容通俗易懂且为大众所广泛欢迎，对于提高国民科学文化素养、普及科技知识、弘扬科学精神发挥重要作用的，可评为一等奖；在表达科学技术知识的视角和方法方面具有较大创新，能够准确进行科学描述，内容通俗易懂且为大众欢迎，对于提高国民科学文化素养、普及科技知识、弘扬科学精神发挥较大作用的，可评为二等奖。

第三十六条　青年科学奖的评审标准为：致力于科学前沿，独立开展基础性学术研究的能力强；在科学研究中取得原创性成果，产生了一定的国际学术影响；积极开展人才培养，并取得有效成绩；学术思想活跃，具有很好的学术发展前景。

第三十七条　坚持科技贡献为科技成果评价的主要依据，同时充分考虑科技成果在人才培养和提高教学质量，以及科学普及、师德风尚等方面所发挥的作用。在科技成果水平基本一致的情况下，对同时在教书育人或科学普及方面也做出贡献的科研人员取得的成果给予优先奖励。

第五章　评审和授予

第三十八条　奖励工作办公室负责组织对《推荐书》及相关材料进行形式审查，审查的主要内容为推荐奖励范围、推荐时间、推荐书等是否符合要求。推荐技术发明奖、科技进步奖的，还需审查经济效益、社会效益、推广应用情况等。

第三十九条　形式审查合格的候选项目和候选人按以下程序进行评审：

（一）送同行专家进行通信评审。

（二）在通信评审的基础上，召开高等学校科学研究优秀成果奖（科学技术）专家评审委员会会议，提出建议奖励种类、奖励等级、奖励人员和单位。

（三）对特等奖候选项目推荐和青年科学奖候选人评审，应由出席评审委员会会议委员的 2/3 多数表决通过；提名推荐的一等奖项目，应由出席评审委员会会议委员的 2/3 多数表决通过；二等奖项目应由出席评审委员会会议委员多于 1/2 的多数表决通过。

（四）对于特等奖候选项目和青年科学奖候选人，进行现场考察。

（五）召开高等学校科学研究优秀成果奖（科学技术）奖励委员会会议，对评审委员会提交的评审结果进行审定。

第四十条　为使评审结果公平、公正，高等学校科学研究优秀成果奖(科学技术)实行回避制度。推荐项目的主要完成人不能作为当年的评审专家,项目完成单位的专家不参与本单位项目的评审工作。

第四十一条　推荐单位推荐前在本单位公示所推荐项目,教育部科技发展中心在其官方网站公布形式审查合格项目、奖励委员会审核审定通过的候选项目和候选人。涉及国防、国家安全的保密项目,按照国家有关规定在适当范围内公示。

第四十二条　高等学校科学研究优秀成果奖(科学技术)的获奖项目和获奖人由教育部授奖,并颁发证书。

第六章　异议及处理

第四十三条　高等学校科学研究优秀成果奖(科学技术)接受社会监督,实行异议处理制度。任何单位或个人对公示的候选项目和候选人如有异议,在规定的公示期内可向异议受理部门提出。逾期提出的异议,除属弄虚作假和剽窃成果或成果有原则性错误的异议外,不予受理。

第四十四条　异议应当以书面形式提出,并提供相关证据,单位提出异议的须加盖单位公章,个人提出异议的应署真实姓名、工作单位、联系方式。

第四十五条　异议分为实质性异议和非实质性异议。凡对涉及候选项目的创新性、先进性、实用性和《推荐书》填写不实以及主要完成人、候选人学风师德存在重大问题所提的异议为实质性异议;对主要完成人、主要完成单位及其排序的异议,为非实质性异议。推荐单位、推荐专家、完成人和完成单位对评审等级的意见,不属于异议范围。

第四十六条　推荐前公示期提出的异议由推荐单位处理,并在推荐材料中附上推荐项目公示报告。

第四十七条　项目受理之后出现的实质性异议由奖励工作办公室会同有关推荐单位或者推荐专家协助处理。涉及异议的任何一方应当积极配合,不得推诿或延误。有关单位或推荐专家接到异议处理通知后,应当在规定的时间内核实异议材料,并如期做出答复。必要时,奖励工作办公室可以组织有关专家进行调查、复议,提出处理意见,并根据需要报请下一年度高等学校科学研究优秀成果奖(科学技术)专家评审委员会决定。

非实质性异议由推荐单位或者推荐专家负责调查、核实、协调,提出初步处理意见报奖励工作办公室审核。

推荐单位或者推荐专家在规定的时间内未提出调查、核实报告,视为弃权。

涉及国家安全成果的异议,由有关部门处理,并将处理结果报评审组织管理部门。

第四十八条　参加处理异议问题的单位和人员,应当尊重科学精神,依法依规、客观公正,并严守秘密。

第七章　罚则

第四十九条　剽窃、侵夺他人的发现、发明或者其他科学技术成果的,或者以其他不正当手段骗取高等学校科学研究优秀成果奖(科学技术)的,由评审组织管理部门报教育部,由教育部撤销其奖励,追回证书等。

第五十条　推荐单位或推荐专家提供虚假数据、材料,协助他人骗取高等学校科学研究优秀成果奖(科学技术)的,由评审组织管理部门报教育部,教育部予以通报批评或者取消其推荐资格。

第五十一条　参与高等学校科学研究优秀成果奖(科学技术)活动的有关人员在评审活动中弄虚作假、徇私舞弊、泄露秘密,依据有关规定给予处分。

第八章　附则

第五十二条　本办法自公布之日起施行。

教育部关于2014年度高等学校科学研究优秀成果奖(科学技术)奖励的决定

教技发[2015]2号

为深入贯彻落实党的十八大和十八届三中、四中全会精神,大力实施创新驱动发展战略,促进高等学校科技创新,根据《高等学校科学研究优秀成果奖(科学技术)奖励办法》,我部组织开展了2014年度高等学校科学研究优秀成果奖(科学技术)评审工作。经评审,决定授予"新型低功耗多栅MOS器件的实验与理论研究"等42项成果高等学校科学研究优秀成果奖自然科学奖一等奖,授予"飞秒激光三维微纳制备机理及其应用基础研究"等87项成果高等学校科学研究优秀成果奖自然科学奖二等奖;授予"特种液晶材料及调光膜制备技术"等20项成果高等学校科学研究优秀成果奖技术发明奖一等奖,授予"新型高效厌氧悬浮床反应器关键技术、装备及应用"等23项成果高等学校科学研究优秀成果奖技术发明奖二等奖;授予"华北大气污染跨省域输送-转化机理及预报-联控技术"等39项成果高等学校科学研究优秀成果奖科学技术进步奖一等奖,授予"强震区桥隧混凝土抗渗裂增韧协同设计方法与工程应用"等78项成果高等学校科学研究优秀成果奖科学技术进步奖二等奖;授予"空化湍流机理研究及其在水力机械中的应用与推广"等3项成果高等学校科学研究优秀成果奖科学技术进步奖(推广类)二等奖;授予"一种多孔纳晶电极的制备方法及其应用"等2项成果高等学校科学研究优秀成果奖专利奖二等奖。

全国高校科学技术工作者要向全体获奖者学习,继续发扬求真务实、勇于创新的科学精神,不畏艰险、勇攀高峰的探索精神,团结协作、淡泊名利的团队精神,报效祖国、服务社会的奉献精神,坚定不移地走创新驱动发展之路,不断提高自主创新能力,积极投身于创新驱动发展战略的实践中,为建设创新型国家、促进科学发展做出新的更大贡献。

附件:2014年度高等学校科学研究优秀成果奖(科学技术)授奖项目(略)

中华人民共和国教育部

二〇一五年二月十六日

表1 2012—2014年度高等学校科学研究优秀成果奖(科学技术)授奖项目(口腔医学)

证书编号	奖种名称	等级	项目名称	主要完成人	主要完成单位
2014-071	自然科学奖	2	口腔颌面部鳞癌诊断和治疗靶点的基础与临床应用	陈万涛 徐 骎 张志愿 严 明 张陈平 曹 巍 张 萍 张建军	北京大学
2014-232	科学技术进步奖	2	间充质干细胞治疗自身免疫病的临床应用和基础研究	孙凌云 张华勇 王丹丹 王松灵 梁 军 李 霞 冯学兵 王 红 顾 菲 华冰珠 刘布骏	南京大学,首都医科大学
2013-065	自然科学奖	2	口腔黏膜上皮细胞体外癌变模型的建立及基因组学、蛋白质组学研究	钟来平 张志愿 潘红芽 叶冬霞 张 雷 杨 筱 陈万涛	上海交通大学

续表 1

证书编号	奖种名称	等级	项目名称	主要完成人	主要完成单位
2013-149	技术发明奖	2	多尺度、多维度填料协同增强树脂基口腔生物材料及临床修复技术	邓旭亮 杨小平 王新知 卫 彦 蔡 晴 胡晓阳	北京大学，北京化工大学
2013-246	科技进步奖	2	颞下颌关节囊内粘连的诊疗新技术及发病机制	张善勇 杨 驰 陈万涛 刘秀明 沈 佩 陈敏洁 蔡协艺 王保利 曹 巍 魏魁杰	上海交通大学
2013-267	科技进步奖	2	牙种植体周围骨再生的基础和临床研究	林云锋 宫 苹 满 毅 蔡潇潇 杨醒眉 袁 泉 彭 强 高 波 孙建勋	四川大学
2012-024	自然科学奖	1	牙齿磨损机理及抑制研究	周仲荣 于海洋 郑 靖 钱林茂 黎 红 朱旻昊 莫继良 蔡振兵	西南交通大学，四川大学
2012-262	科技进步奖	2	口腔黏膜癌变及转移的新分子事件与防治研究	陈谦明 李龙江 江 潞 梁新华 王 智 张 壮 曾 昕 李 一 黄灿华 韩 波 赵洪伟 温玉明 汤亚玲 朱桂全 周 敏	四川大学

（吴　婷）

科技部关于公布 2014 年创新人才推进计划入选名单的通知

国科发政[2015]56 号

各省、自治区、直辖市及计划单列市科技厅（委、局），新疆生产建设兵团科技局，国务院各有关部门、直属机构，各有关单位：

根据《创新人才推进计划实施方案》规定，科技部开展了 2014 年创新人才推进计划组织实施工作。经申报推荐、形式审查、专家评议和公示等环节，确定 306 名中青年科技创新领军人才（附件 1）、213 名科技创新创业人才（附件 2）、52 个重点领域创新团队（附件 3）和 33 个创新人才培养示范基地（附件 4）入选 2014 年创新人才推进计划。

特此公布。

附件：

1. 中青年科技创新领军人才入选名单（略）
2. 科技创新创业人才入选名单（略）
3. 重点领域创新团队入选名单（略）
4. 创新人才培养示范基地入选名单（略）

中华人民共和国科技部

二〇一五年二月二十六日

表 2　2014 年中青年科技创新领军人才入选名单（口腔医学）*

序号	姓 名	所在单位
123	林云锋	四川大学
166	蒋欣泉	上海交通大学

注：* 摘自科技部 2014 年中青年科技创新领军人才入选名单。

2014 年创新人才推进计划名单解析

近日，科技部公布了 2014 年创新人才推进计划入选名单。根据《创新人才推进计划实施方案》规定，经申报推荐、形式审查、专家评议和公示等环节，全国高校共有 180 名中青年科技创新领军人才、28 个重点领域创新团队和 13 个创新人才培养示范基地入选 2014 年创新人才推进计划，分别占总数的 58.82%、53.85% 和 39.39%。其中，教育部直属高校有 120 名中青年科技创新领军人才、19 个重点领域创新团队和 7 个创新人才培养示范基地入选，平均占全国高校的三分之二。相比去年，高校入选中青年科技创新领军人才数量增长了 41.73%，入选重点领域创新团队数量持平。教育部将和有关高校加强对入选对象的后续支持、跟踪服务和考核管理。

据悉，创新人才推进计划是国家从 2011 年开始组织实施的国家高层次创新人才培养培育计划，由中青年科技创新领军人才、科技创新创业人才、重点领域创新团队、创新人才培养示范基地四项内容构成，是《国家高层次人才特殊支持计划》的重要组成部分，旨在贯彻落实《国家中长期人才发展规划纲要（2010—2020 年）》，通过创新体制机制、优化政策环境、强化保障措施，培养和造就一批具有世界水平的科学家、高水平的科技领军人才和工程师、优秀创新团队和创业人才，打造一批创新人才培养示范基地，加强高层次创新型科技人才队伍建设，引领和带动各类科技人才的发展，为提高自主创新能力、建设创新型国家提供有力的人才支撑。

中国教育报

二〇一五年三月十六日

2013 年创新人才推进计划入选名单公布

国科发政[2014]71 号

各省、自治区、直辖市及计划单列市科技厅（委、局），新疆生产建设兵团科技局，国务院各有关部门、直属机构，各有关单位：

根据《创新人才推进计划实施方案》规定，科技部开展了 2013 年创新人才推进计划组织实施工作。经申报推荐、形式审查、专家评议和公示等环节，确定 267 名中青年科技创新领军人才（附件 1）、242 名科技创新创业人才（附件 2）、67 个重点领域创新团队（附件 3）和 38 个创新人才培养示范基地（附件 4）入选 2013 年创新人才推进计划。

特此公布。

附件：

1. 中青年科技创新领军人才入选名单（略）
2. 科技创新创业人才入选名单（略）
3. 重点领域创新团队入选名单（略）
4. 创新人才培养示范基地入选名单（略）

中华人民共和国科技部

二〇一四年三月二十日

表 3　2013 年中青年科技创新领军人才入选名单(口腔医学)*

序号	姓 名	所在单位
32	邓旭亮	北京大学口腔医学院

注:* 摘自科技部中青年科技创新领军人才入选名单。

表 4　2013 年重点领域创新团队入选名单(口腔医学)*

序号	团队名称	团队负责人	依托单位
36	重大口腔疾病发病机制与防治研究创新团队	陈谦明	四川大学

注:* 摘自科技部 2013 年重点领域创新团队入选名单。

关于印发《国家自然科学基金依托单位基金工作管理办法》的通知

国科金发计[2014]75 号

各依托单位:

《国家自然科学基金依托单位基金工作管理办法》业经 2014 年 10 月 14 日国家自然科学基金委员会委务会议通过,现予公布,自 2015 年 1 月 1 日起实施。

附件:《国家自然科学基金依托单位基金工作管理办法》

国家自然科学基金委员会
二〇一四年十月二十八日

国家自然科学基金依托单位基金工作管理办法

(2014 年 10 月 14 日国家自然科学基金委员会委务会议通过)

第一章　总则

第一条　为了规范和加强国家自然科学基金依托单位(以下简称依托单位)的国家自然科学基金(以下简称科学基金)管理工作,充分发挥依托单位的作用,保障科学基金的使用效益,根据《国家自然科学基金条例》(以下简称《条例》),制定本办法。

第二条　本办法所称依托单位,是指经国家自然科学基金委员会(以下简称自然科学基金委)审核,具有科学基金管理资格并予以注册的单位。

依托单位的注册、履行科学基金项目管理、监督、保障等职能适用本办法。

第三条　依托单位的科学基金管理工作应当坚持科学规范、有效监督、保障有力的原则。

第四条　自然科学基金委在依托单位管理中履行下列职责:

(一)受理和决定依托单位注册申请、变更以及注销;

(二)指导依托单位科学基金管理工作和组织培训;

(三)监督依托单位的科学基金管理工作;

(四)其他与依托单位的科学基金管理相关的工作。

第五条 依托单位在基金资助管理工作中履行下列职责:

(一) 组织申请人申请科学基金资助;

(二) 审核申请人或者项目负责人所提交材料的真实性;

(三) 提供基金资助项目实施的条件,保障项目负责人和参与者实施基金资助项目的时间;

(四) 跟踪基金资助项目的实施,监督基金资助经费的使用;

(五) 配合自然科学基金委对基金资助项目的实施进行监督、检查。

第二章 注册

第六条 中华人民共和国境内的高等学校、科学研究机构以及其他公益性机构,符合下列条件的,可以向自然科学基金委申请注册为依托单位:

(一)具有独立法人资格;

(二)业务范围中具有科学研究的相关内容;

(三)具有从事基础研究活动的科学技术人员;

(四)具有开展基础研究所需的条件;

(五)具有专门的科学研究项目管理机构和制度;

(六)具有专门的财务机构和制度;

(七)具有必要的资产管理机构和制度。

第七条 自然科学基金委每年一次集中受理注册申请,受理注册通知应当在受理申请起始之日 30 日前公布。

对因国家经济、社会发展特殊需要或者其他特殊情况需要注册为依托单位的,自然科学基金委根据需求按程序受理注册申请。

申请单位应当按自然科学基金委的要求提交注册申请书及相关材料。

第八条 自然科学基金委应当及时完成注册审查并作出决定。

自然科学基金委决定予以注册的,应当及时书面通知申请单位并公布依托单位的名称;决定不予注册的,及时书面通知申请单位并说明理由。

第九条 依托单位出现下列情形之一,应当自该情形发生之日起 60 日内向自然科学基金委提出变更申请:

(一)依托单位名称、科学基金管理联系人信息、银行账号等基本信息变更;

(二)法人类型发生变更;

(三)因法人合并、分立等发生变更;

(四)其他需要变更的情形。

自然科学基金委接到变更申请后应当及时完成审查并且作出决定。自然科学基金委决定予以变更的,应当及时书面通知申请单位;决定不予变更的,按照本办法第十条规定处理。

第十条 依托单位出现以下情况之一时,自然科学基金委可以予以注销:

(一)依托单位提出注销申请的;

(二)不再符合本办法第六条规定的;

(三)受到自然科学基金委 3 至 5 年不得作为依托单位处罚的;

(四)自然科学基金委对其变更申请决定不予变更的。

发生前款第(三)项情形的,处罚期满后可以重新申请注册成为依托单位。

自然科学基金委应当及时公布被注销依托单位的名称。

第十一条 依托单位连续 5 年未获得国家自然科学基金资助的,其依托单位资格自动终止。

第三章 职责

第十二条 依托单位应当组织符合科学基金项目申请条件的本单位申请人,根据国家自然科学基金项目指南申请科学基金资助,为申请人提供申请科学基金资助的咨询和指导。

依托单位不得将另一依托单位作为本单位的下级单位申请科学基金资助。

第十三条 对于无工作单位或者所在单位不是依托单位的科学技术人员，依托单位同意其通过本单位申请科学基金资助的，应当认真审查该人员的资质和条件，签订书面合同。

书面合同应当明确项目保障条件、工作时间、管理权限、经费使用、知识产权、违约责任以及争议解决等方面内容。对于所在单位不是依托单位的人员，还应当经其所在单位书面同意。

依托单位应当对上述申请人的资格和信誉负责，并将其视为本单位科学技术人员实施有效的管理。

第十四条 依托单位应当按要求审查下列材料的真实性、完整性和合规性，并在规定期限内向自然科学基金委提交。

（一）项目申请材料；

（二）资助项目计划书；

（三）项目年度进展报告；

（四）项目结题报告和研究成果报告；

（五）项目变更、终止申请材料；

（六）项目资金年度收支报告；

（七）其他需要提交的相关材料。

第十五条 依托单位应当建立科学基金资助项目原始记录制度。

依托单位应当责令项目负责人或者参与者做好原始记录，定期对本单位的科学基金资助项目的原始记录进行查看。

第十六条 科学基金资助项目实施中有下列情形之一的，依托单位应当及时提出变更或者终止项目实施的申请，报自然科学基金委批准：

（一）项目负责人不再是本依托单位科学技术人员的；

（二）项目负责人不能继续开展研究工作的；

（三）项目负责人有剽窃他人科学研究成果或者在科学研究中有弄虚作假等行为的；

（四）其他需要由依托单位提出的情形。

第十七条 依托单位应当依照国家有关法律法规和科学基金项目资金管理的有关规定，认真审核科学基金项目资金的预算、决算，规范和加强科学基金项目资金的使用和管理，保障项目的组织实施，提高科学基金使用效益。

第十八条 依托单位对科学基金资助项目结题及项目研究形成的成果应当建立相应的管理制度：

（一）建立科学基金资助项目档案，项目结题后及时归档；

（二）对科学基金资助项目研究形成的知识产权进行有效管理，促进科学基金资助项目成果转化与传播；

（三）做好科学基金资助项目结题后成果的跟踪管理。

第十九条 依托单位应当及时将自然科学基金委的以下通知告知申请人或者项目负责人：

（一）项目初步审查结果通知；

（二）项目批准资助通知；

（三）项目变更审核结果通知；

（四）项目结题审核结果通知；

（五）其他需要的通知事项。

第二十条 依托单位应当每年撰写年度科学基金资助项目管理报告，并在规定的时间提交自然科学基金委。

年度科学基金资助项目管理报告应当包括本单位科学基金项目管理的情况、资金管理及使用情况、取得的重要成果以及对科学基金管理提出的意见和建议等内容。

自然科学基金委应当对年度科学基金资助项目管理报告进行审查。

第二十一条 依托单位应当建立常态化的自查自纠机制，跟踪科学基金资助项目的实施，监督科学基金资助资金的使用，严格依法处理本单位申请人、项目负责人、参与者出现的违法行为。

依托单位在科学基金项目管理过程中，如发现问题应当根据有关规定及时向自然科学基金委报告。

第四章　保障

第二十二条　依托单位应当将科学基金项目管理列为本单位科技管理工作的重要内容，健全领导体制和组织机构。

依托单位应当建立科学基金管理相关的项目、财务、人事、审计、资产、档案等制度，确保相关机构协调一致，共同保障本单位科学研究工作的有效开展。

第二十三条　依托单位应当提供科学基金资助项目实施所必需的工作条件。

第二十四条　科学基金资助项目实施过程中，依托单位应当确保项目研究队伍的稳定。不得擅自变更项目负责人，不得未经项目负责人同意变更、增加或减少项目参与者。

第二十五条　依托单位应当保证项目负责人和参与者在依托单位从事研究工作的时间符合所承担的科学基金资助项目类型的要求。

依托单位项目负责人和参与者的聘用期一般应当覆盖科学基金资助项目的执行期限。

第二十六条　依托单位应当选择责任心强、业务水平高、热心服务于科学技术人员的管理人员从事科学基金管理工作，并保障科学基金管理人员的稳定和管理人员变动时的工作衔接。

科学基金管理人员应当熟悉并掌握国家有关科研政策、法律法规和科学基金的管理制度，积极参加自然科学基金委组织的培训等活动。

第二十七条　依托单位应当监督本单位的项目申请人、负责人、参与者、评审专家和管理人员严格遵守自然科学基金委的各项规定，加强科研诚信建设，共同营造科学基金项目资助的良好科研环境。

第二十八条　自然科学基金委应当对依托单位进行法律法规、政策措施、业务知识或者管理经验等内容的培训。

自然科学基金委支持依托单位建立科学基金地区联络网，对其开展培训、研讨、经验交流等活动进行指导、监督并提供部分经费保障。

第二十九条　自然科学基金委定期表彰在科学基金管理工作中做出突出贡献的依托单位、科学基金地区联络网和个人。

第五章　监督与责任

第三十条　自然科学基金委应当建立抽查机制，定期抽查依托单位科学基金资助项目实施情况、项目资金的管理和使用情况、依托单位履行职责情况等事项，并公布抽查结果供公众查阅。

第三十一条　自然科学基金委建立依托单位信用记录制度，对依托单位实行分级管理。

第三十二条　依托单位的信用记录包括履行职责情况、项目资金管理情况、抽查及奖惩信息及其他相关信息。

第三十三条　自然科学基金委接受任何单位或者个人对依托单位及其科学基金管理人员违反《条例》和本办法规定行为的举报。

第三十四条　申请依托单位注册或者变更时有以下情形之一的，自然科学基金委应当予以警告：

（一）以隐瞒有关情况、提供虚假材料等不正当手段申请注册的；

（二）以隐瞒有关情况、提供虚假材料等不正当手段取得注册的；

（三）未在发生变更情形 60 日内向自然科学基金委提出书面变更申请的。

有前款第（一）项情形的，不予注册；有前款第（二）项情形的，注销其依托单位资格。

第三十五条　依托单位有下列情形之一的，由自然科学基金委给予警告，并责令限期改正：

（一）不履行保障科学基金资助项目研究条件的职责的；

（二）不对申请人或者项目负责人提交的材料或者报告的真实性进行审查的；

（三）不依照规定提交项目年度进展报告、年度科学基金资助项目管理报告、结题报告和研究成果报告的；

（四）纵容、包庇申请人、项目负责人弄虚作假的；

（五）擅自变更项目负责人的；

（六）不配合自然科学基金委监督、检查科学基金资助项目实施的；

（七）截留、挪用科学基金资助资金的；

（八）其他不履行科学基金资助管理工作职责的。

第三十六条　依托单位存在本办法第三十五条规定的情形，情节严重的，由自然科学基金委给予通报批评，3 至 5 年不得作为依托单位。

第六章　附则

第三十七条　对于实施《条例》第四十二条规定活动的机构，可以不具备本办法第六条（二）（三）（四）（五）项的要求，其他应当参照本办法执行。

第三十八条　依托单位注册管理活动中涉及中国人民解放军、中国人民武装警察部队所属机构的，参照本办法执行。

第三十九条　本办法自 2015 年 1 月 1 日起施行。2007 年 10 月 1 日起施行的《国家自然科学基金依托单位注册管理暂行办法》、2002 年 5 月 10 日起施行的《国家自然科学基金管理工作地区联络网工作条例》同时废止。

关于公布 2014 年度国家自然科学基金申请项目评审结果的通告

国科金发计［2014］57 号

国家自然科学基金委员会在 2014 年度项目申请集中接收期间，共接收各类项目申请 151 445 项，经初步审查受理 147 270 项。根据《国家自然科学基金条例》、国家自然科学基金相关类型项目管理办法的规定和专家评审意见，决定资助面上项目、重点项目、部分重大项目、创新研究群体项目、优秀青年科学基金项目、青年科学基金项目、地区科学基金项目、海外及港澳学者合作研究基金项目、重点国际（地区）合作研究项目、国家重大科研仪器研制项目（自由申请）和部分联合基金项目，合计 35 641 项。其余项目正在评审过程中。

有关评审结果将通知相关依托单位，科研管理人员可在 8 月 18 日后登录科学基金网络信息系统（https://isis.nsfc.gov.cn）查询本单位申请项目评审结果。申请项目批准资助通知、不予资助通知及专家评审意见将以电子邮件形式告知申请人。

申请人如对不予资助决定有异议，可在 9 月 8 日前向国家自然科学基金委员会提出复审申请。有关不予资助项目复审申请、受理及审查工作程序和要求见附件。

欢迎各依托单位和科研人员对国家自然科学基金项目评审工作提出意见和建议。

附件：2014 年度国家自然科学基金不予资助项目复审申请、受理及审查工作程序和要求（略）

国家自然科学基金委员会

二〇一四年八月十五日

关于公布中国博士后科学基金第 55 批面上资助获资助人员名单的通知

中博基字[2014] 4 号

各有关博士后设站单位：

根据《中国博士后科学基金资助规定》，中国博士后科学基金第 55 批面上资助决定对北京大学朱康等 2718 人进行资助。其中一等资助 554 人，每人 8 万元；二等资助2 164 人，其中“西部地区博士后人才资助计划”40 人，每人 5 万元。现对获资助人员名单予以公布，军队系统获资助人员名单另行公布。

附件：关于公布中国博士后科学基金第 55 批面上资助获资助人员名单的通知附件（略）

中国博士后科学基金会

二〇一四年四月二十二日

表 5　中国博士后科学基金第 55 批面上资助获资助人员名单*

省市	资助编号	姓名	博士后编号	设站单位	一级学科	资助等级
四川省	2014M550469	武俊杰	137952	四川大学	口腔医学	一等
北京市	2014M550767	王　辉	123809	首都医科大学	口腔医学	二等
辽宁省	2014M551097	张静莹	124100	大连理工大学	口腔医学	二等
上海市	2014M551424	林小臻	133986	上海交通大学医学院	口腔医学	二等
山东省	2014M551923	李晓岩	132339	山东大学	口腔医学	二等
重庆市	2014M552326	卓贤露	137494	重庆市肿瘤医院（研究所）	口腔医学	二等
四川省	2014M552370	李　鹏	129179	四川大学	口腔医学	二等

注：* 摘自中国博士后科学基金第 55 批面上资助名单公布附件，军队系统获资助人员名单略。

关于公布中国博士后科学基金第 56 批面上资助获资助人员名单的通知

中博基字[2014] 8 号

各有关博士后设站单位：

根据《中国博士后科学基金资助规定》，中国博士后科学基金第 56 批面上资助决定对北京大学范子英等 2 676 名博士后研究人员进行资助，其中一等资助 876 人，每人 8 万元；二等资助 1 760 人，每人 5 万元；“西部地区博士后人才资助计划”40 人，每人 5 万元。现对获资助人员名单予以公布。军队系统获资助人员共 142 人，资助名单另行公布。

附件：中国博士后科学基金第 56 批面上资助获资助人员名单（略）

中国博士后科学基金会

二〇一四年九月十一日

表 6　中国博士后科学基金第 56 批面上资助获资助人员名单*

省市	资助编号	姓名	博士后编号	设站单位	一级学科	资助等级
江苏省	2014M560436	程　杰	141283	南京医科大学	口腔医学	一等
湖北省	2014M560629	尹　伟	140163	武汉大学	口腔医学	一等
北京市	2014M560860	蔡　宇	133961	北京大学	口腔医学	二等
江苏省	2014M561690	袁　毅	127884	南京医科大学	口腔医学	二等
山东省	2014M561941	刘　毅	135553	山东大学	口腔医学	二等
山东省	2014M561942	孙圣军	135563	山东大学	口腔医学	二等
四川省	2014M562332	邵美瑛	138273	四川大学	口腔医学	二等

注：* 摘自中国博士后科学基金第 56 批面上资助名单公布附件，军队系统获资助人员名单略。

爱思唯尔(Elsevier)发布“2014 中国高被引学者榜”

2015 年 2 月 2 日，爱思唯尔(Elsevier)发布了“2014 年中国高被引学者(Most Cited Chinese Researchers)”榜单，全国十余位学者入选“2014 中国高被引学者榜”。

中国高被引学者榜单的研究数据来自爱思唯尔旗下的 Scopus 数据库。Scopus 是全球最大的同行评议学术论文索引摘要数据库，提供了海量的与科研活动有关的文献、作者和研究机构数据，使得对中国学者的世界影响力进行科学的分析和评价成为可能。榜单报告称，入选“高被引科学家”名单，意味着该学者在其所研究领域具有世界级影响力，其科研成果为该领域发展作出了较大贡献。

表 7　口腔医学领域 2014 年中国高被引学者名单*

学者姓名	目前工作单位	学术领域
王美青	第四军医大学	牙医学
韦　曦	中山大学	牙医学
古丽莎	中山大学	牙医学
田卫东	四川大学	医学
张志愿	上海交通大学	医学
李铁军	北京大学	医学
杜民权	武汉大学	牙医学
林焕彩	中山大学	牙医学
范　兵	武汉大学	牙医学
胡　静	四川大学	医学
彭　彬	武汉大学	牙医学
程　磊	四川大学	牙医学
谢秋菲	北京大学	牙医学
赖红昌	上海交通大学	牙医学

注：* 摘自爱思唯尔(Elsevier)发布的“2014 中国高被引学者榜”，按姓氏笔画排序。

中国高等院校口腔医学院和口腔医院科技成果获奖及获科研基金资助简况

本栏目收录范围主要为中华人民共和国各部委、省(自治区)、直辖市和中国人民解放军军级以上单位授予的口腔医学科技成果奖(表)及资助的科研基金项目(表),市级和校级以及立项无资助的项目均未统计。收录时限为 2014 年。

表 8　2014 年度中国口腔医学院系和口腔医院科技成果获奖一览表

获奖项目名称	主要完成单位	主要完成人	奖励名称与等级	授奖部门
以胜任力为导向,构建口腔医学本科精英人才培养新模式	四川大学	于海洋　陈谦明　叶　玲　张凌琳　赵志河　胡　涛　李晓箐　袁　泉　李　伟　周学东	国家级教学成果奖二等奖	中华人民共和国教育部
根管治疗难度评价标准及临床应用	四川大学	周学东　黄定明　李继遥　叶　玲　程　磊　高　波　彭　栗　张　岚　郑庆华　高　原	四川省科技进步奖科技进步类一等奖	四川省政府
口腔癌侵袭转移分子机制和临床防治研究	四川大学,四川省肿瘤医院	梁新华　李　超　汤亚玲　陈　宇　樊晋川　耿　宁　朱桂全　冯　戈　毛祖彝　孙荣昊	四川省科技进步奖科技进步类三等奖	四川省政府
成人正畸治疗的基础研究与临床应用	四川大学	陈扬熙　白　丁　陈　嵩　赵　青　陈雨雪　韩向龙	四川省科技进步奖科技进步类三等奖	四川省政府
纤维增强桩核材料及临床修复技术	北京大学,北京化工大学	邓旭亮　杨小平　王新知　卫　彦　蔡　晴　胡晓阳	教育部高校科研优秀成果技术发明奖二等奖	中华人民共和国教育部
复杂解剖条件的种植临床技术研究	北京大学	林　野　王　兴　李健慧　邸　萍　胡秀莲　邱立新　张　宇　陈　波　崔宏燕　毛　驰	中华口腔医学会科技奖一等奖	中华口腔医学会
牙周炎与心血管病和糖尿病的关系及牙周干预治疗的研究	北京大学	孟焕新　章锦才　束　蓉　闫福华　杨丕山　吴亚菲　潘亚萍　王勤涛　李成章　欧阳翔英　等	中华口腔医学会科技奖二等奖	中华口腔医学会

续表 8

获奖项目名称	获奖单位	获奖人员	奖励名称与等级	授奖部门
口腔癌基因表达谱和诊治靶点基因的基础和临床	上海交通大学	陈万涛　张志愿 邱蔚六　张　萍 徐　骎　张陈平 孙　坚　周晓健 严　明　曹　巍	上海医学科技奖二等奖	上海市医学会
牙颌面畸形的正颌正畸联合治疗-临床与基础研究	上海交通大学	沈国芳　房　兵 王旭东　唐友盛 朱　敏　张诗雷 蔡　鸣　于洪波 张文斌	华夏医学科技奖二等奖	中国医疗保健国际交流促进会
口腔黏膜上皮细胞体外癌变模型的建立及基因组学、蛋白质组学研究	上海交通大学	钟来平　张志愿 潘红芽　叶冬霞 张　雷　杨　筱 陈万涛	高等学校科学研究优秀成果奖自然科学奖二等奖	中华人民共和国教育部
颞下颌关节囊内黏边的诊疗新技术及发病机制	上海交通大学	张善勇　杨　驰 陈万涛　刘秀明 沈　佩　陈敏洁 蔡协艺　王保利 曹　巍　魏魁杰	高等学校科学研究优秀成果奖科学技术进步奖二等奖	中华人民共和国教育部
数字化外科修复重建颅颌面缺损与畸形的基础与临床研究	上海交通大学	沈国芳　张诗雷 王旭东　房　兵 王成焘　林艳萍 徐　兵　史　俊 于洪波　蔡　鸣	上海市科学技术进步奖二等奖	上海市人民政府
口腔颌面-头颈部恶性肿瘤超声热化疗的基础研究及临床应用	上海交通大学	郭　伟　任国欣 沈国峰　孟　箭 陈亚珠　白景峰 邱蔚六　叶冬霞 张　杰	中华医学科技奖三等奖	中华医学会
龋病预防综合干预模式的建立和应用	武汉大学	台保军　杜民权 江　汉　陈　曦 樊明文　张　旗 黄　薇　郭　颖 雷成家　边　专	湖北省科技进步奖二等奖 中华口腔医学会科技奖二等奖	湖北省科技厅 中华口腔医学会
国产无托槽隐形矫治技术的研发及临床应用研究	首都医科大学	白玉兴　王邦康 李华敏　林　峰 颜永年　王喆垚 丁雪佳	中华口腔医学会科技奖二等奖	中华口腔医学会
一种组织工程化人涎腺多形性腺瘤活体组织模型的建立方法	河北医科大学	任贵云　王　洁 董福生　张艳宁	发明专利	国家知识产权局
应用 AutoCAD 软件定量分析牙槽骨水平	山西医科大学	任秀云　葛学军 王翔宇　乔月娥 兰晓敏　石学雪 续彩霞	山西省科技进步类二等奖	山西省教育厅

续表 8

获奖项目名称	获奖单位	获奖人员	奖励名称与等级	授奖部门
前牙邻面嵌体的临床应用研究	赤峰学院	吕广辉 王艳华 郑国勤 哈斯达来 李晓东 弓二海 柳艳君 李全平	内蒙古自治区医学会科学技术二等奖	内蒙古自治区医学会
数字化技术和微创外科技术在颌面外科中的应用	中国医科大学	卢　利 杨鸣良 白晓峰 颜光启 王绪凯 闫艾慧 闫海鑫 啜文钰 孙长伏	辽宁省科学技术奖一等奖	辽宁省科技厅
种植体表面 TCP/HA 复合涂层对软组织附着影响的研究	中国医科大学	赵宝红 江鹭鹭 邓春富	辽宁省医学科技奖三等奖	辽宁省医学会
纳米抗菌材料添加到口腔义齿基托材料中提高其强度和抗菌性	佳木斯大学	王冬霞 张　蕊 王悦扬 明朋赫 高士军	黑龙江省卫生新技术应用奖一等奖	黑龙江省卫计委
佳木斯地区替牙期正常殆儿童 Ricketts 分析	佳木斯大学	李晓光	黑龙江省卫生新技术应用奖三等奖	黑龙江省卫计委
纳米抗菌材料添加到口腔义齿基托材料中提高其强度和抗菌性	佳木斯大学	高士军	黑龙江省卫生新技术应用奖三等奖	黑龙江省卫计委
脱敏剂的应用对楔状缺损充填效果的影响	佳木斯大学	冯　瑶	黑龙江省卫生新技术应用奖二等奖	黑龙江省卫计委
全瓷修复技术在前牙美学修复中的临床应用基础研究	南京大学	骆小平 孟翔峰 张　蕾	江苏省科学技术进步三等奖	江苏省科技处
CAD/CAM 系统椅旁即刻牙体修复技术	南京大学	葛久禹 孟翔峰 王南南	江苏省卫生厅医学新技术引进一等奖	江苏省卫计委
皮肤镜及 Q 开关紫翠宝石激光新技术用于 Laugier-Hunziker 综合征等口唇色素疾病的诊治	南京大学	王文梅 王　翔 胡黎萍	江苏省卫生厅医学新技术引进二等奖	江苏省卫计委
磁力矫治器在前牙断根牵引和腭扩展中的临床应用	南京大学	李　煌 马巧玲 闫　翔	江苏省卫生厅医学新技术引进二等奖	江苏省卫计委
口颌功能重建的临床应用及相关基础研究	南京医科大学	陈　宁	江苏省科技进步奖二等奖	江苏省人民政府
纳米技术改进牙科修复材料性能的理论与实践	南京医科大学	章非敏	江苏省医学科技奖二等奖	江苏省医学会
Dolphin 三维影像处理技术在口腔正畸诊断与设计中的应用	南京医科大学	张卫兵	江苏省医学新技术引进奖一等奖	江苏省卫计委
种植义齿个性化陶瓷复合基台的临床应用	南京医科大学	汤春波	江苏省医学新技术引进奖二等奖	江苏省卫计委

续表 8

获奖项目名称	获奖单位	获奖人员	奖励名称与等级	授奖部门
颞肌瓣在全身状况欠佳患者腭上颌肿瘤缺损修复中的临床应用	南京医科大学	程　杰	江苏省医学新技术引进奖二等奖	江苏省卫计委
种植体表面改性、生物学评价及新型种植体研发	浙江大学	王慧明　赵士芳　何福明　杨国利　王小祥　谢志坚　朱丽琴　程志鹏　周艺群	中华口腔医学会科技奖三等奖 浙江省医药卫生科技奖一等奖 浙江省科技进步奖二等奖	中华口腔医学会 浙江省卫计委 浙江省科技厅
“校地共育”农村社区全科医学人才培养模式的改革与实践	湖州师范学院	沈志坤　卢东民等	浙江省教学成果二等奖	浙江省教育厅
三维数字化口腔 CT	合肥美亚光电技术股份有限公司，安徽医科大学	田　明　林茂先　江　东　张建军　司俊锋　蔡广杰　王　瑜　李　志　张建波　赵有元	安徽省科学技术奖一等奖	安徽省人民政府
慢性牙周病种植修复的临床研究	山东大学	徐　欣　文　勇　姜宝岐　兰　晶　黄海云	山东高等学校优秀科研成果奖三等奖	山东省教育厅
通过 CT 配准及计算机有限元模拟重建技术对睡眠呼吸暂停及低通气综合征患者进行个体化治疗	山东大学	马德东　鹿洪秀　刘东旭	山东省自然科学学术创新奖二等奖	山东省教育厅
hBMP2/hβ-NGF 双基因修饰 GFs 在牙周创伤修复过程中的作用研究	山东大学	葛少华　赵　宁　杜令倩　王　璐　于美娇	山东省医学科技奖二等奖 山东省高等学校优秀科研成果奖三等奖	山东省卫计委 山东省教育厅
以提高实践技能和创新能力为目标的口腔医学人才培养的探索与实践	山东大学	葛少华　杨丕山　徐　欣　郭春晓　亓庆国　芮艳华	山东省高等教育教学成果奖二等奖	山东省教育厅
二膦酸盐对正畸源性根吸收作用的实验研究	山东大学	张　君　王旭霞　李　涛　任旭升　赵姝亚	山东高等学校优秀科研成果奖三等奖	山东省教育厅
不同状况下影响正畸牙牙周组织改建的研究	山东大学	张　君　王旭霞　王　媛　张文娟　王　磊　任旭升　李　涛	山东医学科技奖三等奖	山东省卫计委
颌面部创伤救治的特点和对策的相关研究	济南军区总医院	朱国雄　赵华强　邵龙泉　吴高义	山东省科学技术奖三等奖	山东省科技厅
基于 B/S 结构的三维口腔数字化信息平台	郑州大学	刘进忠	河南省科学技术进步奖三等奖	河南省人民政府
牙周数字化诊疗决策支持系统	郑州大学	刘进忠	河南省科技成果奖二等奖	河南省教育厅

续表 8

获奖项目名称	获奖单位	获奖人员	奖励名称与等级	授奖部门
医用缓释纳米颗粒的研制与临床应用	中南大学	陈良建	湖南省技术发明奖二等奖	湖南省人民政府
牙体牙髓疾病防御调控机制与拟生态修复体系的研究及临床干预	中山大学	凌均棨　韦　曦　林正梅　古丽莎　曾劲峰　龚启梅　高　燕　张　恺　王劲茗　刘　路等	广东省科学技术奖一等奖 中华口腔医学会科技奖一等奖	广东省科技厅 中华口腔医学会
CLSM 在牙体复合体及充填材料中的研究	西北民族大学	包广洁　苏雪莲　刘　琳　郭曼丽	甘肃省医学科技奖三等奖	甘肃省医学会
高原官兵牙周炎的防治研究	第三军医大学	刘鲁川　邓蔓菁　刘　锐　温秀杰　聂　鑫　周　霞　蒲东全　毛永利　董正谋	军队科技进步二等奖	中国人民解放军总后卫生部
颞下颌关节紊乱病的治疗与组织工程化颞下颌关节的研究	新疆医科大学	龚忠诚	新疆维吾尔自治区科学技术进步奖二等奖	新疆维吾尔自治区人民政府
三维打印构建 GFP 标记的组织工程化牙槽骨的实验研究	新疆医科大学	何慧宇　胡　杨　韩祥祯	新疆维吾尔自治区科学技术进步奖二等奖	新疆维吾尔自治区人民政府
牙周植骨术联合固定义齿夹板保留牙周炎松动的临床应用研究	新疆医科大学	何慧宇等	新疆维吾尔自治区科学技术进步奖三等奖	新疆维吾尔自治区人民政府

获奖项目简介

周学东教授科研团队项目——根管治疗难度评价标准及临床应用

2014 年，周学东教授负责的根管治疗难度评价标准及临床应用项目荣获四川省科技进步奖一等奖。牙髓根尖周病是引起人牙缺失的口腔常见病，严重影响身体健康和生活质量。由周学东教授带领团队在国家、省市级相关课题支持下，以四川大学华西口腔医院、口腔疾病研究国家重点实验室为研究平台，自 2000 年历经 14 年，围绕长期困扰我国牙髓根尖周病疗效的技术难点和相关基础问题的瓶颈因素进行了系列研究，取得主要成果：1）大样本系统研究国人根管系统解剖特征，建立数据库。2）建立适合国人根管系统解剖特征的根管治疗难度评价标准，填补了国内空白，提出难度评估、难度分级、分级分层临床治疗新模式。根管治疗成功率从 81. 38% 提高到 90. 52% 。3）国内最早开展疑难根管显微外科手术治疗新技术，成功率 92. 76% ，使我国疑难根管治疗达到国际先进水平。

项目成果共发表论著 46 篇，其中发表包括本领域国际顶级期刊 SCI 论著 28 篇，国家发明专利 3 项。作为中华口腔医学会牙体牙髓病专业委员会第一个行业标准，在全国多家口腔专科医院广泛应用。成果编入全国口腔医学本科、研究生规范教材等 7 部专著，举办继续教育培训班、专题学术讲座促进成果在全国广泛推广和应用。本项目实施有效地指导了我国牙髓根尖周病临床治疗，患牙保存达到了国际先进水平，社会效益显著，领引学科发展前沿，实现学科水平与世界一流的同步。

凌均棨教授科研团队项目——牙体牙髓疾病防御调控机制与拟生态修复体系的研究及临床干预

2014 年 9 月 25 日，中山大学光华口腔医学院凌均棨教授主持的项目“牙体牙髓疾病防御调控机制与拟生态修复体系的研究及临床干预”以第一名的成绩荣获首届中华口腔医学会科技奖一等奖。该项目项目主要创新性成果：1）提出龋病干预控制新策略。率先在我国将宏基因组学引入龋病研究，阐明口腔致龋微生物群的菌落构成和毒力调控机制；建立牙本质树脂粘接界面拟生态再矿化体系，改善树脂牙本质粘接耐久性。2）揭示牙髓防御修复机制。证实牙髓细胞具备自我更新和多向分化能力，建立牙髓细胞成牙本质向分化的蛋白质和基因表达，为牙髓再生修复提供新思路。3）建立牙髓根尖周疑难病例显微治疗模式。首次从牙髓结石中分离培养和鉴定纳米细菌，证实其与牙髓病理性钙化密切相关，揭示根管解剖特征和器械性能，提出 CBCT 显微导航牙髓治疗新理念。

本项目共发表论文 63 篇，SCI 收录 25 篇，单篇最高影响因子 4.976，累计影响因子 77.923，成果获得国内外专家广泛引用和好评，被多篇国际权威期刊评论引用，单篇他引 80 次，总他引频次 415 次，部分研究成果作为封面文章发表于牙髓病学权威杂志《Journal of Endodontics》。

于海洋教授科研团队项目——胜任力为导向，构建口腔医学本科精英人才培养新模式

2014 年 9 月，于海洋教授负责的“胜任力为导向，构建口腔医学本科精英人才培养新模式”教授成果荣获 2014 年高等教育国家级教学成果奖二等奖。研究成果以学生“综合素质提升为基础、专业知识技能掌握为中心、早接触反复接触临床为补充，胜任力培养为核心”的方针，创建了“国家精品课群的理论教学为起点、国际一流数字化虚拟仿真人头模实验训练为桥梁、国际化专业的英语教学为交叉提高点、全科综合临床实习为支撑检验相结合”的四位一体、多层次、多形式的立体化教学模式，构建而成的培养具有卓越胜任力的口腔医学人才培养体系。成果创新性地首次将“胜任力”从口腔医学人才培养中提升出来，树立起了新世纪结合国家需求的口腔医学人才培养标杆。

成果创新点：1）主持推进中国《口腔医学专业认证标准指标体系及评分细则》（修订稿）出台，制定并推行了以服务胜任力为导向的教学评价反馈体系，切实保证创新人才培养质量。建立不同层次、不同侧重的多领域胜任力人才培养方案。2）通过“三早”即“早期技能训练、早期临床实践、早期科研训练”和多段式导师制相结合，保证了以胜任力为核心的创新人才培养的质量。3）通过广泛的国际合作，构筑四川大学华西口腔医学院口腔医学专业教育胜任力培养的国际化平台。4）以“三馆一廊一杂志”为载体，即：“中国口腔医学博物馆”、“标本陈列馆”、“图书馆”、“华西口腔校友长廊”、“《中国口腔医学信息杂志》学生采编部”及“林则杯”口腔技能比赛等，实施综合素质拓展。5）把以胜任力为核心的新模式辐射西部少数民族地区口腔院校，使这些院校取得了长足的进步。6）培养了一大批优秀的口腔医学毕业生，目前活跃在口腔医教研、管理服务、健康传媒等领域。

白玉兴教授科研团队项目——国产无托槽隐形矫治技术的研发及临床应用研究

2014 年 9 月，中华口腔医学会主办的第一届中华口腔医学会科技奖颁奖大会在上海隆重召开。北京口腔医院白玉兴教授课题组完成的“国产无托槽隐形矫治技术的研发及临床应用研究”获得中华口腔医学会科技奖二等奖。该项目成功研制了国产无托槽隐形矫治系统的软硬件支持系统，包括三维重建与测量分析系统、模拟治疗系统和光固化成型技术等，设计生产了隐形矫治器，取得了较好的治疗效果。该项目采用微电子机械技术、微型传感器技术等设计了适用于隐形矫治技术中矫治力测量的微型应力传感器芯片，建立了精确的微型测力系统，深入分析牙齿在三维方向的受力情况。国产无托槽隐形矫治系统并无专用的矫治器材料，该项目对临床常用的几种材料进行比较，获得了满足隐形矫治技术要求的新型材料。

表 9 2014 年度中国口腔医学院系和口腔医院获科研基金资助一览表

项目名称	项目负责人	单位	基金来源及名称	批准号或编号	资助金额（万元）
防治龋病的纳米生物材料的合作研究	周学东	四川大学	国际科技合作与交流专项	2014DFE30180	122.00
牙髓再生修复组织工程的合作研究	叶　玲	四川大学	国际科技合作与交流专项	2014DFA31990	170.00
牙种植体表面低模量纳米材料涂层基础研究	胡　静	四川大学	“973”子课题	2012CB933902	151.50
口腔黏膜潜在恶性疾患癌变早期诊断新体系多中心协同研究	陈谦明	四川大学	国家卫生和计划生育委员会公益性行业科研专项	2015SQ00096	636.50
口腔种植技术方案的评价与治疗规范的制定	满　毅	四川大学	国家卫生和计划生育委员会公益性行业科研专项（子课题）	2015SQ00099	56.00
口腔菌斑性疾病“核心微生物组”的遗传本质及致病机制	周学东	四川大学	国家自然科学基金重点项目	81430011	320.00
IKK-NF-κB 与 Wnt/β-catenin 信号通路在咬合创伤调控根尖周骨代谢中的作用机制	黄定明	四川大学	国家自然科学基金面上项目	11472183	100.00
YAP/TAZ 信号及核纤层蛋白在内源性应力微环境诱导干细胞成骨分化中的作用研究	赵志河	四川大学	国家自然科学基金面上项目	31470904	88.00
HMGB1 介导 TLR4/NF-κB 通路在利用 xTDM-aDFCSs 复合体再生生物牙根中免疫调控相关研究	郭维华	四川大学	国家自然科学基金面上项目	31470947	80.00
ECC 儿童唾液中龋易感生物标记物的检测	邹　静	四川大学	国家自然科学基金面上项目	81470035	30.00
microRNA-224 在牙釉质发育中的作用及机制研究	郑黎薇	四川大学	国家自然科学基金面上项目	81470711	73.00
骨诱导性钙磷陶瓷与宿主局部微环境间交互应答机制及骨再生效应的研究	李继华	四川大学	国家自然科学基金面上项目	81470720	73.00
基于 P3HB4HB 静电纺织材料及脂肪干细胞的软骨再生研究	林云锋	四川大学	国家自然科学基金面上项目	81470721	73.00
iPSC-MSCs 复合活性大孔 CPC 用于牙槽骨缺损修复及转归机制的研究	刘　钧	四川大学	国家自然科学基金面上项目	81470722	73.00

续表 9

项目名称	项目负责人	单位	基金来源及名称	批准号或编号	资助金额（万元）
Wnt7a 调节腭帆提肌扩增规律的实验研究	石　冰	四川大学	国家自然科学基金面上项目	81470729	73.00
牙体硬组织仿生矿化功能多肽构建及其原位修复牙体龋损组织的实验研究	张凌琳	四川大学	国家自然科学基金面上项目	81470734	73.00
口腔扁平苔藓遗传-环境因素交互作用及协同致病机理研究	廖　生	四川大学	国家自然科学基金面上项目	81470746	73.00
microRNA-155 对口腔扁平苔藓 Th 细胞功能的调控机制研究	周　瑜	四川大学	国家自然科学基金面上项目	81470747	73.00
下颌髁突软骨干细胞的特性及其促进骨关节炎状态下关节软骨修复再生的研究	祝颂松	四川大学	国家自然科学基金面上项目	81470763	73.00
TNF-α/NF-κB 信号通路在正畸牙移动中 PDLSCs 介导的炎症调控中的作用及机制研究	王　军	四川大学	国家自然科学基金面上项目	81470776	73.00
甲状旁腺激素对正畸牙移动所致牙根吸收的影响及其分子机制研究	邹淑娟	四川大学	国家自然科学基金面上项目	81470777	73.00
Notch 信号通路调控外周细胞与内皮细胞形成功能性血管的机制研究	蔡潇潇	四川大学	国家自然科学基金面上项目	81471803	70.00
椎间盘前体细胞微环境关键成分调控髓核前体细胞功能命运的分子机制研究	黄石书	四川大学	国家自然科学基金面上项目	81472078	72.00
神经酰胺调控 Ca^{2+}-ERS 通路诱导涎腺腺样囊性癌细胞凋亡及其分子机制研究	李龙江	四川大学	国家自然科学基金面上项目	81472532	75.00
PSME3 基因在口腔黏膜癌变发生发展中的作用及其机制研究	曾　昕	四川大学	国家自然科学基金面上项目	81472533	70.00
牙根纵裂发生机理的力学研究	郑庆华	四川大学	国家自然科学基金青年科学基金项目	11402154	28.00
可控释多种生长因子的形状记忆支架在骨组织工程中的研究	刘　显	四川大学	国家自然科学基金青年科学基金项目	31400829	24.00
线粒体分裂蛋白 Drp1 在成骨细胞氧化应激损伤中的调控机制研究	甘雪琦	四川大学	国家自然科学基金青年科学基金项目	81400483	23.00
Beta-catenin/Cadherins, EphBs 在平衡颅神经嵴细胞的黏附和迁徙机制的研究	刘人恺	四川大学	国家自然科学基金青年科学基金项目	81400494	23.00
尼古丁对变异链球菌糖代谢信号通路的调控作用研究	李明云	四川大学	国家自然科学基金青年科学基金项目	81400501	23.00
基于葡萄糖基转移酶 C 结构的变异链球菌生物膜小分子抑制剂的筛选	张　琼	四川大学	国家自然科学基金青年科学基金项目	81400502	23.00

续表 9

项目名称	项目负责人	单位	基金来源及名称	批准号或编号	资助金额（万元）
β-catenin“核浆穿梭效应”在牙髓干细胞多种应激防御修复反应中的作用及机制研究	邵美瑛	四川大学	国家自然科学基金青年科学基金项目	81400504	23.00
msRNAs 介导 rnc 基因调控变异链球菌胞外多糖合成代谢的机制研究	杨英明	四川大学	国家自然科学基金青年科学基金项目	81400507	23.00
EGCG-ACP 纳米复合物修复酸蚀损伤牙本质的双重作用及分子机制研究	何利邦	四川大学	国家自然科学基金青年科学基金项目	81400508	23.00
Klotho 在糖尿病中调控牙周膜成纤维细胞凋亡的机制	叶　瑞	四川大学	国家自然科学基金青年科学基金项目	81400522	23.00
组织蛋白酶 K 作为骨免疫基因在牙周病伴发关节炎疾病中功能的研究	郝　亮	四川大学	国家自然科学基金青年科学基金项目	81400523	23.00
WDFY4 基因在口腔扁平苔藓进程中的作用和机制研究	王甲一	四川大学	国家自然科学基金青年科学基金项目	81400525	23.00
基于代谢组学的味觉异常分子机制的研究	王杰美	四川大学	国家自然科学基金青年科学基金项目	81400534	23.00
Akt/FoxO1/Ocn 信号通路在 1，25（OH）2D3 调控糖尿病小鼠种植体骨整合的机制研究	伍颖颖	四川大学	国家自然科学基金青年科学基金项目	81400543	23.00
TMD 患者应激状态下大脑与神经内分泌通路的功能变化及影响因素研究	何姝姝	四川大学	国家自然科学基金青年科学基金项目	81400548	23.00
三叉神经节低阈值机械感受神经元对牙移动疼痛的调控机制	简　繁	四川大学	国家自然科学基金青年科学基金项目	81400549	23.00
YAP 介导的 GPCRs 信号相关异常分子事件在口腔鳞癌发生发展中的作用及其潜在临床意义研究	冯晓东	四川大学	国家自然科学基金青年科学基金项目	81402230	25.00
FGF19/SIRT7 信号级联调控口腔鳞癌发生发展的生物学功能及潜在临床意义	刘　锐	四川大学	国家自然科学基金青年科学基金项目	81402245	25.00
白蛋白包衣对纳米粒递药系统的保护作用	彭　强	四川大学	国家自然科学基金青年科学基金项目	81402860	23.00
抗体介导的诱导多能干细胞成骨向分化机制及骨再生的研究	王　萍	四川大学	国家自然科学基金青年科学基金项目	81401794	23.00
参加 6th HOPE Meeting	赖文莉	四川大学	国家自然科学基金国际（地区）合作与交流项目	81481240013	0.60
骨细胞在失重性骨质疏松的致病机理研究——超越力学感受理论	韩向龙	四川大学	国家自然科学基金国际（地区）合作与交流项目	8141101047	5.00
口腔再生医学四川省青年科技创新研究团队	林云锋	四川大学	四川省青年科技创新研究团队	2014TD0001	130.00

续表 9

项目名称	项目负责人	单位	基金来源及名称	批准号或编号	资助金额（万元）
微界面与牙菌斑微生态系时空发展相互作用机制的研究	程　磊	四川大学	四川省青年科技基金	2014JQ0033	13.00
改良釉基质蛋白功能多肽靶向防治龋病的基础研究	张凌琳	四川大学	四川省科技支撑计划	2014SZ0024	35.00
新型非甾体类抗炎药对种植体周围成骨及骨改建影响的研究	莫安春	四川大学	四川省科技支撑计划	2014FZ0040	20.00
微动对骨质疏松下牙种植体周骨改建影响的分子机制研究	于海洋	四川大学	四川省科技支撑计划	2014SZ0037	20.00
基于组学技术对口腔鳞癌患者血浆代谢异常的分析	周京琳	四川大学	四川省科技支撑计划	2014SZ0050	20.00
牙髓干细胞迁移与干性维持状态间的“交互应答”及分子机制研究	邵美瑛	四川大学	四川省应用基础研究计划	2014JY0073	10.00
趋化因子 CCL5 促进舌癌细胞淋巴结转移的分子机制	潘　剑	四川大学	四川省应用基础研究计划	2014JY0076	10.00
具有电活性的骨修复体的实验研究	满　毅	四川大学	四川省应用基础研究计划	2014JY0185	10.00
生物骨材料开发关键技术研究	吴红崑	四川大学	四川省科技支撑计划	2014SZ0019	175.00
TSA 联合 ILK 基因敲除对舌鳞癌肿瘤干细胞生物学特性的影响及机制研究	唐休发	四川大学	四川省科技支撑计划	2014SZ0204	20.00
口腔数字化诊疗技术与装置的研发	白　丁	四川大学	四川省科技支撑计划	2014SZ0157	250.00
大内径多壁碳纳米管管内外双重载药微粒系统的制备与评价	王　剑	四川大学	四川省科技支撑计划	2014SZ0201	20.00
牙体组织乳光性能的机理研究	熊　芳	四川大学	四川省科技支撑计划	2014FZ0073	20.00
涎腺腺样囊性癌中 EVX1 的表达及功能研究	夏　辉	四川大学	四川省科技支撑计划	2014FZ0074	20.00
阳极氧化法表面处理新技术和新型牙种植体研发	谢　利	四川大学	四川省科技支撑计划	2013SZ0185	20.00
鹿角骨修复口腔颌骨缺损的研究	邓旭亮	北京大学	北京市与中央在京高校共建项目	-	60.00
颅颌面穿刺诊疗机器人研发	郭传瑸	北京大学	北京市科技计划项目装备制造领域关键技术研究及成果转化项目培育课题	Z141100002014003	117.65
新型树脂基口腔修复材料	王晓燕	北京大学	北京市科技计划项目创新品种临床前研究课题	Z141100000514016	148.07
新星-卫彦-2014005	卫　彦	北京大学	北京市科技新星	Z141107001814005	10.00
前瞻性随机对照临床试验对比生理性支抗控制与直丝弓常规支抗的效果	姜若萍	北京大学	北京市科技计划项目首都临床特色应用研究课题	Z141107002514054	15.00

续表 9

项目名称	项目负责人	单位	基金来源及名称	批准号或编号	资助金额（万元）
儿童全身麻醉下龋病标准化诊疗规范的研究	夏 斌	北京大学	北京市科技计划项目首都临床特色应用研究课题	Z141107002514058	15.00
显微手术治疗牙周骨内袋的疗效评价	欧阳翔英	北京大学	北京市科技计划项目首都临床特色应用研究课题	Z141107002514059	15.00
颞下颌关节减压牵引修复早期骨关节病骨缺损的临床研究	傅开元	北京大学	北京市科技计划项目首都临床特色应用研究课题	Z141107002514157	15.00
前牙美学修复效果三维形态虚拟预测及临床应用效果初步验证	刘云松	北京大学	北京市科技计划项目首都临床特色应用研究课题	Z141107002514158	15.00
外科手术导航精确治疗创伤性颧眶畸形的临床研究	张 益	北京大学	北京市卫计委首都卫生发展科研专项项目自主创新类	2014-2-4101	40.00
无牙颌种植即刻固定修复临床研究	邸 萍	北京大学	北京市卫计委首都卫生发展科研专项项目自主创新类	2014-2-4103	40.00
口腔黏膜间充质干细胞、白芍总苷调节口腔扁平苔藓和苔藓样病变免疫功能的比较研究	刘宏伟	北京大学	北京市卫计委首都卫生发展科研专项项目自主创新类	2014-2-4102	40.00
牙髓血运重建在年轻恒牙牙髓治疗中的应用	刘 鹤	北京大学	北京市卫计委首都卫生发展科研专项项目普及应用类	2014-3-4104	14.84
后牙种植冠桥修复后局部牙列变化的临床研究	张 磊	北京大学	北京市卫计委首都卫生发展科研专项项目青年项目	2014-4-4105	9.08
创伤性颞下颌关节强直骨化中破骨细胞的作用及特性研究	张 益	北京大学	北京市自然科学基金面上项目	7152155	18.00
载 SDF-1 的纤维内矿化胶原支架引导骨组织再生的研究	刘 燕	北京大学	北京市自然科学基金面上项目	7152156	18.00
单层石墨烯用于种植体光滑颈部改性的初步探索	刘云松	北京大学	北京市自然科学基金预探索项目	7153178	6.00
糖皮质激素受体基因多态性与天疱疮患者激素治疗效果的相关性研究	华 红	北京大学	北京市自然科学基金面上项目	7142168	15.00
石墨烯纳米复合支架材料的制备与性能研究	卫 彦	北京大学	北京市自然科学基金青年项目	7144256	8.00
仿生矿化纳米纤维调控骨髓基质干细胞生物学行为研究	韩 冰	北京大学	北京市自然科学基金青年项目	7144257	8.00
GPD1L 表达对口腔鳞状细胞癌生物学行为影响及其在缺氧调控机制中的作用研究	冯芝恩	北京大学	北京市自然科学基金青年项目	7144258	8.00
中老年残根残冠纤维增强树脂桩核一体化修复技术研究	邓旭亮	北京大学	国家卫计委中央保健科研课题	W2013BJ41	8.00

续表 9

项目名称	项目负责人	单位	基金来源及名称	批准号或编号	资助金额（万元）
中老年患者前牙即刻种植修复临床研究	邸　萍	北京大学	国家卫计委中央保健科研课题	W2013BJ42	8.00
基于体素的 CBCT 影像重叠-评价三维牙齿移动的基础	陈　贵	北京大学	国家自然科学基金应急管理项目	81441036	10.00
口腔黏膜干细胞中的 HGF/Met 系统的抑制阻止白斑癌变的研究	刘宏伟	北京大学	国家自然科学基金应急管理项目	81441034	10.00
口腔生物材料	邓旭亮	北京大学	国家自然科学基金杰出青年科学基金	81425007	400.00
3D 形貌牙体精确制备基础理论与关键技术研究	孙玉春	北京大学	国家自然科学基金面上项目	51475004	80.00
睡眠呼吸相关颅面结构的起效范围研究	高雪梅	北京大学	国家自然科学基金面上项目	81470272	75.00
IL-24 调控维持上皮细胞分化稳态的作用及机制研究	郭传瑸	北京大学	国家自然科学基金面上项目	81470707	73.00
交感神经系统调控正畸牙齿移动机制的研究	周彦恒	北京大学	国家自然科学基金面上项目	81470717	73.00
铁蛋白在牙周炎发生发展及组织修复中的作用及其机制研究	侯建霞	北京大学	国家自然科学基金面上项目	81470738	73.00
人牙龈成纤维细胞源的诱导多能干细胞实现牙周组织再生的研究	栾庆先	北京大学	国家自然科学基金面上项目	81470739	73.00
牙周致病菌诱导的调节性 B 细胞的生成及分子机制研究	于晓潜	北京大学	国家自然科学基金面上项目	81470740	73.00
Claudin-3：肿瘤坏死因子 α 调控下颌下腺紧密连接的分子靶点	俞光岩	北京大学	国家自然科学基金面上项目	81470756	73.00
利用单层石墨烯的抗菌和促成骨作用改良种植体颈部的设计	刘云松	北京大学	国家自然科学基金面上项目	81470769	70.00
基于球形 PAMAM 分子的诱导牙釉质新生的人工基质的研究	王　磊	北京大学	国家自然科学基金面上项目	81470770	73.00
共沉淀法合成制备根管充填用三氧化矿物凝聚体材料	林　红	北京大学	国家自然科学基金面上项目	81470784	70.00
IL-17 经 miR-23b 促进舌鳞状细胞癌发生和发展的机制研究	彭　歆	北京大学	国家自然科学基金面上项目	81472527	80.00
抑癌基因 PTEN 在组蛋白脱乙酰酶抑制剂抗肿瘤作用中的作用	甘业华	北京大学	国家自然科学基金面上项目	81472764	75.00
CBCT 下颅面结构对上气道形态及鼻阻力影响的研究	弓　煦	北京大学	国家自然科学基金青年项目	81400062	23.00
辛伐他汀-磷酸钙共沉淀三维支架与人脂肪基质细胞构建新型组织工程化骨	葛严军	北京大学	国家自然科学基金青年项目	81400484	23.00
抗炎纳米微球应用于炎症牙髓修复的研究	刘中宁	北京大学	国家自然科学基金青年项目	81400498	23.00

续表 9

项目名称	项目负责人	单位	基金来源及名称	批准号或编号	资助金额（万元）
Th17 细胞作为牙龈卟啉单胞菌感染免疫应答的参与者与 ApoE-/-小鼠动脉粥样硬化进展的相关研究	蔡　宇	北京大学	国家自然科学基金青年项目	81400520	23.00
丹参和麦门冬促唾液分泌的机制及在义齿黏附剂中的缓释调控研究	韩建民	北京大学	国家自然科学基金青年项目	81400560	23.00
正畸弓丝表面涂层制备及其对摩擦性能和生物相容性影响的研究	刘晓默	北京大学	国家自然科学基金青年项目	81400561	23.00
可替代 HEMA 的 Janus 纳米复合材料的合成与功能	韩　冰	北京大学	国家自然科学基金青年项目	81400562	23.00
纯钛表面形貌的成血管效应及其在种植体骨愈合早期的作用	黄　颖	北京大学	国家自然科学基金青年项目	81400563	23.00
基于三维数字图像相关的颅颌面术中骨块位姿自动跟踪关键技术研究	刘筱菁	北京大学	国家自然科学基金青年项目	81400569	23.00
长链非编码 RNA-Cyren 与舌鳞癌预后的关系及调控机制研究	贾凌飞	北京大学	国家自然科学基金青年项目	81402235	23.00
“十三五”口腔颅颌面科学学科发展战略研究	俞光岩	北京大学	国家自然科学基金应急管理项目	81442007	5.00
牙龈卟啉单胞菌感染加快动脉粥样硬化进展的相关研究	蔡　宇	北京大学	教育部留学回国启动基金	第 48 批-教外司留（2014）1685 号	4.00
口腔颌面部肿瘤的规范化手术治疗研究	彭　歆	北京大学	科技部支撑计划课题	2014BAI04B06	189.00
口腔健康协同服务系统研发	郭传瑸	北京大学	科技部支撑计划课题	2015BAJY 2558F01	400.00
口腔健康协同服务应用示范	徐明明	北京大学	科技部支撑计划课题	2015BAJY 2558F03	300.00
新型可注射磷酸钙基自固化生物材料研发	张学慧	北京大学	科技部 863 课题	2015AA032004	96.00
钛种植体表面纳米化促进骨整合的机理研究	林　野	北京大学	科技部国家重大科学研究计划	2012CB933901（后三年）	351.00
颌骨畸形三维数字化诊断及疗效评价系统	许天民	北京大学	科技部国际科技合作计划	2014DFA31800	160.00
CBCT 下矢状向颅面结构对上气道形态影响的研究	弓　煦	北京大学	中国睡眠研究会青年基金项目	2014-03	1.50
骨唾液酸蛋白多肽修饰的纳米纤维促进人多能干细胞成牙分化的研究	魏世成	北京大学	口腔疾病与生物医学重庆市重点实验室开放基金	ODBS-2014-001	20.00
颌骨组织“仿生理性”再生的调控及其机制研究	张志愿	上海交通大学	国家自然科学基金重点项目	81430012	320.00

续表 9

项目名称	项目负责人	单位	基金来源及名称	批准号或编号	资助金额（万元）
基于 MAL 基因敲除和 4NQO 暴露建立口腔鳞癌动物模型及分子生物学性状分析	陈　涛	上海交通大学	国家自然科学基金面上项目	81472515	130.00
三维打印技术在导航辅助个体化订制下颌骨牵引成骨术中的应用基础研究	蔡　鸣	上海交通大学	国家自然科学基金面上项目	81470786	73.00
基于病毒宏基因组学技术研究牙菌斑内的病毒群落及其对慢性牙周炎的作用	冯希平	上海交通大学	国家自然科学基金面上项目	81470737	73.00
中国人颞下颌关节的特性研究与人工关节的基础设计	何冬梅	上海交通大学	国家自然科学基金面上项目	81472117	72.00
RIG-I 调节自噬促进口腔鳞状细胞癌转移的效应与分子机制研究	胡镜宙	上海交通大学	国家自然科学基金面上项目	81472516	72.00
炎症相关 miRNA 在牙周炎和种植体周围炎中的时序表达及治疗上的应用	黄　慧	上海交通大学	国家自然科学基金面上项目	31470946	81.00
FAK-P13K/MAPK 通路在力学刺激影响钛材料骨结合中的作用及机理研究	赖红昌	上海交通大学	国家自然科学基金面上项目	81470782	73.00
口腔黏膜上皮炎癌转化过程中 TLR-9 基因过表达的转录调控机制研究	阮　敏	上海交通大学	国家自然科学基金面上项目	81472517	72.00
软骨细胞特异性 Pkd1 基因敲除后牵张力对颅底软骨联合生长的影响及其机制研究	沈　刚	上海交通大学	国家自然科学基金面上项目	81470765	73.00
NLRP/caspase 炎症复合体在牵张诱导人牙周膜细胞炎症反应中的作用及其激活机制研究	胥　春	上海交通大学	国家自然科学基金面上项目	31470903	80.00
循环 miRNA 与肿瘤细胞表皮生长因子受体相互作用对口腔颌面肿瘤生物学行为的影响及其机制研究	徐　骎	上海交通大学	国家自然科学基金面上项目	81472518	78.00
掺锶硅酸钙/丝蛋白负载脂肪干细胞促进颌骨缺损功能重建研究	徐袁瑾	上海交通大学	国家自然科学基金面上项目	81470713	67.00
p53 诱导的外泌体-miRNAs 介导头颈肿瘤细胞化疗耐药的机制	张建军	上海交通大学	国家自然科学基金面上项目	81472572	75.00
普萘洛尔等纳米制剂治疗血管瘤的作用及机制研究	郑家伟	上海交通大学	国家自然科学基金面上项目	81470755	73.00
GDF15 在口腔鳞癌 TRF 诱导化疗和调控 AKT/ERK 信号通路中的机制研究	钟来平	上海交通大学	国家自然科学基金面上项目	81472519	80.00
miR-140 在应力介导的颅底软骨联合改建中的作用机制研究	储沨婷	上海交通大学	国家自然科学基金青年科学基金	81400536	23.00

续表 9

项目名称	项目负责人	单位	基金来源及名称	批准号或编号	资助金额（万元）
不同晶相纳米氧化钛薄膜对成骨细胞功能的影响及机制研究	贺　捷	上海交通大学	国家自然科学基金青年科学基金	31400859	24.00
母亲与儿童早期龋之间的交互作用：基于结构方程模型的生命历程研究	陆海霞	上海交通大学	国家自然科学基金青年科学基金	81400496	23.00
内皮素 1 促进骨髓基质干细胞成骨成血管的实验研究	潘红芽	上海交通大学	国家自然科学基金青年科学基金	81400482	23.00
口腔扁平苔藓中树突状细胞亚群及其 Toll 样受体表达谱的研究	王宇峰	上海交通大学	国家自然科学基金青年科学基金	81400512	23.00
口腔白斑癌变过程中 DNA 损伤信号通路相关 lncRNA 的筛选及其调控机制的研究	吴　岚	上海交通大学	国家自然科学基金青年科学基金	81400513	23.00
掺锶微纳米棒组合结构修饰羟基磷灰石陶瓷调控骨质疏松大鼠骨缺损修复及机理研究	夏伦果	上海交通大学	国家自然科学基金青年科学基金	81400554	25.00
口腔黏膜潜在恶性疾患癌变早期诊断新体系多中心协同研究	唐国瑶	上海交通大学	国家卫计委公益性行业科研专项分课题	2015SQ00096	60.00
晚期口腔颌面－头颈恶性肿瘤超声热疗系统的临床应用及研发与产业化	任国欣	上海交通大学	上海市科学技术委员会科研计划项目	14DZ1941402	72.00
特异作用于高表达 ABCB1 耐药肿瘤的原人参二醇衍生物临床前研究	王　旭	上海交通大学	上海市科学技术委员会科研计划项目	14431905800	50.00
糖尿病兔牙种植模型建立及骨结合研究	徐袁瑾	上海交通大学	上海市科学技术委员会科研计划项目	14140904100	25.00
“苦参方”含漱液治疗念珠菌性口糜的临床评价研究	吴　岚	上海交通大学	上海市科学技术委员会科研计划项目	14401931600	10.00
三叉神经感觉根 V1/V2/V3 不同类型纤维三维投射模型的建立及验证	张伟杰	上海交通大学	上海市科学技术委员会科研计划项目	14411960800	30.00
载银羟基磷灰石微/纳米颗粒对种植体周围炎的抑菌和骨重建效果的评价	焦　婷	上海交通大学	上海市科学技术委员会科研计划项目	14411964200	20.00
3D 口模的研制及其在口腔颌面-头颈肿瘤放疗中的应用研究	涂文勇	上海交通大学	上海市科学技术委员会科研计划项目	14411967900	10.00
锶硅掺杂微纳米棒组合结构修饰 HA 陶瓷促进骨质疏松大鼠修复研究	夏伦果	上海交通大学	上海市青年科技英才扬帆计划	14YF1402400	10.00
分泌性白细胞蛋白酶抑制剂在口腔癌发生发展过程中对 NF-κB 信号通路的作用研究	杨　娅	上海交通大学	上海市浦江人才计划 D 类	14PJD023	20.00

续表 9

项目名称	项目负责人	单位	基金来源及名称	批准号或编号	资助金额（万元）
TLR4 促进口腔颌面-头颈部鳞癌对西妥昔单抗耐药的效应与机制研究	胡镜宙	上海交通大学	上海市自然科学基金	14ZR1424200	10.00
条件基因敲除 ADAM10 影响颅颌面骨发育及其分子机制解析	杨　秩	上海交通大学	上海市自然科学基金	14ZR1424100	10.00
数字化双相支架复合骨髓间充质干细胞髁突重建的实验研究	杨秀娟	上海交通大学	上海市自然科学基金	14ZR1424300	10.00
内镜辅助诊治颞下颌关节滑膜病变	邱亚汀	上海交通大学	上海市卫生和计划生育委员会科研课题	201440548	3.00
Mtwo 镍钛系统在钙化阻塞根管治疗中的应用研究	赵隽隽	上海交通大学	上海市卫生和计划生育委员会科研课题	201440532	3.00
家族性巨大型牙骨质瘤致病基因的鉴定	秦兴军	上海交通大学	上海市卫生和计划生育委员会科研课题	201440403	3.00
智齿拔除后下颌第二磨牙远中骨缺失修复的临床研究	汪　湧	上海交通大学	上海市卫生和计划生育委员会科研课题	201440401	3.00
不同垂直骨面型与牙周生物型的相关性研究	倪　靖	上海交通大学	上海市卫生和计划生育委员会科研课题青年基金	20144Y0120	2.00
双颌逆时针旋转手术对骨性 II 类高角病例颌面部形态及功能的影响	聂　萍	上海交通大学	上海市卫生和计划生育委员会科研课题青年基金	20144Y0124	2.00
牙槽骨再生正畸治疗骨性 III 类错殆下前牙区牙槽骨发育不良	王　博	上海交通大学	上海市卫生和计划生育委员会科研课题青年基金	20144Y0125	2.00
自体骨回植修复下颌第二磨牙远中牙槽骨缺失的临床研究	汪　湧	上海交通大学	上海市浦东新区卫生和计划生育委员会卫生科技项目	PW2014D-6	7.00
RNAi 靶向 COL2A1 基因促进滑膜干细胞修复颞下颌关节盘穿孔的实验研究	吴　杨	武汉大学	国家自然科学基金青年科学基金	31400836	24.00
3D 打印结合细胞片层技术构建“阵列式”组织工程骨修复大面积颌骨缺损的可行性研究	白　铁	武汉大学	国家自然科学基金青年科学基金	31400837	21.00
miR-3065 簇调控神经嵴来源细胞向成牙本质细胞和成骨细胞分化的研究	刘　欢	武汉大学	国家自然科学基金青年科学基金	81400477	23.00
miR-24 通过 STING 作用于靶向防龋 DNA 疫苗免疫效应的机制研究	胡　璇	武汉大学	国家自然科学基金青年科学基金	81400500	20.00
visfatin 在伴糖尿病的牙周炎炎性调控机制中的作用	张慧慧	武汉大学	国家自然科学基金青年科学基金	81400524	23.00
C4orf7 在牙周组织矿化动态平衡中的调控作用	赵　艳	武汉大学	国家自然科学基金青年科学基金	81400544	23.00

续表 9

项目名称	项目负责人	单位	基金来源及名称	批准号或编号	资助金额（万元）
miRNA-144 及 miRNA-145 通过表观调控 RANKL/OPG 系统参与正畸牙移动的研究	张　晨	武汉大学	国家自然科学基金青年科学基金	81400545	23.00
牙周膜 CREB 磷酸化在正畸牙移动成骨中的作用	林　恒	武汉大学	国家自然科学基金青年科学基金	81400547	23.00
NLRP3 炎症小体介导炎性微环境对舌癌干细胞形成的调控作用及机制研究	黄从发	武汉大学	国家自然科学基金青年科学基金	81402241	23.00
BMP2 缺失所致牙本质发育缺陷的表观遗传学调控机制研究	陈　智	武汉大学	国家自然科学基金重点国际（地区）合作研究项目	81420108011	300.00
牙胚发育早期 BMP/MAPK 和 Wnt/β-catenin 信号通路在牙上皮命运决定和细胞增殖中的作用及其机制研究	袁国华	武汉大学	国家自然科学基金面上项目	81470708	73.00
JAK2-STAT3 信号通路对成、破骨细胞相互作用调控骨折愈合的机制研究	李祖兵	武汉大学	国家自然科学基金面上项目	81470718	73.00
非综合征型唇腭裂易感基因编码和拷贝数变异的研究	边　专	武汉大学	国家自然科学基金面上项目	81470727	73.00
C 形根管机械清理盲区的特征及感染控制	范　兵	武汉大学	国家自然科学基金面上项目	81470732	73.00
RNA 可变剪切调控因子 hnRNP C 在口腔黏膜异常增生演变中的作用和机制研究	贾　荣	武汉大学	国家自然科学基金面上项目	81470741	73.00
颞下颌关节盘血管化在关节退行性变中的作用机制	龙　星	武汉大学	国家自然科学基金面上项目	81470761	73.00
CAR 细胞在骨-植入材料界面形成过程中的调控机制研究	蒋　滔	武汉大学	国家自然科学基金面上项目	81470771	73.00
PTEN 与 TGFBR1 互为 ceRNA 调控口腔鳞癌自噬的分子机制	孙志军	武汉大学	国家自然科学基金面上项目	81472528	85.00
T/B 淋巴细胞上皮样转化在口腔癌肿瘤干细胞发生中的作用及机制研究	张文峰	武汉大学	国家自然科学基金面上项目	81472529	70.00
基于粘接的微创牙美学修复技术及推广	黄　翠	武汉大学	湖北省科技厅社发项目	2013BCB025	50.00
金雀异黄酮防治根尖周炎骨破坏及其分子机制研究	彭　彬	武汉大学	湖北省自然科学基金重点项目	2014CFA059	10.00
生物可降解乳牙根管桩的基础研究	孙　燕	武汉大学	湖北省自然科学基金面上项目	2014CFB436	3.00
热处理镍钛器械对根管成形影响及其物理机理研究	赵　丹	武汉大学	湖北省自然科学基金面上项目	2014CFB468	3.00
腭裂胎鼠羊水标志物的筛查和功能分析	孟柳燕	武汉大学	湖北省自然科学基金面上项目	2014CFB721	3.00

续表 9

项目名称	项目负责人	单位	基金来源及名称	批准号或编号	资助金额（万元）
Th1 细胞在根尖周炎骨吸收中的作用及机制	许庆安	武汉大学	湖北省自然科学基金面上项目	2014CFB722	3.00
下颌髁突肥大术后颞下颌关节改建的基础及临床研究	陈国新	武汉大学	湖北省自然科学基金面上项目	2014CFB723	3.00
蛋白多糖调控 I 型胶原“分子筛”效应促进其组装及矿化的研究	王亚珂	武汉大学	湖北省自然科学基金青年项目	2014CFB724	3.00
可吸收材料在颌面部骨折中的应用研究	杨荣涛	武汉大学	湖北省自然科学基金青年项目	2014CFB303	3.00
CREB 转录复合体在正畸牙移动成骨中的作用	林　恒	武汉大学	湖北省自然科学基金青年项目	2014CFB361	3.00
T 辅助细胞在稳定型与进展型牙周病损中的免疫调控机理	董维理	武汉大学	湖北省卫生计生委西医类重点项目	WJ2015MB040	2.00
双交联生物活性水凝胶支架的构建	王家伟	武汉大学	湖北省卫生计生委西医类重点项目	WJ2015MB114	1.00
基于配方检索与 Matlab 回归预测的复式配色方案的研究	李　清	武汉大学	湖北省卫生计生青年人才项目	WJ2015Q025	4.00
湖北省县级医院麻醉质量与安全监测指标构建及综合评价研究	朱宏飞	武汉大学	湖北省卫生计生政策类专项	WJ2015GB014	1.00
诱导再生性气管移植体的构建及结构优化	吴　炜	第四军医大学	“863”青年科学家专题项目	SQ2015AA0201147	138.00
RNAi 功能化钛种植体的研发与应用基础研究	赵领洲	第四军医大学	“863”青年科学家专题项目	SS2015AA020921	138.00
诱导骨原位再生的纤维内钙/硅杂化放生骨支架的研制及应用基础研究	牛丽娜	第四军医大学	“863”青年科学家专题项目	2015AA020942	138.00
颅面组织再生与生物材料	吴　炜	第四军医大学	国家自然科学基金优秀青年科学基金项目	81422008	100.00
CaR 在 TMJ 骨关节炎关节软骨细胞异常增殖与分化中的作用研究	王美青	第四军医大学	国家自然科学基金面上项目	81470762	100.00
针对骨质疏松的 RNAi 功能化种植体的构建、功效及机制研究	张玉梅	第四军医大学	国家自然科学基金面上项目	81470785	100.00
种植体表面带电涂层调控成骨细胞黏附、分化的信号通路研究	马楚凡	第四军医大学	国家自然科学基金面上项目	31470929	90.00
新型齿科多色系二硅酸锂玻璃陶瓷材料体系的构建及相关机理研究	王　富	第四军医大学	国家自然科学基金面上项目	51472269	83.00
炎性微环境下组蛋白去乙酰化酶通过调控 miR-17-92 家族影响牙周膜干细胞再生能力的机制研究	金　岩	第四军医大学	国家自然科学基金面上项目	81470710	73.00

续表 9

项目名称	项目负责人	单位	基金来源及名称	批准号或编号	资助金额（万元）
V-ATP 酶 V1H 调控牙和骨发育的机制研究	段小红	第四军医大学	国家自然科学基金面上项目	81470728	73.00
长链非编码 RNA n332962 参与 LPS 调控人牙髓干细胞分化的分子机制研究	何文喜	第四军医大学	国家自然科学基金面上项目	81470733	73.00
内质网应激在牙周炎性环境影响牙周膜干细胞功能中的机制研究	王勤涛	第四军医大学	国家自然科学基金面上项目	81470742	73.00
NF-kappaB-miR-30a-SOCS-3 反馈环路在尼古丁促吸烟相关性牙周炎牙周组织炎性损伤中的作用及机制研究	王小竞	第四军医大学	国家自然科学基金面上项目	81470743	73.00
纤维蛋白胶/平阳霉素栓塞硬化面颈部静脉畸形基础研究	杨耀武	第四军医大学	国家自然科学基金面上项目	81470757	73.00
利用气体加压技术构建超级牙本质的基础研究	陈吉华	第四军医大学	国家自然科学基金面上项目	81470773	73.00
Periostin 促进骨质疏松症牙周组织再生修复作用的研究	丁　寅	第四军医大学	国家自然科学基金面上项目	81470774	73.00
sema3A 修饰的 ASCs 促进 2 型糖尿病种植体骨结合作用及机制的研究	宋应亮	第四军医大学	国家自然科学基金面上项目	81470775	73.00
趋化因子受体/Rho 鸟苷三磷酸酶信号通路介导牙周再生间充质干细胞归巢的机制研究	陈发明	第四军医大学	国家自然科学基金面上项目	81471791	73.00
TAT-LBD 靶向介导的双靶点效应蛋白促进缺血性脑卒中神经功能修复及其机制研究	徐礼鲜	第四军医大学	国家自然科学基金面上项目	81471265	70.00
新型多分级仿生硅化骨胶原支架的构建及其促成骨活性研究	牛丽娜	第四军医大学	国家自然科学基金青年科学基金项目	81400555	25.00
Erk 调控 Wnt 通路影响间充质干细胞分化的机制及其在骨质疏松中的作用研究	李　蓓	第四军医大学	国家自然科学基金青年科学基金项目	31401255	23.00
寒冷环境导致心力衰竭加重的新机制——TRPV1 与氧化应激的恶性循环	陆松鹤	第四军医大学	国家自然科学基金青年科学基金项目	81400198	23.00
Shh 信号通路参与 IGF-1 促进髁突肥大软骨过度生长的作用机制的研究	陈宇翔	第四军医大学	国家自然科学基金青年科学基金项目	81400481	23.00
炎症体 NLRP3 参与牙髓炎性痛的中枢调控机制研究	孙书恺	第四军医大学	国家自然科学基金青年科学基金项目	81400531	23.00
咬合力刺激促脱位再植牙牙周微循环重建及其机制研究	赵寅华	第四军医大学	国家自然科学基金青年科学基金项目	81400556	23.00
氨基酸诱导纳米羟基磷灰石仿生修复软化釉质的显微分析研究	周春华	首都医科大学	国家自然科学基金青年科学基金项目	81400476	23.00

续表 9

项目名称	项目负责人	单位	基金来源及名称	批准号或编号	资助金额（万元）
伴放线放线杆菌在牙周炎与胃癌相关性中的作用机制的研究	孙静华	首都医科大学	国家自然科学基金青年科学基金项目	81400515	23.00
Act1 与 IL-17/IL-17R 串话在口腔扁平苔藓发生发展中作用的研究	王　辉	首都医科大学	国家自然科学基金青年科学基金项目	81400517	23.00
肝细胞生长因子修饰的牙周膜干细胞再生牙周组织的效果及机制研究	曹　钰	首都医科大学	国家自然科学基金青年科学基金项目	81400519	23.00
紧密连接在家兔自体颌下腺移植远期腺体分泌增多中的作用及机制研究	杨宁燕	首都医科大学	国家自然科学基金青年科学基金项目	81400526	23.00
硝酸盐-亚硝酸盐-NO 通路对间充质干细胞免疫功能影响及调控机制研究	靳路远	首都医科大学	国家自然科学基金青年科学基金项目	81400527	23.00
口腔神经源性疼痛的外周神经纤维传导机制研究	吕绳漪	首都医科大学	国家自然科学基金青年科学基金项目	81400529	23.00
骨陶瓷修复牙槽嵴缺损对正畸牙槽骨改建和牙根吸收机制的动态实验研究	茹　楠	首都医科大学	国家自然科学基金青年科学基金项目	81400537	23.00
纳米磷酸钙联合季铵盐改性正畸粘接系统的机制研究	张　珂	首都医科大学	国家自然科学基金青年科学基金项目	81400540	25.00
钙敏感受体、Asporin/BMP-2 的相互作用在力刺激降低移植牙骨性粘连发生中的作用机制	杨　芸	首都医科大学	国家自然科学基金青年科学基金项目	81400542	23.00
超声振动作用于根管壁的生物力学研究	付　梅	首都医科大学	国家自然科学基金青年科学基金项目	81400558	23.00
基于力传感实时检测系统的正畸微植体植入导航及其引导的植入安全稳定性	仇玲玲	首都医科大学	国家自然科学基金青年科学基金项目	81400567	23.00
锥形束 CT 评估年轻恒牙根尖发育状况的准确性和辐射危害研究	曲兴民	首都医科大学	国家自然科学基金青年科学基金项目	81400568	23.00
破骨细胞在下颌骨放射性骨坏死形成及预防中的作用	郑宗梅	首都医科大学	国家自然科学基金面上项目	81470725	72.00
基于牙周微环境调节的牙周组织再生研究	刘　怡	首都医科大学	国家自然科学基金面上项目	81470751	100.00
nAChR/Prx1 轴在烟草相关口腔白斑细胞凋亡中的作用及机制	汤晓飞	首都医科大学	国家自然科学基金面上项目	81470752	73.00
牙龈卟啉单胞菌血凝素 2 与氯化血红素结合位点分析	杨秋波	首都医科大学	国家自然科学基金面上项目	81470753	67.00
骨形成蛋白 6 在舍格伦综合征发病作用的研究	王　昊	首都医科大学	国家自然科学基金面上项目	81470759	73.00
正畸热压膜材料口腔环境老化机制研究	白玉兴	首都医科大学	国家自然科学基金面上项目	81470779	73.00

续表 9

项目名称	项目负责人	单位	基金来源及名称	批准号或编号	资助金额（万元）
减压技术联合两种水凝胶材料介导功能性牙髓再生	郑　颖	首都医科大学	国家自然科学基金面上项目	81470787	73.00
氧化锆表面羟基磷灰石晶体纳米簇的构建	张祖太	首都医科大学	北京市自然科学基金	7152065	18.00
Prx1 在烟草相关口腔癌侵袭及转移中的作用及机制	汤晓飞	首都医科大学	北京市自然科学基金	7152066	18.00
Notch-1 信号通路预防涎腺放射损伤作用的研究	王学玖	首都医科大学	北京市自然科学基金	7152067	18.00
FAP 介导细胞外基质重建对癌旁成纤维细胞募集迁移的调控作用研究	任　倩	首都医科大学	北京市自然科学基金	7154203	8.00
旁细胞途径介导家兔自体颌下腺移植远期腺体分泌增多及其机制探讨	杨宁燕	首都医科大学	北京市自然科学基金	7154204	8.00
幽门螺杆菌感染与糜烂型口腔扁平苔藓严重程度的相关性研究	关晓兵	首都医科大学	北京市科委科技计划项目	Z141107002514127	15.00
牙颌畸形数字化精确隐形矫治技术的临床研究	张栋梁	首都医科大学	北京市科委科技计划项目	Z141107002514149	15.00
个性化钛板种植体支抗矫治骨性上颌发育不足的三维疗效评价研究	白玉兴	首都医科大学	北京市科委科技计划项目	Z141100002114020	15.00
口腔正畸骨粘接体及粘接剂的研究	谢贤聚	首都医科大学	北京市科技新星计划	Z141107001814060	35.00
口腔科普车科普行动活动	韩永成	首都医科大学	北京市科委科普项目	Z141110000814057	27.00
FRC 纤维桩修复的微渗漏研究	白保晶	首都医科大学	北京市教委科技发展计划项目	KM201510025022	15.00
牙髓干细胞及其共培养在成骨分化中的研究	马金玲	首都医科大学	北京市优秀人才培养专项	2014000021469G248	5.00
面-鼻-鼻软骨支架解剖关系的研究	胥　毅	首都医科大学	北京市优秀人才培养专项	2014000021469G249	5.00
EIF5A2 在口腔鳞状细胞癌侵袭转移中的作用及机制研究	刘艳艳	首都医科大学	北京市优秀人才培养专项	2014000021469G250	5.00
SHANK2 对根尖牙乳头干细胞分化影响	郭力嘉	首都医科大学	北京市优秀人才培养专项	2014000021469G251	5.00
口腔黏膜癌前病变	孙　正	首都医科大学	临床医学发展专项-“扬帆计划”	ZYLX201407	299.00
基于 CBCT 导航技术的牙髓病显微治疗方法的建立与评价研究	侯本祥	首都医科大学	临床医学发展专项-“扬帆计划”	XMLX201301	89.23
龈沟液内炎症标志物快速检测对固定义齿修复后风险的早期预测及评估	李　茵	首都医科大学	临床医学发展专项-“扬帆计划”	XMLX201402	100.00
学龄儿童龋病及牙周病早期防治技术推广应用研究	孙　正	首都医科大学	首都卫生发展科研专项	首发 2014-1-2141	144.10

续表 9

项目名称	项目负责人	单位	基金来源及名称	批准号或编号	资助金额（万元）
血管生成在创伤性颞下颌关节骨性强直形成中的作用	严颖彬	天津市口腔医院	天津市自然科学基金青年项目	14JCQNJC12500	6.00
正畸牙移动免疫启动因子及信号通路的研究	张淋坤	天津市口腔医院	天津市卫计委科研基金攻关项目	14KG132	10.00
乳牙牙髓干细胞顺材质硬度分化的力学机制研究	苏小营	天津市口腔医院	天津市卫计委科研基金面上项目	2014KY23	2.00
牵张力诱导成人与青少年牙周膜细胞成骨分化的对比研究	颜　艳	天津市口腔医院	天津市卫计委科研基金面上项目	2014KY24	2.00
前牙美学修复中氧化锆全瓷管的结合强度与透光度的研究	陈春霞	天津市口腔医院	天津市卫计委科研基金自筹项目	2014KZ045	2.00
富血小板血浆关节腔内注射治疗颞下颌关节骨关节病	李正阳	天津市口腔医院	天津市卫计委科研基金自筹项目	2014KZ046	2.00
组织工程化黏膜在预层组织瓣修复口腔颌面部缺损中的应用	张　韬	北京市科委	北京自然基金面上项目	7142135	18.00
CAD/CAM 可切削新型牙科复相陶瓷基底材料的研究及临床应用	邓　斌	解放军总医院	国家自然科学基金	51372275	80.00
口腔治疗诱发高龄患者特发性耳聋的临床研究	王　懿	解放军总医院	北京市科技新星项目	Xxjh2015105	30.00
口腔再生医学	郭　斌	解放军总医院	四川省青年科技创新研究团队	2014TD0001	100.00
钴铬合金烤瓷髓腔固位冠修复牙体缺损的临床应用研究	李鸿波	解放军总医院	北京市科技计划项目	Z141100002114031	15.00
社区口腔保健及卫生知识宣教模式的创建及推广	李亚男	解放军总医院	北京市海淀科协专项课题	2015058	8.00
根管治疗后疾病的诊断和防治方法研究	储冰峰	解放军总医院	首都卫生行业基金联合攻关项目	2014-05	12.00
融合肽（钛无机结合肽-富组蛋白 5 衍生抗菌肽）涂层抑制钛表面细菌生物膜形成的机制和应用研究	高　平	天津医科大学	国家自然科学基金	31470919	75.00
TiO_2 纳米管负载淫羊藿苷对骨质疏松下钛种植体骨结合的作用及分子机理研究	李长义	天津医科大学	国家自然科学基金	31470920	75.00
载药壳聚糖不对称引导组织再生膜的研究	高　平	天津医科大学	天津市应用基础及前沿技术研究计划一般项目	14JCYBJC29600	10.00
内源性大麻素 AEA 调控人成牙本质细胞 MMP-2 表达的研究	阚克华	天津医科大学	天津市应用基础及前沿技术研究计划青年项目	14JCQNJC13500	6.00
颞颌关节腔内注射用 HA/帕瑞昔步缓释微球的初步研究	朱东望	天津医科大学	天津市高等学校科技发展基金	20140134	4.00
表面改性载药 PLGA 微球促进 MSC 介导的拔牙位点保存	乔　峰	天津医科大学	天津市高等学校科技发展基金	20140135	4.00

续表 9

项目名称	项目负责人	单位	基金来源及名称	批准号或编号	资助金额（万元）
复制体生长因子纤维蛋白凝胶/膜/液的基础与临床技术研究	董福生	河北医科大学	河北省政府资助临床医学优秀人才培养项目	-	52.50
不同生长发育阶段骨性Ⅲ类错殆患者颅颌面特征及其序列正畸治疗的研究	马文盛	河北医科大学	河北省政府资助临床医学优秀人才培养项目	-	37.50
PTEN 基因失活在口腔鳞癌免疫逃逸中的作用及分子机制	董玉英	河北医科大学	河北省教育厅科学研究重点项目	ZD2014007	5.00
半导体激光牙齿美白对牙釉质脱矿再矿化的影响	李春年	河北医科大学	河北省卫计委医学科学研究重点课题	ZL20140043	1.00
超重度低龄儿童龋病病因、治疗及预后研究	平雅坤	河北医科大学	河北省卫计委医学科学研究重点课题	ZL20140316	0.50
双膦酸盐对成骨细胞与破骨细胞间信号交谈的影响及机制研究	戚孟春	河北联合大学	河北省自然科学基金委	C2011401044	7.00
“微种植体—直丝化双槽沟托槽”舌侧正畸系统的生物力学研究	武秀萍	山西医科大学	国家自然科学基金青年科学基金项目	81400553	23.00
牵张应力介导 TGF-β1/Smad7 信号通路相关 microRNAs 调控人牙周膜细胞成骨分化的研究	刘名燕	山西医科大学	国家自然科学基金青年科学基金项目	81400566	23.00
局部应用功能化氧化石墨烯缓释 simvastatin 对新骨形成的影响	赵　彬	山西医科大学	山西省国际科技合作项目	2014051058	20.00
牵张应力对人牙周膜细胞生物特性的影响及相关信号通路调控作用研究	刘名燕	山西医科大学	山西省自然科学基金面上项目	2014011027-2	3.00
内蒙古东部地区学龄前儿童龋活跃性的研究分析	宝力道	赤峰学院	内蒙古卫计委科研基金项目	201302150	0.70
基台-金属桥架转移装置在种植固定桥修复中的应用研究	吕广辉	赤峰学院	内蒙古口腔医学会科研项目	20131101	0.20
计算机数字化技术在颌面部骨折治疗中的临床应用研究	马鹏飞	赤峰学院	内蒙古口腔医学会科研项目	20131102	0.20
口腔卫生保健网络建立及数字化技术推广	卢　利	中国医科大学	辽宁省省科技计划项目	2014225019	200.00
MircoRNA-155 对牙龈卟啉单胞菌 OmpH 诱导巨噬细胞 Pyroptosis 调控机制研究	林　莉	中国医科大学	国家自然科学基金	81470744	67.00
牙龈卟啉单胞菌促进牙龈上皮细胞增殖及恶性转化的机制研究	潘亚萍	中国医科大学	国家自然科学基金	81470745	73.00
Wnt5a/Ca^{2+}/NFAT 与 NF-kB 信号通路对话维持成釉细胞瘤炎性微环境促进其侵袭的机制	钟　鸣	中国医科大学	国家自然科学基金	81470758	73.00

续表 9

项目名称	项目负责人	单位	基金来源及名称	批准号或编号	资助金额（万元）
基于广义回归神经网络的老年龋病高位人群预警模型研究	刘　璐	中国医科大学	国家自然科学基金	81400571	23.00
巨噬细胞移动抑制因子在牙龈卟啉单胞菌增强血管内皮细胞黏附活性中的作用机制研究	张冬梅	中国医科大学	国家自然科学基金	81400518	23.00
外周 TRPV1 受体在慢性炎症口面部疼痛性别差异机制中的作用	张　霞	中国医科大学	国家自然科学基金	81400530	23.00
wnt5a 与 Cadherin/catenin 复合体相互作用调控人成釉细胞瘤侵袭性的研究	钟　鸣	中国医科大学	辽宁省科技计划项目	2014225013	20.00
口腔器械产品评价及示范应用研究	王　强	中国医科大学	辽宁省科技计划项目	2014305012	10.00
mircoRNA132 调控 Wnt 信号通路对机械力诱导牙周膜干细胞成骨分化的影响和机制研究	戚　琳	中国医科大学	辽宁省教育厅一般项目	L2014303	6.00
头颈鳞癌淋巴结转移相关 miRNA 及靶基因初筛与鉴定	徐中飞	中国医科大学	辽宁省教育厅一般项目	L2014317	6.00
低强度脉冲超声对人工骨内细胞生物学行为影响的研究	吴　琳	中国医科大学	辽宁省自然科学基金	2014021008	5.00
TRIB3 在牙髓卟啉单胞菌脂多糖诱导 WNT5a 表达调控中的作用	仇丽鸿	中国医科大学	辽宁省自然科学基金	2014021055	5.00
TGF-β/Smad4 信号通路在头颈鳞癌淋巴结转移中的作用和机制研究	周　青	中国医科大学	辽宁省自然科学基金	2014021064	5.00
牙龈卟啉单胞菌外膜蛋白促进牙周炎症反应的机制研究	林　莉	中国医科大学	辽宁省自然科学基金	2014021067	5.00
维生素 D 在清除细胞内牙龈卟啉单胞菌过程中的作用和相关机制研究	唐晓琳	中国医科大学	辽宁省自然科学基金	2014021073	5.00
miRNA-21 调控 CCR7 介导头颈鳞癌凋亡和侵袭作用的实验研究	徐中飞	中国医科大学	辽宁省自然科学基金	2014021096	5.00
雄性激素在吗啡耐受性中的作用	张　霞	中国医科大学	辽宁省留学人员回国创业启动经费	–	3.00
胶质细胞源性神经营养因子在 SD 大鼠三叉神经痛模型中促进神经再生作用的研究	周　青	中国医科大学	辽宁省“百千人才工程”资助项目	2013921027	2.00
Wnt5a 基因通过调控舌肌分化促腭裂组织再生的机制研究	肖　晶	大连医科大学	辽宁省自然科学基金	2014023040	5.00
骨髓间充质干细胞在微胶囊微环境中修复唇腭裂组织缺损的研究	李　楠	大连医科大学	辽宁省博士启动基金	20141117	3.00

续表 9

项目名称	项目负责人	单位	基金来源及名称	批准号或编号	资助金额（万元）
分选连接蛋白 3 调控 TLR3 信号转导通路的机制研究	尹　伟	大连医科大学	中国博士后科学基金第 56 批面上项目一等资助	2014M560629	8.00
纳米级新型根管消毒剂的灭菌性和生物安全性研究	尹　伟	大连医科大学	辽宁省自然科学基金	2014023037	5.00
X 连锁隐性遗传先天缺牙家系 EDA 基因突变致病机制研究	尹　伟	大连医科大学	口腔生物医学教育部重点实验室（武汉大学）开放基金	201402	5.00
应用自体骨髓浓缩物和牙本质颗粒修复颌骨缺损	仲维剑	大连医科大学	省教委	L2014359	3.00
硬化蛋白在正畸牙骨质再生中作用机制及应用基础研究	胡　敏	吉林大学	国家自然科学基金面上项目	81470764	73.00
脂胶干细胞用于治疗颞下颌关节骨关节炎的实验研究	吴国民	吉林大学	国家自然科学基金青年基金	81400532	23.00
阿司匹林改性载 BMP-2 基因 PLGA 微球促进骨再生作用研究	乔春艳	吉林大学	国家自然科学基金青年基金	81400488	23.00
Adrenomedullin 促进组织工程骨血管化构建的实验研究	王　林	吉林大学	国家基金委青年基金	81400487	23.00
载有 VEGF/.00 古霉素的多层微球型支架骨修复材料的研制	刘志辉	吉林大学	吉林省科学技术厅	20140204066SF	10.00
聚乳酸-羟基乙酸可降解微种植体的研制与开发	刘　畅	吉林大学	吉林省科学技术厅	20140204022SF	18.00
CaO/Zn0 核-壳结构纳米球根管封闭剂的性能研究	李祥伟	吉林大学	吉林省科学技术厅	20140204018SF	20.00
新型防龋纳米树脂的研发及临床应用研究	王成坤	吉林大学	吉林省科学技术厅	20140414010GH	10.00
创伤治疗用兼具抗炎及血管化功效的多屋缓释药物的临床前研究	刘志辉	吉林大学	吉林省科学技术厅	20140311088YY	50.00
以蜂胶为基质抗种植体周围炎症的新药开发	周延民	吉林大学	吉林省科学技术厅	2040311004YY	60.00
中药材超微加工技术中试与转化	韩　冰	吉林大学	吉林省科学技术厅	20140307004YY	50.00
长春地区汉族青少年 Ricketts 头影测量分析方法全部指标正常值的建立	朱宪春	吉林大学	吉林省卫计委	20132053	2.00
PRF 与 GTR/GBR 联合修复颌骨缺损的临床应用	张　莉	吉林大学	吉林省卫计委	2013S005	1.00
窝沟封闭术预防恒牙龋在乡镇儿童中的应用	程　敏	吉林大学	吉林省卫计委	2013S027	1.00
富血小板纤维蛋白体外释放生长因子影响因素的探讨	李艳秋	吉林大学	吉林省卫计委	2013Z013	2.50
高浓缩成骨基因聚合物包裹 DNA 支架的生物相容性研究	赵　刚	佳木斯大学	黑龙江省自然科学基金面上项目	H201487	6.00

续表 9

项目名称	项目负责人	单位	基金来源及名称	批准号或编号	资助金额（万元）
Sm/Ag/TiO_2 无机纳米复合材料的制备及抗菌性能的研究	吴　江	佳木斯大学	黑龙江省科学技术研究面上项目	12541821	1.50
扁平苔藓患者唾液及血清中 IL-10 的水平的相关性研究	朱建华	佳木斯大学	黑龙江省科学技术研究面上项目	12541784	1.50
上颌后牙区牙种植修复的虚拟规划与分析	李鹤佳	佳木斯大学	黑龙江省科学技术研究面上项目	12541815	1.50
RhoA 对模拟微重力下人牙髓干细胞矿化能力的影响	张　琳	哈尔滨医科大学	黑龙江省自然基金面上项目	H201440	6.00
干细胞因子诱导口腔颌面部干细胞归巢重建血管化牙髓样组织的实验研究	潘　爽	哈尔滨医科大学	黑龙江省教育厅海外学人重点	1254HQ007	10.00
USP22 在涎腺腺样囊性癌中的表达及其预后相关性的研究	朴松林	哈尔滨医科大学	黑龙江省教育厅科研面上项目	12541273	3.00
ABT-737 协同 Scutellarein 抗人舌鳞癌细胞增殖作用的研究	静广平	哈尔滨医科大学	黑龙江省教育厅科研面上项目	12541294	2.50
CSL-4150B 计算机声学系统在艺术语音、嗓音及职业语音、嗓音综合评估机制的建立	周海燕	哈尔滨医科大学	黑龙江省教育厅科研面上项目	12541298	2.50
吸附于种植体表面的淫羊藿苷对骨结合影响的研究	丁　超	哈尔滨医科大学	黑龙江省教育厅科研面上项目	12541425	2.00
上颌埋伏中切牙在正畸力作用下的动态模拟和应力分布的有限元分析	邵　玶	哈尔滨医科大学	黑龙江省教育厅科研面上项目	12541486	1.50
黑龙江省正常殆汉族成年人前牙区牙槽宽度及根尖位置的 CBCT 研究	孙婷婷	哈尔滨医科大学	黑龙江省教育厅科研面上项目	12541557	0.50
热休克蛋白对大鼠牙髓细胞高温损伤的影响	薛　欣	哈尔滨医科大学	黑龙江省教育厅科研面上项目	12541564	0.50
血卟啉单甲醚介导的生动力对牙龈卟啉单胞菌灭活效果的研究	毕良佳	哈尔滨医科大学附属第四医院	教育部博士点基金项目	1252CGZH15	12.00
调节性 B 细胞对免疫介导的牙槽骨吸收调控机制的研究	林　江	哈尔滨医科大学附属第四医院	黑龙江省归国科学基金项目	LC201435	6.00
MMPs 和 TIMPs 在人牙髓-牙本质复合体中表达的研究	王晓春	哈尔滨医科大学附属第四医院	黑龙江省科学基金	H201427	6.00
三羧酸循环代谢物失衡在口腔扁平苔藓炎症转化中的作用	孙红英	复旦大学	国家自然科学基金	81470736	73.00
头部疾患的防治研究-间充干细胞在颌骨、牙齿和牙周组织再生中的应用	王佐林	同济大学	科技部国家科技支撑项目	2014BAI04B00	200.00
BMP-2/EMPs 控释纳米涂层修饰的仿牙周复合体支架构建及其诱导组织再生的研究	刘月华	同济大学	国家自然科学基金面上项目	81470768	73.00

续表 9

项目名称	项目负责人	单位	基金来源及名称	批准号或编号	资助金额（万元）
miR-136 在去势小鼠颌骨骨细胞雌激素信号响应过程中的作用及其机制研究	吴珺华	同济大学	国家自然科学基金面上项目	81470716	73.00
酸性细胞外基质蛋白对 BMSC 骨向分化的调节作用及相关机理研究	孙　瑶	同济大学	国家自然科学基金面上项目	81470715	67.00
力学刺激对 F-spondin 成牙骨质作用的影响及机制初探	米晓辉	同济大学	国家自然科学基金青年科学基金项目	11402175	25.00
Phenamil 促进 BMP2 诱导骨髓间充质干细胞成骨信号通路的研究	范　震	同济大学	国家自然科学基金青年科学基金项目	81400485	23.00
BMP-2/DNCPs 控释纳米涂层修饰的仿牙周复合体支架诱导牙周组织再生的研究	刘月华	同济大学	上海市科学技术委员会，“科技创新行动计划”基础研究领域	14JC1492800	40.00
SDF-1 介导的无髓年轻恒牙牙髓组织及根尖硬组织再生的研究	赵玉梅	同济大学	上海市科学技术委员会，生物医药处，西医引导	14411963600	30.00
miR-136 在骨质疏松症诊断与治疗中的作用	吴珺华	同济大学	上海市科学技术委员会，生物医药处，西医引导	14411967200	20.00
上颌前牙 CAD/CAM 牙龈美学成形树脂基台的设计研究	范　震	同济大学	上海市科学技术委员会，生物医药处，西医引导	14411967000	20.00
DMP1 对骨髓间充质干细胞骨向分化的调节及相关机理研究	孙　瑶	同济大学	中国博士后基金特殊资助	2014T70433	15.00
口腔扁平苔藓 miRNA 表达变化及 CD4 + T 细胞相关 miRNA 的鉴定和功能研究	何　园	同济大学	上海市科学技术委员会，上海市自然科学基金	14ZR1443600	10.00
口腔共生菌在口腔扁平苔藓中的作用和治疗干预的机理研究	何　园	同济大学	上海市科学技术委员会，生物医药处，西医引导	14411971800	10.00
口腔共生菌在口腔扁平苔藓中的作用和治疗干预的机理研究	何　园	同济大学	上海市卫生和计划生育委员会面上项目	85	3.00
续断皂苷 VI 促进骨髓基质干细胞成骨分化中经典 Wnt 信号通路的研究	李　家	同济大学	上海市卫生和计划生育委员会面上项目	65	3.00
单颗种植义齿主动触觉敏感度检测的临床实验研究	于博涵	同济大学	上海市卫生和计划生育委员会青年项目	648	2.00
基于“DC-Tfh 细胞-B 细胞”轴的 IL-21 促进靶向 DNA 疫苗长效抗体效应和机制研究	颜燕宏	同济大学	上海市卫生和计划生育委员会青年项目	550	2.00
控释 PDGF/SMV 膜状支架材料的构建及其诱导牙周膜干细胞成骨分化的研究	赵丙姣	上海市口腔病防治院	上海市自然基金项目	15ZR1435900	10.00

续表 9

项目名称	项目负责人	单位	基金来源及名称	批准号或编号	资助金额（万元）
利用 CBCT 技术进行微创根管治疗的临床研究	焦红卫	上海市口腔病防治院	上海市卫计委面上项目	20144327	3.00
不同组分釉质粘结剂对正畸治疗中牙周细菌生物学影响的研究	李　晅	上海市口腔病防治院	上海市卫计委青年项目	20144Y569	2.00
β-防御素-3 基因修饰的组织工程化复合物修复周组织缺损的实验研究	闫福华	南京市口腔医院	江苏省“六大人才高峰”A 类资助项目	2013-SWYY-006	15.00
复合纳米金膜增强钛瓷结合的临床基础研究	骆小平	南京市口腔医院	江苏省“六大人才高峰”D 类资助项目	2013-YY-017	3.00
顽固性口腔溃疡的规范化诊疗研究	王文梅	南京大学	江苏省临床医学科技专项重点病种的规范化诊疗研究	BL2014018	200.00
外胚间充质与牙板上皮交互影响牙胚发生终止的分子机制	聂蓉蓉	南京大学	江苏省自然科学基金青年基金	BK20140091	20.00
纳米银复合口腔树脂材料的制备及其应用基础研究	孟翔峰	南京大学	江苏省自然科学基金面上项目	BK20141082	10.00
体绘制技术与 CBCT 对根管形态建模和图像优化研究	王铁梅	南京大学	江苏省自然科学基金面上项目	BK20141083	10.00
磁性支架材料诱导牙骨质再生的研究	苗雷英	南京大学	江苏省“六大人才高峰”D 类资助项目	2014-WSW-049	3.00
三维直写仿生纤维支架双向诱导牙周组织重构的研究	孙卫斌	南京大学	国家自然科学基金面上项目	51472115	80.00
RIP1/RIP3 介导的程序性坏死在压力源性颞下颌关节炎症反应和髁突软骨降解病理中的作用及其机制研究	李　煌	南京大学	国家自然科学基金面上项目	81470712	73.00
口腔树脂材料中纳米银自生成方法及其相关基础研究	孟翔峰	南京大学	国家自然科学基金面上项目	81470781	60.00
PI3K/Akt/mTOR-自噬在牙周炎骨吸收中的作用及机制研究	周　倩	南京大学	国家自然科学基金青年科学基金项目	81400521	23.00
口腔鳞癌中 miR-155 调控髓样细胞分化为 DC/MDSC 的作用机制研究	泥艳红	南京大学	国家自然科学基金青年科学基金项目	81402238	23.00
老年患者全瓷修复体粘接中激光技术的应用	杨　洁	南京大学	江苏省卫生计生委干部保健局	BJ14027	3.00
高精度光学导航辅助的上颌骨畸形精确修复	孙国文	南京大学	江苏省卫生厅面上科研课题	H201441	4.00
趋化因子免疫调控网络系统在口腔扁平苔藓发病机制中的作用	范　媛	南京医科大学	国家自然科学基金面上项目	81470748	67.00
SZTB2-Nanog-mTOR 轴调控 BMSCs 衰老及其在颌骨增龄性骨量丢失中的作用	江宏兵	南京医科大学	国家自然科学基金面上项目	81470723	73.00

续表 9

项目名称	项目负责人	单位	基金来源及名称	批准号或编号	资助金额（万元）
氟暴露在钛腐蚀行为中的作用机制及其对种植体骨整合的影响	邱　憬	南京医科大学	国家自然科学基金面上项目	81472928	60.00
Periostin 在纯钛种植体表面促进仿生性牙周膜再生的作用机制研究	汤春波	南京医科大学	国家自然科学基金面上项目	81470778	73.00
低氧环境下 IL-17 调控牙周炎骨破坏的作用机制研究	徐　艳	南京医科大学	国家自然科学基金面上项目	81470749	73.00
磷酸酯单体 10-MDP 调节氧化锆陶瓷的机理:理论化学建模和计算	陈　晨	南京医科大学	国家自然科学基金青年基金	81400539	23.00
miRNA-146a 遗传变异与非综合征型唇腭裂遗传易感性及其功能研究	马　兰	南京医科大学	国家自然科学基金青年基金	81400546	23.00
活性维生素 D 缺乏导致颞下颌关节骨关节病的作用机制研究	沈　铭	南京医科大学	国家自然科学基金青年基金	81400535	23.00
膜系留 NOTCH1 调控口腔鳞状细胞癌增殖及凋亡的实验研究	宋晓萌	南京医科大学	国家自然科学基金青年基金	81402236	23.00
复合 SPIO 的磁性根形支架对牙槽嵴位点保存骨再生影响的研究	夏　阳	南京医科大学	国家自然科学基金青年基金	81400486	23.00
江苏省口腔-颌面畸形临床研究中心	王　林	南京医科大学	江苏省临床医学科技专项	BL2014073	200.00
RhoA-YAP/TAZ 通路对骨缝牵张成骨的分子调控机制	张卫兵	南京医科大学	江苏省自然科学基金	BK20141440	10.00
磷酸酯单体 10-MDP 增强氧化锆陶瓷粘接的机理:化学研究	陈　晨	南京医科大学	江苏省自然科学基金	BK20140913	20.00
SPIONs 对 GBR 膜成骨性能和抗菌性能影响的研究	夏　阳	南京医科大学	江苏省自然科学基金	BK20140911	20.00
P53 信号通路在活性维生素 D 缺乏导致的颞下颌关节骨关节病中的作用及机制研究	沈　铭	南京医科大学	江苏省自然科学基金	BK20140912	20.00
单根机用镍钛锉 waveone 根管预备效果实验研究及老年患者临床研究	李　谨	南京医科大学	江苏省卫生和计划生育委员会科研项目	H201433	4.00
牙周骨皮质切开术辅助加速无托槽隐形正畸的应用研究	严　斌	南京医科大学	江苏省卫生和计划生育委员会科研项目	Z201410	2.00
牙周病早期预防干预中口腔卫生宣教体系的构	吴红梅	南京医科大学	江苏省卫生和计划生育委员会预防课题	Y2013066	0.50
活性维生素 D 缺乏导致颞下颌关节骨关节病的作用机制研究	沈　铭	南京医科大学	江苏省教育厅项目	14KJD320002	2.00
乏氧状态下张应力对人牙周膜细胞成骨分化的功能影响	李　璐	南京医科大学	江苏省教育厅项目	14KJD320001	2.00

续表 9

项目名称	项目负责人	单位	基金来源及名称	批准号或编号	资助金额（万元）
基于 TiO_2 纳米点介导的 LRP5 转染 BMSCs 膜层在种植体骨结合中的作用及机制研究	杨国利	浙江大学	国家自然科学基金面上项目	31470945	80.00
种植体表面形貌影响骨髓基质干细胞归巢、分化的分子机制研究	何福明	浙江大学	国家自然科学基金面上项目	81470780	73.00
AngII/ARB 通过 AngIIR/cAMP/PKA 途径影响骨质疏松进程研究	周　益	浙江大学	国家自然科学基金青年项目	81400480	23.00
Notch1 信号通路介导的短链 NELL-1 诱导人牙囊干细胞成骨作用的研究	陈学鹏	浙江大学	国家自然科学基金青年项目	81400511	23.00
NF-κB 信号通路在正畸牙移动过程中对人颌骨骨髓间充质干细胞成骨分化调控机制的研究	陈小燕	浙江大学	国家自然科学基金青年项目	81400538	23.00
骨桥蛋白调节上颌窦黏膜间充质干细胞在钛表面上粘附和分化的作用及机理研究	姒蜜思	浙江大学	国家自然科学基金青年项目	81401774	23.00
Wnt 信号通路在种植体骨结合中的机制研究	杨国利	浙江大学	浙江省自然科学基金一般项目	Y14H140015	9.50
经典 Wnt 信号通路在人牙囊干细胞向神经元样细胞定向分化中的作用及机理研究	徐学军	浙江大学	浙江省自然科学基金一般项目	Y14H140014	8.00
抗菌、成骨功能化的仿生钙磷颗粒修复种植体周围炎骨缺损的研究	孙　平	浙江大学	浙江省自然一般项目	Y14H140011	8.50
微小 RNA 与牙龈间充质干细胞在牙周再生中的免疫调节作用初探	王　芳	浙江大学	浙江省自然科学青年科学项目	Q14H140007	5.00
Ⅰ类和Ⅱ类窝洞洞壁的三维超微结构及其生物力学特性的研究	王朝阳	浙江大学	浙江省自然科学青年科学项目	Q14H140004	5.00
选择性激光成型技术及热等静压烧结技术应用于牙科氧化锆纳米复合陶瓷成型的应用基础研究	刘啸晨	浙江大学	浙江省自然科学青年科学项目	Q14H140010	5.00
变异链球菌 frp 基因对牙菌斑生物膜致龋性影响的实验研究	关晓旭	浙江大学	浙江省自然科学青年科学项目	Q14H140008	5.00
三维打印人工牙根的制备和应用研究	王慧明	浙江大学	浙江省科技厅公益类项目	2014C33175	20.00
茶多酚对口腔扁平苔藓（OLP）癌变作用的动物实验研究	李怡宁	浙江大学	浙江省中医药项目	2014ZQ019	3.00
载特立帕肽骨靶向缓释涂层种植体的设计、制备及生物学评价	杨国利	浙江大学	浙江省卫生厅一般项目 A 类	2014KYA127	3.00

续表 9

项目名称	项目负责人	单位	基金来源及名称	批准号或编号	资助金额（万元）
头颈部鳞状细胞癌生物分子偶联荧光抗体标记的临床前开发研究	李怡宁	浙江大学	浙江省卫生厅平台（骨干人才）A 类	2014RCA013	3.00
上颌窦黏膜间充质干细胞在钛表面粘附分化行为的研究	姒蜜思	浙江大学	浙江省教育厅	Y201431418	1.00
早中期慢性肾脏病患者牙周炎与微炎症状态关系的研究	周　娜	浙江大学	浙江省教育厅	Y201432178	1.00
HGC/HWP1 和 TLR2 双联抑制剂凝胶对口腔扁平苔藓等癌前状态的意义	何　虹	浙江大学	浙江省教育厅	Y201432699	1.00
人牙功能尖窝与非功能尖釉质超微结构及力学性能的研究	王朝阳	浙江大学	浙江省教育厅	Y201432074	1.00
钠-钾-氯离子协同转运子——2（NKCC2）对牙釉质发育的影响	郭　靖	浙江中医药大学	国家自然科学基金青年项目	81400475	23.00
Integrin/FAK 通路介导颞下颌关节髁突软骨细胞感受压力微环境改变的分子机制研究	卢海平	浙江中医药大学	浙江省自然科学基金一般项目	LY14H140006	8.00
紫外线诱导下二氧化钛纳米颗粒对皮肤的潜在损伤作用及其分子机制研究	谢广平	湖州师范学院	国家自然科学基金	31300795	23.00
湖州市农村女性健康工程—“两癌”预防筛查对策研究	刘秀华	湖州师范学院	浙江省妇女研究会	201409	1.00
cAMP/PKA/CREB 信号通路调控根尖牙乳头干细胞定向分化的机制	张　菁	安徽医科大学	国家自然科学基金青年项目	81400497	23.00
仿生成釉器生长发育微环境构建釉质仿生矿化模型	曹　颖	安徽医科大学	国家自然科学基金青年项目	81400559	23.00
转录因子 NFIC 参与 Wnt 信号通路调控根尖牙乳头干细胞分化的机制研究	张　菁	安徽医科大学	安徽省自然科学基金青年项目	1408085QH178	7.00
基于磁性纳米载体-磁引导的干细胞高效归巢新技术的初探	陈佳龙	安徽医科大学	安徽省自然科学基金青年项目	1408085QH149	7.00
“bottom-up”纳米技术构建牙本质仿生矿化体系的研究	曹　颖	安徽医科大学	安徽高校省级自然科学研究重点项目	KJ2014A121	7.00
安徽口腔疾病研究省级实验室绩效考核补助	何家才	安徽医科大学	安徽省 2014 年度第一批科技计划项目	1406c085023	30.00
分子仿生诱导釉质微结构宏观再生	李全利	安徽医科大学	安徽省学术和技术带头人及后备人选科研活动经费资助项目	2014H007	8.00
HIF-1α 基因修饰牙周干细胞修复颌骨骨缺损的临床应用研究	王元银	安徽医科大学	安徽省科技攻关计划项目	1401045013	10.00

续表9

项目名称	项目负责人	单位	基金来源及名称	批准号或编号	资助金额（万元）
鱼精蛋白对人体骨涎蛋白基因的转录调节的实验研究	周黎明	安徽医科大学	安徽省2014年度留学人员科技活动项目择优资助经费项目	-	3.00
磁性纳米载体靶向体内干细胞归巢治疗心肌梗死的研究	陈佳龙	安徽医科大学	中国博士后科学基金面上项目(二等)	2014M561813	5.00
可注射型羟基磷灰石壳聚糖微球支架在组织工程骨中应用的实验研究	何家才	安徽医科大学	2014年度第二批安徽省自然科学基金项目	1408085MKL29	8.00
特异性卵黄抗体在牙周病被动免疫治疗中的研发和应用	徐　燕	安徽医科大学	2014年度第二批安徽省自然科学基金项目	1408085MKL28	8.00
LP-17多肽在牙龈卟啉单胞菌脂多糖致牙周炎中的免疫调节作用	雷　浪	福建医科大学	国家自然科学基金青年基金	81400516	23.00
microRNA-204调控胶原海绵骨髓基质细胞复合物修复牙槽突裂的实验研究	吴　烨	福建医科大学	福建省自然科学基金面上项目	2014J01316	3.00
儿童乳牙龋病牙菌斑的微生物多样性分析	冯　岩	福建医科大学	福建省自然科学基金面上项目	2014J01317	4.00
机械力作用下HMGB1调控牙周膜成纤维细胞增生的机制	许濒于	福建医科大学	福建省自然科学基金面上项目	2014J01318	5.00
无支架三维培养对牙周膜细胞生物学行为影响的研究	詹　璇	福建医科大学	福建省自然科学基金面上项目	2014J01319	3.00
数字化钛合金激光烧结成型技术修复口腔颌面部骨缺损的研究	陈　超	福建医科大学	福建省发改委第三批省级预算内投资计划项目	闽财指[2014]1034号	30.00
MicroRNA-31在口腔鳞状细胞癌侵袭和转移中的分子调控机制研究	廖　岚	南昌大学	江西省自然科学基金项目	20142BAB205033	10.00
利用牙乳头干细胞和富含血小板血浆在SD大鼠模型中进行牙髓牙本质再生的研究	杨　健	南昌大学	江西省自然科学基金项目	20142BAB205035	10.00
部分城乡儿童下颌切牙萌出时间变化及骨保护素(OPG)在替牙期的表达研究	黄　玮	南昌大学	江西省自然科学基金项目	-	6.00
锥形束CT对下颌第一磨牙远舌根增龄性变化的研究	何平华	南昌大学	江西省科技厅(科技支撑计划)	20142BBG70050	6.00
川芎嗪对cGRP受体介导三叉神经痛的作用	熊　伟	南昌大学	江西省科技厅(科技支撑计划)	20142BBG70051	10.00
氧化钇稳定四方多晶氧化锆陶瓷经不同条件冲蚀后与饰面瓷结合强度的研究	郭　菁	南昌大学	江西省科技厅(科技支撑计划)	20142BBG70052	10.00
牙周生物型的临床研究	宗娟娟	南昌大学	江西省科技厅(科技支撑计划)	20141BBG70058	10.00

续表 9

项目名称	项目负责人	单位	基金来源及名称	批准号或编号	资助金额（万元）
以颞下颌关节为中心的功能殆正畸理念及相关技术的应用推广	李志华	南昌大学	江西省科技厅（重点科技成果转移转化计划）	20142BBI90028	16.00
CAD-CAM 饰面瓷新材料专利技术研发	黄　玮	南昌大学	江西省科技厅	20143BBM26102	12.00
长非编码 RNAuc. 48 + 在三叉神经痛中的作用研究	熊　伟	南昌大学	国家自然科学基金	13007283	71.00
前列腺素 E2 对生长发育晚期比格犬下颌前伸后骨改建影响的研究	伍　军	南昌大学	国家自然科学基金	13007282	71.00
方丝弓技术在 BSSO 正颌术前后矫治的临床应用研究	黄　臻	南昌大学	江西省教育厅	12004131	4.00
刷牙对酸蚀后的牙釉质表面显微硬度和磨损深度变化的影响	欧晓艳	南昌大学	江西省教育厅	12004145	4.00
氧化锆陶瓷表面二氧化钛抗菌薄膜的制备及其性能研究	石连水	南昌大学	江西省教育厅	12004149	4.00
口腔治疗吸入笑气的椅旁护理研究	龚小兰	南昌大学	江西省卫计委	20151083	0.80
Tomas 微种植体间接支抗系统的临床应用研究	伍　军	南昌大学	江西省卫计委	20151084	0.80
曲安奈德治疗颞下颌关节紊乱病的临床研究	赵　豫	南昌大学	江西省卫计委	20151085	0.80
将“反转式”教学模式应用于五年制本科口腔解剖生理学实验教学并制作成 MOOCs 课程的探索	郭　菁	南昌大学	江西省教育厅	JXJG-14-1-18	1.20
“远航工程”资助对象	胡晓萍	南昌大学	江西省科协	–	10.00
PTH 和 SDF-1 介导的双向干细胞效应对牙周组织再生的影响	葛少华	山东大学	国家自然科学基金面上项目	81371157	70.00
白假丝酵母菌表现型耐药滞留菌相关基因的单细胞表达分析及协助清除滞留菌的小分子佐剂的筛选	亓庆国	山东大学	国家自然科学基金面上项目	81371158	70.00
木通皂苷 D 对正畸牙齿移动的作用及机制研究	张　君	山东大学	国家自然科学基金面上项目	81371180	70.00
Yap 基因对牙周膜干细胞的干性维持及增殖分化的影响	文　勇	山东大学	国家自然科学基金青年项目	81300885	23.00
“迷你型塑造”骨形成的机制研究	李敏启	山东大学	国际交流合作项目	812111378	12.00
口腔正畸医学图像处理平台建立	刘东旭	山东大学	山东省科技厅	21350004041303	50.00
中枢神经内分泌脑源性神经生长因子参与咬合创伤修复调控的初步证据	刘　迪	山东大学	山东省博士基金	BS2013SW014	6.00

续表 9

项目名称	项目负责人	单位	基金来源及名称	批准号或编号	资助金额（万元）
IGF-1 基因转染滑膜间充质干细胞修复颞下颌关节软骨缺损的实验研究	王喜军	山东大学	山东省科技攻关二批	2013GGE27117	10.00
正颌正畸联合治疗项目	赵华强	山东大学	山东省科技厅专项	2013-171	50.00
Hippo 通路的调控作用研究	徐　欣	山东大学	山东省自然基金	ZR2013HM086	8.00
Hippo 信号通路对牙周膜干细胞的调控作用研究	文　勇	山东大学	山东省自然科学基金青年项目	ZR2013HQ052	6.00
Yap 基因调节牙周膜干细胞增殖分化及衰老的机制研究	文　勇	山东大学	中国博士后基金	2013M531618	5.00
热休克蛋白 27 在头颈部鳞状细胞癌转移和侵袭中的作用	朱震坤	山东大学	中国博士后基金	2013T60679	15.00
转录共调节因子 FHL2 对牙龈炎发生发展的调控作用及其机制研究	王效英	山东大学	山东省卫计委项目	2013WSB19017	1.00
自动控温主动靶向性纳米粒磁流体热疗消融口腔鳞状细胞癌	高振南	山东大学	山东省卫计委项目	2013WSB19004	1.00
过表达 Yap 基因对系统移植 BMSCs 归巢能力及组织再生的影响	文　勇	山东大学	山东省卫计委项目	2013WSB19003	1.00
热休克蛋白 90 在头颈部鳞状细胞癌转移和侵袭中的作用研究	朱震坤	山东大学	山东省卫计委项目	2013WSB19019	1.00
PI3K 特异性抑制剂对颞下颌关节滑膜炎治疗作用的研究	汲　平	山东大学	山东省科技发展计划	2014GSF118027	10.00
不同时间段牙槽窝愈合组织的成骨特性及其在牙周病治疗中的动物实验研究	孙钦峰	山东大学	山东省科技发展计划	2014GSF118028	10.00
新型富含金中间介质的研制及其对氧化锆基底冠与饰面瓷结合性能影响的研究	丁伟山	山东大学	山东省科技发展计划	2014GSF118065	8.00
SDF-1 复合纳米羟基磷灰石-猪脱细胞皮肤基质在牙周再生中的应用研究	葛少华	山东大学	山东省科技发展计划	2014GSF118075	8.00
糖尿病及其治疗药物影响正畸牙移动的机制研究	郭　杰	山东大学	山东省科技发展计划	2014GSF118093	8.00
炎性环境对 MTA 诱导的根尖乳头干细胞分化的作用及机制研究	马　跃	山东大学	山东省科技发展计划	2014GSF118124	8.00
纳米银涂层的钛合金种植体抗感染和骨整合效果的评价	刘　毅	山东大学	中国博士后科学基金面上项目	2014M561941	5.00
纳米银/PLGA 共涂层的钛合金种植体抗感染和骨整合效果的研究	刘　毅	山东大学	山东省博士后创新项目专项资金	201402030	10.00

续表 9

项目名称	项目负责人	单位	基金来源及名称	批准号或编号	资助金额（万元）
VEGF/NO 信号通路在颞下颌关节 OA 血管新生中的作用机制研究	赵华强	山东大学	山东省自然科学基金	ZR2014HM041	15.00
应力对骨细胞成骨作用信号通路调控机制的体内及体外研究	孙惠强	山东大学	山东省自然科学基金	ZR2014HM053	14.00
显微 CT 在牙体牙髓病学的研究与应用	熊世江	山东大学	山东省自然科学基金	ZR2014HM056	15.00
新型抗菌膨胀单体的设计、合成及其在牙用复合树脂中的应用	吴峻岭	山东大学	山东省自然科学基金	ZR2014HM073	14.00
Nell-1 在牙髓炎发生发展过程中的作用及其信号路径机制研究	王效英	山东大学	山东省自然科学基金青年项目	ZR2014HQ075	10.00
Myroilysin 脱细胞异种神经复合牙源性前体细胞对周围神经损伤修复与再生的研究(15-2)	郭　泾	山东大学	山东省自然基金重点项目	ZR2014HZ001	26.00
牙周内窥镜和激光联合治疗慢性牙周炎项目	宋　晖	山东大学	山东省教育奖补专项	2014-94	50.00
基底冠材料和形态设计对种植固定义齿被动适合性及饰瓷疲劳损伤影响的研究	高　旭	山东大学	山东省科技发展计划	2014GGH218021	8.00
Btbd7 基因对牙根形成调控作用的相关研究	王旭霞	山东大学	山东省科技发展计划	2014GGH218024	15.00
IL-17 对人根尖乳头干细胞增殖分化的影响及作用机制研究	王　燕	山东大学	山东省科技发展计划	2014GGH218030	6.00
龋病家庭相关性评估研究	王志峰	山东大学	山东省科技发展计划	2014GGH218035	12.00
人正常离体颞下颌关节薄层数据集的采集及后处理	张风河	山东大学	山东省科技发展计划	2014GGH218038	6.00
Msx2 在牙釉质发育过程中的功能及其调控机制研究	刘晓影 孙　岩 冯卫国 张娟娟 连　波	潍坊医学院	国家自然科学基金应急管理项目	81441107	10.00
Sox2 维持小鼠切牙上皮干细胞启动切牙发育的分子机制研究	张　莉	滨州医学院	国家自然科学基金青年项目	81400479	46.00
新型生物可降解镁金属纤维丝对大鼠面神经损伤后的微创修复研究	李伯翰	滨州医学院	国家自然科学基金青年项目	81400528	46.00
一靶多效壳聚糖温敏水凝胶促牙周组织内源性再生机制研究	吉秋霞	青岛大学	国家自然科学基金	81401526	23.00
可注射载电寡聚乙二醇延胡索酸凝胶骨组织工程支架的应用研究	刘　杰	青岛大学	山东省科技厅	2014gsf121011	10.00

续表 9

项目名称	项目负责人	单位	基金来源及名称	批准号或编号	资助金额（万元）
3D 生物打印纳米复合细胞因子缓释系统在颌骨组织工程骨构建中的应用研究	孙　健	青岛大学	2014 山东省科技发展计划项目	2014GSF118108	6.00
低氧诱导的肿瘤细胞源 Microvesicles 通过 Hedgehog 信号通路介导肿瘤血管生成	宋　凯	青岛大学	山东省科技厅青年基金项目	ZR2014HQ012	13.00
牙龈间充质干细胞对高脂血症小鼠的牙周炎的治疗作用及机制研究	徐全臣	青岛大学	山东省科技厅青年基金项目	BS2014YY028	6.00
微创注射温敏水凝胶复合支架诱导牙槽骨再生机制的研究	吉秋霞	青岛大学	中华人民共和国教育部	–	3.00
Ⅰ型牙本质发育不良新致病基因的分子机制及发病研究	陈　栋	郑州大学	国家自然科学基金面上项目	81470033	30.00
嗜酸乳杆菌 LuxS/AI-2 在种间密度感应调节中的作用研究	周　琳	郑州大学	国家自然科学基金联合项目	U1404813	30.00
微囊化转基因 BMP-2 骨髓基质干细胞对牙缺失后牙槽骨再生的影响	周　弘	郑州大学	河南省科技厅重点科技攻关项目	142102310004	10.00
正畸治疗中牙根吸收诊断及修复的研究	卫晓霞	郑州大学	河南省科技厅重点科技攻关项目	142102310332	10.00
颧下嵴区微种植体支抗远移上牙列的三维有限元分析研究	杨建浩	郑州大学	河南省科技厅基础研究项目	142300410088	5.00
光动力疗法 7(PDT)治疗种植体周围炎的体外及临床研究	郭留云	郑州大学	河南省科技厅科技攻关项目	142102310305	2.00
河南省公立医院现行核心价值体系探讨与研究	帖　泰	郑州大学	河南省科技厅软科学项目	142400410058	4.00
星状神经节阻滞治疗对 OSAHS 脑血管事件的临床分析	曾　西	郑州大学	河南省教育厅科学技术研究重点项目资助计划	14A320024	5.00
间歇经口至食管管饲胃肠营养法(IOE)进食对运动神经元病(MND)致吞咽障碍患者的临床观察研究	曹选平	郑州大学	河南省教育厅科学技术研究重点项目资助计划	14A320030	2.00
免疫抑制剂副作用的检测方法的建立及其在治疗未生育人群葡萄膜炎的临床研究	侯习武	郑州大学	河南省教育厅科学技术研究重点项目资助计划	14A320086	2.00
星状神经节阻滞治疗对 OSAHS 致高血压的临床分析	王留根	郑州大学	河南省教育厅科学技术研究重点项目资助计划	14A320034	2.00
IOE 对 AD 患者所致吞咽障碍的临床观察研究	李和平	郑州大学	河南省教育厅科学技术研究重点项目资助计划	14A320032	2.00
远缘链球菌 LuxS 介导的密度感应系统在种间竞争抑制作用的研究	周　琳	郑州大学	河南省教育厅科学技术研究重点项目资助计划	14A320021	3.00

续表 9

项目名称	项目负责人	单位	基金来源及名称	批准号或编号	资助金额（万元）
间歇经口至食管管饲进食法对脑卒中后重度吞咽障碍患者吞咽功能及营养状况的影响	曾　西	郑州大学	河南省卫生厅省部共建项目	201401010	5.00
个体化舌侧隐形矫治的形态学、生物力学和生物学行为特征研究	蔡留意	郑州大学	河南省医学科技攻关重点项目	201402022	4.00
微量射频技术治疗胃食管反流病临床研究	王洪涛	郑州大学	河南省医学科技攻关重点项目	201402023	2.00
能量多普勒与超声造影联合在颈部淋巴结良恶性鉴别诊断的临床应用研究	张伟红	郑州大学	河南省医学科技攻关项目	201403115	1.00
胆汁反流性胃炎的相关病因调查、诊断及部分胃黏膜保护剂的应用研究	郭　峰	郑州大学	河南省医学科技攻关项目	201403116	1.00
星状神经节阻滞治疗对 OSAHS 致睡眠障碍的临床研究	江　泽	郑州大学	河南省医学科技攻关项目	201403117	1.00
种植体-基台界面微渗漏与种植体的成败（种植体周围炎）的研究	秦红霞	郑州大学	河南省医学科技攻关项目	201403118	1.00
上颌第二前磨牙早期牙根纵裂根管充填不同材料后的三维有限元分析	刘学军	郑州大学	河南省医学科技攻关项目	201403119	1.00
盐酸米诺环素联合碘仿纱布在干槽症治疗中的应用探索	朱保玉	郑州大学	河南省医学科技攻关项目	201403120	1.00
上颌第一磨牙缺损伴隐裂不同修复设计的有限元分析	邱晓霞	郑州大学	河南省医学科技攻关项目	201403121	1.00
乳牙挫入性伤对继承恒牙影响的实验及临床研究	张彦喜	郑州大学	河南省医学科技攻关项目	201403122	1.00
辐照改性的纳米羟基磷灰石-壳聚糖-羧甲基纤维素钠多孔生物支架材料的构建及性能检测	黄　彬	湖北科技学院	湖北省教育厅科研项目	Q20142802	2.00
口腔颌面部肿瘤的规范化手术治疗研究	唐瞻贵	中南大学	科技部科技支撑计划子项目	2014BAI04B06	20.00
树突状细胞在 2 型糖尿病牙周炎中的作用	谢晓莉	中南大学	湖南省科技厅一般项目	2014WK3026	5.00
口腔黏膜下纤维性变	胡延佳	中南大学	湖南省科技厅一般项目	2014TZ2019	3.00
含缓释生物因子的 PLGA 支架材料在牙槽嵴裂修复中的实验研究	卢燕勤	中南大学	湖南省科技厅一般项目	2014FJ6031	5.00
探讨 miR-200c、miR-23b 与口腔黏膜下纤维性变癌变的关系	刘斌杰	中南大学	湖南省科技厅一般项目	2014FJ3145	5.00

续表 9

项目名称	项目负责人	单位	基金来源及名称	批准号或编号	资助金额（万元）
口腔科就诊者艾滋病感染风险研究及防治对策	刘斌杰	中南大学	湖南省疾病预防控制中心	–	3.00
牙周膜三维构象的形成与再生研究	吴晓珊	中南大学	国家自然科学基金青年基金	81400478	23.00
槟榔碱在口腔黏膜上皮屏障的渗透及其调节作用	高义军	中南大学	湖南省自然科学基金	14JJ2030	4.00
铁离子与牙槽骨丢失的关系及调节	冯云枝	中南大学	湖南省自然科学基金	14JJ4016	2.00
基因表达谱芯片技术筛选舌癌转移相关基因及其功能的初步研究	刘金兵	中南大学	湖南省自然科学基金	14JJ4017	2.00
Th17/treg 细胞失衡与口腔黏膜下纤维性变的关系	高义军	中南大学	湘财教指【2014】82 号	湘财教指【2014】82 号	5.00
先天性安氏三类错殆遗传学研究	黄生高	中南大学	2014 财政厅纵向课题	2014 财政厅纵向课题	5.00
光固化高强度纤维正畸固定保持器疗效临床研究	冯云枝	中南大学	北京欧亚瑞康新材料科技有限公司	2011AA030102	15.40
湖南学龄儿部口腔健康综合干预	柳志文	中南大学	中华口腔医学会	–	12.00
健康少年微笑少年——走进东部	柳志文	中南大学	中国牙病防治基金会	–	30.00
肿瘤患者体细胞治疗制品临床级细胞分离关键技术研究	汪　华	中山大学	科技部“863”计划	2014AA020702	736.00
高频振动刺激 Wnt/β-catanin 信号通路促进骨再生的研究	张晓磊	中山大学	国家自然科学基金	81470731	73.00
NO/NOS 为靶的褪黑素多位点调控口颌面部炎性疼痛昼夜变化的外周机制	黄　芳	中山大学	国家自然科学基金	81470760	73.00
制作缺陷致双层瓷修复体崩瓷失效的规律及断裂过程机制的研究	赵　克	中山大学	国家自然科学基金	81470767	73.00
氟化生物源性羟基磷灰石溶解平衡与促进成骨的机制研究	陈卓凡	中山大学	国家自然科学基金	81470783	73.00
肿瘤微环境中钙联蛋白 Calnexin 独立或协同 Calreticulin 介导口腔鳞癌免疫编辑的机制	王　智	中山大学	国家自然科学基金	81472524	72.00
靶向沉默 MiR-221/222 调控 PUMA 基因及 PTEN 基因增强口腔鳞癌放射敏感性	余东升	中山大学	国家自然科学基金	81472526	52.00
钙卫蛋白-TLR4 危险信号途径调控 Th17 细胞分化在种植体周围炎中的作用研究	黄宝鑫	中山大学	国家自然科学基金	81400550	23.00
LuxS/AI-2 密度感应系统介导口腔双菌种生物膜细菌相互作用的机制研究	李晓岚	中山大学	国家自然科学基金	81400505	23.00

续表 9

项目名称	项目负责人	单位	基金来源及名称	批准号或编号	资助金额（万元）
BMP-4/Smad1 信号诱导牙髓细胞重编程及牙再生的机制研究	刘　路	中山大学	国家自然科学基金	81400499	23.00
基于粒子介导的中性 ACP 成晶系统对龋损牙本质的仿生再矿化作用研究	亓益品	中山大学	国家自然科学基金	81400506	23.00
BMP2、BMP7/ Smad1 通路是小鼠下颌骨继发性软骨内成骨的“制动器”	张　弘	中山大学	国家自然科学基金	81400491	23.00
双向诱导分化的 ADMSCs 联合可注射多肽纳米纤维水凝胶 RADA16-I 促进大鼠骨缺损修复的实验研究	吴淑仪	中山大学	广东省自然科学基金	–	10.00
放射性龋牙体组织微晶溶解破坏机制的研究	赵　玮	中山大学	广东省自然科学基金	2014A030313126	10.00
CRISPR 参与粪肠球菌分离株新分型及调控耐药基因摄取的分子机制	童忠春	中山大学	广东省自然科学基金	2014A030313026	10.00
基于永生化细胞株模型的 EMT/MET 分子机制研究	陶　谦	中山大学	广东省自然科学基金	2014A030313153	10.00
PAA/pAsp 诱导体内牙本质粘接的仿生矿化	麦　穗	中山大学	广东省自然科学基金	–	10.00
利用条件性基因敲除小鼠研究肌切蛋白 Adseverin 在破骨细胞形成和骨吸收中的作用及其机制	蒋宏伟	中山大学	广东省自然科学基金	2014A030313166	10.00
特异性及非特异性作用介导粪肠球菌对牙本质黏附的力学机制研究	胡晓莉	中山大学	广东省自然科学基金	–	10.00
胞壁去乙酰化介导口腔致病菌免疫逃避及其机制研究	邓动梅	中山大学	广东省自然科学基金	–	10.00
特异性干扰 MCP-1 表达调控破骨细胞形成的作用研究	权晶晶	中山大学	广东省医学科研基金	B2014164	1.00
MIR-140 对小鼠下颌软骨发育调控机制研究	张　弘	中山大学	广东省医学科研基金	A2014254	0.50
p38β 在 BMP-2 诱导牙髓细胞成牙本质向分化中的作用及其机制研究	秦　伟	中山大学	广东省医学科研基金	A20141255	0.50
变形链球菌磷酸转移酶 Π 与碳代谢抑制的研究	周　燕	中山大学	广东省医学科研基金	B2014165	0.50
钙卫蛋白调控 Th17 细胞分化在种植体周围炎发生发展中的作用	黄宝鑫	中山大学	广东省医学科研基金	B2014166	0.50
A smart drug delivery system designed for peri-implantitis	许　跃	中山大学	国际种植协会横向课题	–	4.9 148（美元）

续表 9

项目名称	项目负责人	单位	基金来源及名称	批准号或编号	资助金额（万元）
肥胖相关巨噬细胞在牙周组织破坏中的作用及其表观遗传学机制	轩东英	广东省口腔医院	国家自然科学基金（面上项目）	81470750	67.00
牙周炎诱导脂肪组织炎症促进胰岛素抵抗的分子机制研究	苏　媛	广东省口腔医院	国家自然科学基金（青年科学基金）	81400509	23.00
纯钛表面理化性能和生物活性的时效性变化及其机理的研究	卢海宾	广东省口腔医院	广东省自然科学基金（博士启动）	粤财教［2014］598 号	10.00
糖尿病状态下 TLR4 促进牙周炎发展的作用研究	杨　熙	广东省口腔医院	广东省自然科学基金（博士启动）	粤财教［2014］598 号	10.00
肥胖相关巨噬细胞在牙周组织破坏中的作用及机制研究	轩东英	广东省口腔医院	广东省自然科学基金（自由申请）	粤财教［2014］598 号	10.00
hVEGF 修饰骨髓间充质干细胞在放射性颌骨坏死治疗中的应用研究	刘曙光	广东省口腔医院	广东省科技计划（社会发展领域科技计划项目）	2013B021800152	5.00
长链非编码 RNA 介导 FRMD4A 基因的表观遗传学调控在舌鳞癌发生发展中的作用及其机制研究	赵建江	广东省口腔医院	广东省科技计划（社会发展领域科技计划项目）	2013B021800153	5.00
即刻种植牙龈缺损修复用高组织亲和性生物膜材料胶原-EGF/PLGA-PLL 的研制	许　竞	广东省口腔医院	广东省科技计划（社会发展领域科技计划项目）	2013B021800166	5.00
无骨粉充填上颌窦黏膜提升成骨效能的动物实验研究	黄建生	广东省口腔医院	广东省科技计划（社会发展领域科技计划项目）	2013B022000078	5.00
牙周非手术治疗在Ⅱ型糖尿病预防和治疗中的作用及其机制研究	章锦才	广东省口腔医院	广东省科技计划（社会发展领域科技计划项目）	2013B021800167	5.00
UV 催化分子重建纯钛粗糙表面的生物活性研究及机制探讨	李少冰	广东省口腔医院	广东省科技计划（工业高新技术领域科技计划项目）	2013B010404032	10.00
调控 FRMD4A 基因表达的 LncRNA 分子鉴定及在 Hippo 信号通路中促进舌鳞癌侵袭转移的分子机制研究	赵建江	广东省口腔医院	广州市科技计划项目（科技惠民专项）	2014Y2-00109	20.00
iNOS 介导粘着斑激酶调控机制在舌鳞癌侵袭中的实验研究	李志强	广东省口腔医院	广东省医学科研基金	A2014106	0.50
种植材料表面生物抑菌涂层的研制	石　勇	广东省口腔医院	广东省医学科研基金	A2014108	0.50
高通量技术在舌鳞癌患者唾液微生物中的宏基因组学研究	盘　杰	广东省口腔医院	广东省医学科研基金	A2014109	0.50
树脂纤维桩核系统修复喇叭形根管固位性能的研究	谢立本	广东省口腔医院	广东省医学科研基金	A2014111	0.50
伴放线放线杆菌血液感染菌株磷酸胆碱的检测	钟德钰	广东省口腔医院	广东省医学科研基金	A2014112	0.50

续表 9

项目名称	项目负责人	单位	基金来源及名称	批准号或编号	资助金额（万元）
牙周非手术治疗在Ⅱ型糖尿病治疗中的作用及其机制研究	曾颖怀	广东省口腔医院	广东省医学科研基金	A2014113	0.50
行为训练对腭咽闭合功能及腭裂语音的作用研究	陈文平	广东省口腔医院	广东省医学科研基金	A2014114	0.50
慢性牙周炎对 2 型糖尿病大鼠肾脏病变的影响及其机制的探讨	王　丹	广东省口腔医院	广东省医学科研基金	B2014027	0.50
TRAF6 在粪肠球菌感染成骨细胞炎症反应中的作用	卢　煜	广东省口腔医院	广东省医学科研基金	B2014028	0.50
上颌第二磨牙根管形态的分型及临床研究	童方丽	广东省口腔医院	广东省医学科研基金	B2014029	0.50
纯钛表面理化性能及生物活性在不同保存方法下的时效性变化	卢海宾	广东省口腔医院	广东省医学科研基金	B2014032	0.50
牙周炎对动脉粥样硬化斑块稳定性的影响及机制研究	倪　佳	广东省口腔医院	广东省医学科研基金	B2014033	0.50
人工移植物行附着龈增宽术的疗效研究	罗　维	广东省口腔医院	广东省医学科研基金	B2014034	0.50
TNF-α 诱导后的成骨细胞及破骨细胞对骨改建相关细胞的作用	何武林	广东省口腔医院	广东省医学科研基金	B2014035	0.50
上颌后牙区单牙缺失估量不足偏腭侧斜植入种植体的临床研究	黄建生	广东省口腔医院	广东省医学科研基金（指令性课题项目）	C2014037	2.00
TRPC 通道与血管构建和血管形成的相关性分析及其关键基因在非血管化游离输送盘牵张成骨过程中的生物功能研究	周　诺	广西医科大学	国家自然科学基金	81470730	65.00
β 肾上腺能受体介导的信号通路对口腔鳞癌细胞的调控及其分子机制研究	麦华明	广西医科大学	国家自然科学基金	811460413	47.00
钛离子对 T 细胞和线粒体钙信号通路影响的研究	唐　礼	广西医科大学	国家自然科学基金	81460108	47.00
巴马小型猪皮肤瘢痕动物模型在抗皮肤瘢痕药物研发中的应用于探索	农晓琳	广西医科大学	广西科学研究与技术开发计划项目	桂科能 14123006-2	30.00
SSB1 在涎腺细胞放射性 DNA 双链断裂修复中的作用和机制研究	王代友	广西医科大学	广西自然科学基金	2014GXNSFDA 118022	30.00
异基因造血干细胞移植术后合并慢性移植物抗宿主病患者 T 细胞免疫状态与口腔表征研究	陶人川	广西医科大学	广西自然科学基金	2014GXNSFAA 118149	5.00
广西 16-18 岁青少年侵袭性牙周炎流行情况及相关基因多态性研究	牙祖科	广西医科大学	广西自然科学基金	2014GXNSFAA 118226	5.00

续表 9

项目名称	项目负责人	单位	基金来源及名称	批准号或编号	资助金额（万元）
丝氨酸蛋白酶 HtrA1 在牙本质形成过程中的作用及与 BMP-2、MGP 的关系	李贤玉	广西医科大学	广西自然科学基金	2014GXNSFBA118161	5.00
叶酸-壳聚糖载药纳米粒携带 5′-氮杂-2′-脱氧胞苷靶向影响舌癌及其转移灶中甲基化 p16 基因表达	黄旋平	广西医科大学	广西教育厅	ZD2014035	6.00
消退素（Resolvin）对牙周炎影响作用的动物实验研究	马　飞	广西医科大学	广西教育厅	YB2014076	3.00
远程缺血预处理对大鼠肌皮瓣血管内皮缺血再灌注损伤影响的实验研究和临床研究	施小彤	广西医科大学	广西医疗卫生适宜技术研究与开发项目	S201411-02	3.00
影响口腔颌面部缺损游离移植皮瓣成活的危险因素研究	麦华明	广西医科大学	中华口腔医学会口腔医学临床科研基金项目	CSA-W2014-09	3.00
学龄儿童口腔健康综合干预项目——广西壮族自治区学龄儿童口腔健康综合干预项目	曾晓娟	广西医科大学	中华口腔医学会	中华口腔医学会	4.00
Runx2/Dicer/miRNAs 靶向调控糖尿病骨种植体界面成骨分化与骨整合的作用与机制研究	郑雷蕾	重庆医科大学	国家自然科学基金面上项目	81470772	73.00
基于牙槽骨生物力学机制预测正畸牙齿移动的定量化研究	王　超	重庆医科大学	国家自然科学基金青年项目	11402042	26.00
在“颗粒病”的发病机制和防治中泛素蛋白酶体系统通过调控 NFκB 信号通路所发挥的作用	吴晓绵	重庆医科大学	国家自然科学基金青年项目	31400808	24.00
SDF-1/CXCR4 生物轴对钙敏感受体介导的大鼠游离皮瓣缺血/再灌注损伤通路的拮抗作用及机制的研究	张富贵	重庆医科大学	国家自然科学基金青年项目	81400493	23.00
低温常压等离子体对牙科种植体周围炎作用机制的研究	陈铭晟	重庆医科大学	国家自然科学基金青年项目	81400570	23.00
Raman 光谱研究种植体骨结合的质量与功能	付小明	重庆医科大学	国家自然科学基金青年项目	81400572	23.00
上皮-间充质转化在正畸牙移动中的作用机理	张　林	重庆医科大学	国家自然科学基金青年项目	81400541	22.00
舒适化口腔医疗模式的优化研究与示范应用	邓　锋	重庆医科大学	重庆市科学技术委员会应用开发计划项目	cstc2014yykfB10010	50.00
DFCs、BMSCs 复合三维共培养促进牙周组织缺损修复的应用基础研究	宋锦璘	重庆医科大学	重庆市科学技术委员会基础与前沿研究计划一般项目	cstc2014jcyjA10039	5.00
Wnt-β-catenin 信号通路在小鼠丘脑发育中的作用	赵天宇	重庆医科大学	重庆市科学技术委员会基础与前沿研究计划一般项目	cstc2014jcyjA10045	5.00

续表 9

项目名称	项目负责人	单位	基金来源及名称	批准号或编号	资助金额（万元）
BMP9 与 Wnt 经典信号通路诱导根尖牙乳头干细胞成骨分化及其机制研究	张红梅	重庆医科大学	重庆市科学技术委员会基础与前沿研究计划一般项目	cstc2014jcyjA10010	2.50
BMP-2 基因转染的 hAMSCs 复合支架材料修复骨缺损的实验研究	萧智利	重庆医科大学	重庆市科学技术委员会基础与前沿研究计划一般项目	cstc2014jcyjA10046	2.50
脊髓 NMDA 受体可塑性改变调控阿片药物致痛觉敏感机制的研究	郁　葱	重庆医科大学	重庆市科学技术委员会基础与前沿研究计划一般项目	cstc2014jcyjA10038	2.50
BMP9 联合牙周膜干细胞在牙周再生中的实验研究	叶　国	重庆医科大学	重庆市科学技术委员会基础与前沿研究计划一般项目	cstc2014jcyjA10055	2.50
Smads 信号通路介导骨形成蛋白-7 调控人牙髓细胞分化的作用机制研究	喻　刚	重庆医科大学	重庆市科学技术委员会基础与前沿研究计划一般项目	cstc2014jcyjA10057	2.50
第三届口腔组织工程与再生医学高峰论坛	邓　锋	重庆医科大学	重庆市科协	渝科协文[2014]46 号	2.00
创新科普教育方式 创新科普教育方式 围攻口腔头号杀手-牙周病围攻口腔头号杀手-牙周病	黄廷权	重庆医科大学	重庆市科协	渝科协文[2014]46 号	1.00
基于 WEB 模式的医院科研管理信息系统研发与应用	宋锦璘	重庆医科大学	重庆市卫计委重点项目	20141011	10.00
正畸力作用下前牙槽骨重建响应机制的生物力学及实验动物学研究	张　翼	重庆医科大学	重庆市卫计委重点项目	20141012	10.00
颞下颌关节紊乱病的病因探讨和临床规范化诊疗方案的研究	郑雷蕾	重庆医科大学	重庆市卫计委重点项目	20141013	10.00
重庆市口腔护理专业技能培训模式研究	陈守会	重庆医科大学	重庆市卫计委面上项目	20142049	2.00
替牙期不同牙根发育阶段与固定正畸矫治后牙根形态变化相关性的 CBCT 临床研究	冯　格	重庆医科大学	重庆市卫计委面上项目	20142050	2.00
种植覆盖义齿在保存全口牙列缺失患者牙槽骨的临床研究	付小明	重庆医科大学	重庆市卫计委面上项目	20142051	2.00
恒磨牙窝沟菌斑的自体荧光三维光谱研究	何松霖	重庆医科大学	重庆市卫计委面上项目	20142052	2.00
护牙素联合氟保护漆促进超声洁牙后牙釉质表面复原的研究	蒋　琳	重庆医科大学	重庆市卫计委面上项目	20142053	2.00
基于视觉测量与计算机配色的美学修复研究	徐镔亭	重庆医科大学	重庆市卫计委面上项目	20142054	2.00
20～40MHz 高频超声波用于牙周检查的相关研究	周金敏	重庆医科大学	重庆市卫计委面上项目	20142055	2.00
miR-9 调控 CXCR4 在口腔黏膜恶性转化的作用研究	曾　琳	重庆医科大学	重庆市卫计委面上项目	20142134	2.00

续表 9

项目名称	项目负责人	单位	基金来源及名称	批准号或编号	资助金额（万元）
初探雌激素缺乏对颞下颌关节骨关节炎中 NOTCH 信号通路的影响	张　碧	重庆医科大学	重庆市教委	KJ1400216	3.00
牙囊细胞、骨髓间充质干细胞三维培养修复牙周组织缺损的实验研究	罗　俊	重庆医科大学	重庆市教委	KJ1400218	3.00
低氧微环境下 HIF-1a 促进破骨细胞分化调控机制的研究	徐　凌	重庆医科大学	重庆市教委	KJ1400234	2.00
Wnt/β-catenin 信号通路在骨质疏松症脂肪干细胞骨向分化中的作用及调控机理	肖金刚	泸州医学院	四川省科技厅应用基础项目	2014JY0044	10.00
中英联合头颈癌症分子研究实验室	马　洪	贵阳医学院	贵州省外国专家局国外人才专项经费及配套资金	201452000	8.00
用于口腔黏膜疾病治疗的新型缓释粉雾制剂的研究	蔡　扬	贵阳医学院	贵州省留学人员科技活动项目	-	5.00
纯钛种植体表面改性的研究	廖　健	贵阳医学院	贵州省科学技术基金	黔科合 J 字［2014］2026	4.00
多乐氟与含氟自酸蚀光固化粘接剂抑制正畸牙釉质脱矿的临床比较研究	黎　敏	贵阳医学院	口腔健康促进与口腔医学发展“西部行”临床科研基金	CSA-W2014-07	5.00
刷力控牙刷对抑制菌斑和楔状缺损形成的影响	梁　燕	贵阳医学院	贵州省卫计委	gzwjkj2014-1-037	1.00
成骨细胞膜片在不同钛表面骨再生的效应和机制研究	董　强	贵阳医学院	贵州省科学技术基金	黔科合 LH 字［2014］7115	4.00
中英联合共建头颈癌症分子研究实验室项目	马　洪	贵阳医学院	贵州省科技厅国际合作项目		20.00
三维可视化模型在口腔解剖生理学课程教学中的新构建和改革	贾　莹	贵阳医学院	贵州省教育厅本科教学工程（教学内容与课程体系改革）项目	070701806	3.50
口腔医学研究生卓越人才计划	唐正龙	贵阳医学院	贵州省研究生卓越人才计划	黔教研合 ZYRC 字［2014］013	5.00
Wnt/β-catenin 信号通路调控根尖牙乳头干细胞干性的意义	吴家媛	遵义医学院	国家自然科学基金地区科学项目	国批准号（81460102）	47.00
SDF-1/CXCR4 轴在骨髓间充质干细胞归巢促进牙槽骨修复的作用	钟雯怡	遵义医学院	贵州省联合基金	黔科合 LH 字（2014）7596 号	4.00
不同氟浓度人工唾液对 3 种牙科常用铸造合金表面粗糙度的影响研究	张　君	遵义医学院	贵州省联合基金	黔科合 LH 字（2014）7595 号	4.00
茶多酚对高糖牙周炎大鼠模型 TNF-α、IL-1β、IL-6、IL-8 及调控因子 NF-κB 的影响	张　迪	遵义医学院	贵州省联合基金	黔科合 LH 字（2014）7579 号	4.00
正畸治疗对不同牙龈生物型牙周附着丧失的临床研究	胡江天	昆明医科大学	云南省科技厅-昆明医科大学联合专项	2014FB069	10.00

续表 9

项目名称	项目负责人	单位	基金来源及名称	批准号或编号	资助金额（万元）
褪黑素-组织工程化细胞膜片用于骨质疏松缺牙患者牙种植治疗的机理研究	徐　倩	昆明医科大学	云南省科技厅－昆明医科大学联合专项	2014FB070	10.00
bcl-2 表达与牙龈增生的相关性研究	张明珠	昆明医科大学	云南省科技厅－昆明医科大学联合专项	2014FZ039	10.00
口腔鳞状细胞癌相关蛋白质相互作用的数据挖掘	马开宇	昆明医科大学	云南省科技厅－昆明医科大学联合专项	2014FZ040	10.00
氟保护漆 Duraphat 对恒牙釉质脱矿再矿化的研究	霍丽珺	昆明医科大学	云南省教育厅基金一般项目	2014Y152	1.00
云南省三级甲等医院组织文化和护士工作生活质量相关性研究	姚　兰	昆明医科大学	云南省教育厅基金一般项目	2014Y176	1.00
口腔正畸学继续教育临床技能培训与考评体系构建	刘　彦	昆明医科大学	云南省教育厅基金一般项目	2014Y186	1.00
前牙美学区即刻种植及修复后的软组织评价临床应用研究	滕芃妍	昆明医科大学	云南省教育厅基金研究生项目	2014J049	0.50
烟草提取物在口腔疾病防治中的技术开发研究	和红兵	昆明医科大学	红云红河烟草集团一附属口腔医院横向课题	HYHH2013HX06	90.00
低氧微环境下 TAMs 分泌的 CIRP 对口腔鳞状细胞癌发生发展的机制研究	郅克谦	西安交通大学	国家自然科学基金面上项目	81472520	52.00
氟化物通过转录因子 FoxO1 调控釉基质蛋白酶表达影响氟牙症发生的分子机制研究	阮建平	西安交通大学	国家自然科学基金面上项目	81470034	30.00
基于生物实验和数值模拟的牙周储备力评估方法的研究	裴丹丹	西安交通大学	国家自然科学基金青年项目	81400551	23.00
口腔颌面疾病研究-唇腭裂患者牙床及面部三维形态研究：PNAM 治疗的效果分析和评价	侯玉霞	西安交通大学	陕西省科技计划项目	2014K11030801	5.00
口腔颌面疾病研究-骨形态发生蛋白对人牙周膜干细胞增殖分化能力影响的研究	程　政	西安交通大学	陕西省科技计划项目	2014K11030805	5.00
口腔颌面疾病研究-大鼠味蕾细胞体外长期存活可行性模型的建立	孙慧玲	西安交通大学	陕西省科技计划项目	2014K11030806	5.00
人脐带间充质干细胞与 nHA/CS/PLGA 支架通过生物反应器构建组织工程骨的研究	王　菲	西安交通大学	陕西省自然科学基础研究项目	2014JM4146	2.00
不同挤压方式植入种植体生物力学性能的三维有限元及动物实验研究	左艳萍	西安医学院	陕西省教育厅科学研究项目	14JK1618	2.00
微波结合 EDTA 处理钙化根管的基础及临床研究	朱　勇	西安医学院	陕西省卫生厅卫生科研项目	2014D19	1.00
医疗器械开发及应用研究-锥形束 CT 在上颌窦底提升术骨密度测定中的临床应用研究	柴　娟	西安医学院	陕西省科学技术研究发展计划项目	2014K12-16	5.00

续表 9

项目名称	项目负责人	单位	基金来源及名称	批准号或编号	资助金额（万元）
纳秒脉冲电场联合吉西他滨对舌鳞状细胞癌凋亡的影响及分子机制	王　静	兰州大学	国家自然科学基金面上项目	81372893	6.00
口腔假丝酵母菌代谢产物诱导上皮增殖的机理研究	何祥一	兰州大学	甘肃省科技计划项	1308RJZA248	3.00
人参皂苷 Rh-2 抑制口腔鳞癌细胞增殖、侵袭及转移的研究	李志革	兰州大学	甘肃省科技计划项	1308RJZA248	5.00
宁夏回族人群非综合症型唇腭裂家系 IRF6 基因和 8q24.21 区段易感位点检测	黄永清	宁夏医科大学	宁夏自然科学基金	NZ14116	16.00
药物控释双层骨组织工程支架的多级构建	张华林	宁夏医科大学	宁夏自然科学基金	NZ14063	4.00
宁夏地区少汗型外胚叶发育不全核心家系染色体核型分析研究	朱琳虹	宁夏医科大学	宁夏自然科学基金	NZ14283	3.00
巨噬细胞移动抑制因子调控人唾液腺腺样囊性癌中转移及复发的作用机制	刘　慧	新疆医科大学	国家自然科学基金	81460439	94.00
新疆墨玉县维吾尔族成人牙周疾病的防治研究	赵　今	新疆医科大学	中华口腔医学会西部行口腔医学临床科研基金	CSA-W2014-01	55.00
三维打印制备蛋白复合型陶瓷化骨及其颌骨缺损修复能力的实验研究	胡　杨	新疆医科大学	新疆维吾尔自治区自然基金	2014211C037	10.50
泡状棘球蚴与牙周炎相关性研究	哈利娅	新疆医科大学	新疆维吾尔自治区青年基金	2014211C063	7.50
新疆墨玉县维吾尔族成人牙周病患者牙周致病菌检测及易感基因分析	林　静	新疆医科大学	新疆维吾尔自治区青年基金	2014211C065	7.50
热休克蛋白 70 在正畸牙移动中的作用	聂　晶	新疆医科大学	新疆维吾尔自治区青年基金	2014211C067	7.50
牙龈蛋白酶 RgpA 在冠状动脉粥样硬化中的作用及其机制	姬晓伟	新疆医科大学	新疆维吾尔自治区青年基金	2014211C074	7.50
不同类型髁状突囊内骨折时纤维软骨的组织学变化	姚志涛	新疆医科大学	新疆维吾尔自治区青年基金	2014211C082	7.50
ARD1 在口腔鳞癌患者唾液中的表达检测及其对预后的作用研究	曾　妍	新疆石河子大学医学院	新疆生产建设兵团博士资金专项	2014BB021	25.00
p75NTR 在颅神经嵴源性颌突外胚间充质干细胞成牙分化中的调控作用与机制研究	温秀杰	第三军医大学	国家自然科学基金面上项目	81470032	30.00
牙周炎环境下 POP2 通过负向调控 NLRP3 抑制破骨细胞活化的研究	刘　锐	第三军医大学	重庆市自然科学基金	Cstc2014jcyj1217	5.00

2014 年出版发行的口腔医学图书

[本栏目收录的图书目录为我国内地口腔医学或相关学科教师、医师所编(著、译)并公开出版发行的口腔医学专业图书,时限自 2014 年 1 月至 12 月。按各类图书书名的首字汉语拼音字母顺序排序。]

著作与教材

口腔正畸学 现代原理与技术(原著第 5 版)

原　　著　(美)Lee W. Graber 格雷伯
Robert L. Vanarsdall,Jr.
Katherine W. L. Vig
主　　译　丁寅　金作林　冯雪 等
出　　版　世界图书出版公司
出版日期　2014 年 1 月
开　　本　大 16 开
字　　数　1 500 千字
页　　数　1 014 页
定　　价　420.00 元

口腔颌面部解剖学(第 2 版)(北京大学口腔医学教材)

主　　编　赵士杰　皮昕
出　　版　北京大学医学出版社
出版日期　2014 年 1 月
开　　本　大 16 开
字　　数　498 千字
页　　数　229 页
定　　价　55.00 元

口腔组织病理(第 2 版)

主　　编　葛秋云　杨山
出　　版　科学出版社
出版日期　2014 年 1 月
开　　本　16 开
字　　数　319 千字
页　　数　210 页
定　　价　42.00 元

口腔解剖生理(第 2 版)

主　　编　马惠萍
出　　版　科学出版社
出版日期　2014 年 1 月
开　　本　16 开
字　　数　294 千字
页　　数　194 页
定　　价　42.00 元

龋齿、牙周病常见病彻底图解

主　　编　(日)熊谷 崇　秋元秀俊
翻　　译　张丹
出　　版　河南科学技术出版社
出版日期　2014 年 1 月
开　　本　32 开
字　　数　100 千字
页　　数　193 页
定　　价　26.00 元

口腔修复学(全国高职高专教育口腔医学专业"十二五"规划教材)(供口腔医学、口腔医学技术专业用)

主　　编　宋红艳　李冰
出　　版　江苏科学技术出版社
出版日期　2014 年 1 月
开　　本　16 开
字　　数　565 千字
页　　数　304 页
定　　价　55.00 元

口腔正畸学(全国高职高专教育口腔医学专业"十二五"规划教材)(供口腔医学、口腔医学技术专业用)

主　　编　廖建宏 武秀萍
出　　版　江苏科学技术出版社
出版日期　2014 年 1 月
开　　本　16 开

字　　数　340千字
页　　数　207页
定　　价　32.00元

口腔医学美学(全国高职高专教育口腔医学专业"十二五"规划教材)(供口腔医学、口腔医学技术专业用)

主　　编　叶文忠　李冰　武秀萍
出　　版　江苏科学技术出版社
出版日期　2014年1月
开　　本　16开
字　　数　180千字
页　　数　112页
定　　价　25.00元

美学区连续多颗牙缺失间隙的种植修复第六卷

主　　编　(瑞士)维斯梅耶(Wismeijer D.)
　　　　　(澳大利亚)陈(Chen S.)
　　　　　(瑞士)布瑟(Buser D.)
主　　译　宿玉成
出　　版　人民军医出版社
出版日期　2014年2月
开　　本　16开
字　　数　446千字
页　　数　258页
定　　价　340.00元

口腔颌面部CT诊断学(第2版)

主　　编　孟存芳
主　　审　邱洪斌
出　　版　人民卫生出版社
出版日期　2014年3月
开　　本　大16开
字　　数　982千字
页　　数　496页
定　　价　128.00元

口腔活动修复工艺学

主　　编　于海洋
出　　版　人民卫生出版社
出版日期　2014年3月
开　　本　大16开
字　　数　602千字
页　　数　304页
定　　价　168.00元

笑气和氧气镇静手册(第3版)

主　　编　Morris S. Clark
　　　　　Ann L. Brunick
主　　译　张伟
出　　版　人民卫生出版社
出版日期　2014年3月
开　　本　小16开
字　　数　277千字
页　　数　240页
定　　价　45.00元

安氏Ⅲ类错𬌗——正畸诊断与治疗

主　　编　段银钟
出　　版　人民军医出版社
出版日期　2014年3月
开　　本　16开
字　　数　302千字
页　　数　199页
定　　价　106.00元

牙科学 牙位和口腔区域的标示法

主　　编　本社主编
出　　版　中国标准出版社
出版日期　2014年3月
开　　本　大16开
字　　数　8千字
页　　数　2页
定　　价　14.00元

固定义齿修复工艺技术(第2版)(全国卫生职业院校规划教材)

主　　编　米新峰　毛珍娥
出　　版　科学出版社
出版日期　2014年3月
开　　本　16开
字　　数　313千字
页　　数　206页
定　　价　42.80元

可摘义齿修复工艺技术(第2版)(全国卫生职业

院校规划教材)

主　　编　姚树宾
出　　版　科学出版社
出版日期　2014 年 3 月
开　　本　16 开
字　　数　304 千字
页　　数　200 页
定　　价　39.00 元

实用临床口腔诊疗及护理

主　　编　黄艳丽
出　　版　上海交通大学出版社
出版日期　2014 年 3 月
开　　本　16 开
字　　数　470 千字
页　　数　318 页
定　　价　45.00 元

唾液腺病学（第 2 版）

主　　编　俞光岩　马大权
出　　版　人民卫生出版社
出版日期　2014 年 4 月
开　　本　大 16 开
字　　数　1 109 千字
页　　数　560 页
定　　价　289.00 元

口腔种植关键技术实战图解

主　　编　谭震
主　　审　宫苹
出　　版　人民卫生出版社
出版日期　2014 年 4 月
开　　本　大 16 开
字　　数　824 千字
页　　数　416 页
定　　价　199.00 元

口腔正畸现代无托槽隐形矫治技术

主　　编　田杰
出　　版　人民卫生出版社
出版日期　2014 年 4 月
开　　本　大 16 开
字　　数　649 千字
页　　数　328 页
定　　价　178.00 元

口腔医学专业英语（第 2 版）

主　　编　周延民
出　　版　吉林大学出版社
出版日期　2014 年 4 月
开　　本　16 开
字　　数　475 千字
页　　数　346 页
定　　价　51.6 元

实用口腔疾病诊疗图谱

主　　审　孙正
主　　编　梦德国
出　　版　人民军医出版社
出版日期　2014 年 4 月
开　　本　16 开
字　　数　126 千字
页　　数　82 页
定　　价　45.00 元

当代口腔正畸学（第 5 版）

原　　著　（美）William R. Proffit
　　　　　（美）Henry W. Fields
　　　　　（美）David M. Sarver
主　　译　王林
出　　版　人民军医出版社
出版日期　2014 年 4 月
开　　本　16 开
字　　数　1 268 千字
页　　数　704 页
定　　价　388.00 元

临床牙周病学（手术治疗与非手术治疗对比专辑）

原　　著　（意）托尼提
翻　　译　章锦才
出　　版　辽宁科学技术出版社
出版日期　2014 年 1 月
开　　本　16 开
页　　数　61 页
定　　价　50.00 元

口腔材料学（第 2 版）（面向 21 世纪全国卫生职业

教育系列教改教材)

主　　编　马冬梅　任彦萍
出　　版　科学出版社
出版日期　2014 年 4 月
开　　本　16 开
字　　数　237 千字
页　　数　168 页
定　　价　29.80 元

口腔内科学(第 2 版)(全国卫生职业院校规划教材)

主　　编　杜秋红　杨家瑞
出　　版　科学出版社
出版日期　2014 年 4 月
开　　本　16 开
字　　数　441 千字
页　　数　300 页
定　　价　49.90 元

口腔医学美学(全国卫生职业院校规划教材)

主　　编　徐流亮　叶文忠
出　　版　科学出版社
出版日期　2014 年 4 月
开　　本　16 开
字　　数　271 千字
页　　数　184 页
定　　价　32.00 元

全口义齿工艺技术(全国卫生职业院校规划教材)

主　　编　杜士民　黄呈森
出　　版　科学出版社
出版日期　2014 年 4 月
开　　本　16 开
字　　数　186 千字
页　　数　128 页
定　　价　29.80 元

正畸临床创新(第 2 版)Damon 系统联合种植支抗矫治疑难错殆

著　　者　林锦荣
主　　审　沈刚
主　　译　冯静　胡铮
出　　版　世界图书出版公司
出版日期　2014 年 4 月
开　　本　大 16 开
字　　数　600 千字
页　　数　402 页
定　　价　350.00 元

美容牙科(北京市医疗美容主诊医师培训教材)

主　　编　刘峰
出　　版　中国医药科技出版社
出版日期　2014 年 4 月
开　　本　大 16 开
字　　数　329 千字
页　　数　248 页
定　　价　80.00 元

口腔组织病理学基础(全国中等医药卫生职业教育"十二五"规划教材)

主　　编　葛秋云
出　　版　中国中医药出版社
出版日期　2014 年 4 月
开　　本　16 开
字　　数　197 千字
页　　数　132 页
定　　价　25.00 元

材料学基础(全国中等医药卫生职业教育"十二五"规划教材 供口腔修复工艺技术专业用)

主　　编　贺志芳
出　　版　中国中医药出版社
出版日期　2014 年 4 月
开　　本　大 16 开
字　　数　257 千字
页　　数　173 页
定　　价　35.00 元

临床牙周病学(手动刮治与超声刮治对比专辑)

原　　著　(意)托尼提
翻　　译　章锦才
出　　版　辽宁科学技术出版社
出版日期　2014 年 4 月
开　　本　16 开
字　　数　100 千字

页　　数　64 页
定　　价　50.00 元

口腔固定修复工艺学（第 2 版）

主　　编　于海洋
出　　版　人民卫生出版社
出版日期　2014 年 5 月
开　　本　大 16 开
字　　数　665 千字
页　　数　336 页
定　　价　198.00 元

口腔微距摄影速成

主　　编　于海洋
出　　版　人民卫生出版社
出版日期　2014 年 5 月
开　　本　大 12 开
字　　数　231 千字
页　　数　120 页
定　　价　108.00 元

牙科临床规范化操作图谱（第 2 版）

主　　编　余擎
出　　版　人民卫生出版社
出版日期　2014 年 5 月
开　　本　16 开
字　　数　438 千字
页　　数　288 页
定　　价　128.00 元

下颌吸附性义齿和 BPS 临床指南

著　　者　（日）阿部二郎 小久保京子 佐腾幸司
主　　译　骆小平
出　　版　人民军医出版社
出版日期　2014 年 5 月
开　　本　16 开
字　　数　353 千字
页　　数　277 页
定　　价　220.00 元

口腔预防保健（第 2 版）（全国卫生职业院校规划教材）

主　　编　胡景团　刘友良
出　　版　科学出版社
出版日期　2014 年 5 月
开　　本　16 开
字　　数　245 千字
页　　数　168 页
定　　价　29.00 元

应用化学—口腔修复（中等医药卫生职业教育“十二五”规划教材）

主　　编　王改兰
出　　版　中国中医药出版社
出版日期　2014 年 5 月
开　　本　16 开
字　　数　235 千字
页　　数　152 页
定　　价　35.00 元

口腔预防医学学习指导和习题集（“十二五”普通高等教育本科国家级规划教材配套教材供口腔医学类专业用）

主　　编　台保军　胡德渝
出　　版　人民卫生出版社
出版日期　2014 年 6 月
开　　本　16 开
字　　数　243 千字
页　　数　160 页
定　　价　22.00 元

口腔外科与种植外科

原　　著　（瑞士）J. Thomas Lambrecht
主　　译　胡开进
出　　版　人民军医出版社
出版日期　2014 年 6 月
开　　本　16 开
字　　数　682 千字
页　　数　428 页
定　　价　399.00 元

面向青年牙科医师、技师的种植修复、技工工艺快速入门

著　　者　（日）十河厚志
主　　译　甘云娜
出　　版　人民军医出版社

出版日期　2014年6月
开　　本　16开
字　　数　145千字
页　　数　157页
定　　价　120.00元

即刻种植外科精要(精)

原　　著　(美)Jay R. Beagle
翻　　译　赵阳　林婷　马蕊
出　　版　辽宁科学技术出版社
出版日期　2014年6月
开　　本　16开
字　　数　150千字
页　　数　95页
定　　价　100.00元

口腔修复学(第2版)(全国卫生职业院校规划教材)

主　　编　李新春
出　　版　科学出版社
出版日期　2014年6月
开　　本　16开
字　　数　438千字
页　　数　296页
定　　价　45.80元

口腔颌面外科学(第2版)(全国卫生职业院校规划教材)

主　　编　范珍明　张心明
出　　版　科学出版社
出版日期　2014年6月
开　　本　16开
字　　数　319千字
页　　数　216页
定　　价　39.00元

口腔正畸学(第2版)(全国卫生职业院校规划教材)

主　　编　侯斐盈　何冰
出　　版　科学出版社
出版日期　2014年6月
开　　本　16开
字　　数　267千字
页　　数　184页
定　　价　32.00元

口腔医学实验实训教程(全国卫生职业院校规划教材)

主　　编　何洁
出　　版　科学出版社
出版日期　2014年6月
开　　本　16开
字　　数　122千字
页　　数　80页
定　　价　23.80元

口腔医学技术实验实训教程(全国卫生职业院校规划教材)(口腔医学、口腔医学技术专业)

主　　编　杨家瑞
出　　版　科学出版社
出版日期　2014年6月
开　　本　16开
字　　数　243千字
页　　数　160页
定　　价　29.90元

口腔颌面外科学精要

主　　编　郑家伟
出　　版　上海科学技术出版社
出版日期　2014年6月
开　　本　16开
字　　数　400千字
页　　数　287页
定　　价　108.00元

口腔疾病概要(中等医药卫生职业教育“十二五”规划教材)

主　　编　王新萍
出　　版　中国中医药出版社
出版日期　2014年6月
开　　本　16开
字　　数　371千字
页　　数　256页
定　　价　38.00元

美观卡环修复技术

主　　编　于海洋

出　　版　人民卫生出版社
出版日期　2014年7月
开　　本　小16开
字　　数　146千字
页　　数　128页
定　　价　68.00元

口腔门诊疼痛控制与镇静技术专家共识

主　　编　中华口腔医学会麻醉学专委会口腔镇静学组
出　　版　人民卫生出版社
出版日期　2014年7月
开　　本　32开
字　　数　42千字
页　　数　96页
定　　价　16.00元

经典方丝弓矫治技术——技术原理与操作步骤详解

主　　编　卢海平　周彦恒　吴建勇
副 主 编　柳胜杰　于吉东
出　　版　人民卫生出版社
出版日期　2014年7月
开　　本　大16开
字　　数　232千字
页　　数　160页
定　　价　128.00元

临床牙髓病学 上卷(第9版)

原　　著　(美)Stephen Cohen
　　　　　Kenneth M. Hargreaves
　　　　　Karl Keiser
主　　译　刘荣森 李颖超 张贤华 李锐
出　　版　人民军医出版社
出版日期　2014年7月
开　　本　16开
字　　数　417千字
页　　数　298页
定　　价　198.00元

船学理论与临床实践(**第2版**)

主　　编　韩科 张豪
出　　版　人民军医出版社
出版日期　2014年7月
开　　本　16开
字　　数　429千字
页　　数　272页
定　　价　128.00元

临床牙周病学(切除性治疗与再生治疗对比专辑)

原　　著　(意)托尼提
译　　者　章锦才
出　　版　辽宁科学技术出版社
出版日期　2014年7月
开　　本　大16开
字　　数　100千字
页　　数　74页
定　　价　50.00元

口腔颌面外科学最新进展(英文版)

主　　编　郑家伟
出　　版　科学出版社
出版日期　2014年7月
开　　本　16开
字　　数　696千字
页　　数　256页
定　　价　132.00元

口腔种植学(北京大学口腔医学教材)

主　　编　林野
出　　版　北京大学医学出版社
出版日期　2014年7月
开　　本　大16开
字　　数　806千字
页　　数　427页
定　　价　95.00元

临床牙周病学(第2版)(北京大学口腔医学教材)

主　　编　孟焕新
出　　版　北京大学医学出版社
出版日期　2014年7月
开　　本　大16开
字　　数　849千字
页　　数　454页
定　　价　85.00元

牙齿与种植体软组织美学处理

主　　编　(美)安德烈 P. 萨多恩
主　　译　章锦才　万鹏　董潇潇
出　　版　辽宁科学技术出版社
出版日期　2014 年 7 月
开　　本　16 开
字　　数　300 千字
页　　数　173 页
定　　价　148.00 元

口腔疾病特色治疗及护理(普通高等学校教材)(第 2 版)

主　　编　王健平　许　颖　赵　华
出　　版　吉林大学出版社
出版日期　2014 年 8 月
开　　本　16 开本
字　　数　800 千字
页　　数　326 页
定　　价　48.00 元

口腔科护理技能实训

主　　编　徐琨
出　　版　科学出版社
出版日期　2014 年 08 月
开　　本　16 开本
字　　数　231 千字
页　　数　152
定　　价　33.8 元

口腔种植应用解剖实物图谱

主　　编　纪荣明　王少海
出　　版　人民卫生出版社
出版日期　2014 年 8 月
开　　本　大 16 开
字　　数　478 千字
页　　数　248 页
定　　价　168.00 元

实用口腔微生物学

主　　编　(美)Lakshman Samaranayake
主　　译　郑立武　徐岩英
出　　版　人民卫生出版社
出版日期　2014 年 8 月
开　　本　大 16 开
字　　数　712 千字
页　　数　368 页
定　　价　140.00 元

口腔正畸颌面矫形治疗图谱(精)

主　　编　(德)Thomas Rakosi
　　　　　(美)Thomas M. Graber
主　　译　潘晓岗
出　　版　辽宁科学技术出版社
出版日期　2014 年 8 月
开　　本　16 开
字　　数　400 千字
页　　数　336 页
定　　价　298.00 元

口腔科学(第 2 版)(“十二五”职业教育国家规划教材)

主　　编　欧阳翔英
出　　版　北京大学医学出版社
出版日期　2014 年 8 月
开　　本　16 开
字　　数　317 千字
页　　数　185 页
定　　价　29.00 元

口腔正畸学(第 2 版)(北京大学口腔医学教材)

主　　编　傅民魁　林久祥
出　　版　北京大学医学出版社
出版日期　2014 年 8 月
开　　本　大 16 开
字　　数　661 千字
页　　数　352 页
定　　价　58.00 元

口腔实用解剖学彩色图谱(全国高等医学院校口腔专业教材)

主　　编　杜昌连　朱友家　雷岳山
出　　版　湖北科学技术出版社
出版日期　2014 年 8 月
开　　本　16 开
字　　数　300 千字
页　　数　164 页
定　　价　150.00 元

口腔种植学(第 2 版)
主　　编　宿玉成
出　　版　人民卫生出版社
出版日期　2014 年 9 月
开　　本　8 开
字　　数　1 707 千字
页　　数　912 页
定　　价　995.00 元

眼耳鼻喉口腔科护理学(第 2 版)(全国高等学校创新教材 供本科护理学类专业用)
主　　编　王宇鹰
出　　版　人民卫生出版社
出版日期　2014 年 9 月
开　　本　16 开
字　　数　674 千字
页　　数　432 页
定　　价　59.00 元

美学修复的临床分析设计与实施(第一册)临床分析设计
主　　编　于海洋
出　　版　人民卫生出版社
出版日期　2014 年 9 月
开　　本　16 开
字　　数　139 千字
页　　数　128 页
定　　价　68.00 元

显微牙髓治疗学
主　　编　凌均棨
出　　版　人民卫生出版社
出版日期　2014 年 9 月
开　　本　16 开
字　　数　414 千字
页　　数　272 页
定　　价　148.00 元

中国口腔种植临床精萃(2014 年卷)
名誉主编　邱蔚六　王大章
主　　编　王兴　刘宝林
执行主编　宿玉成
出　　版　人民军医出版社
出版日期　2014 年 9 月
开　　本　16 开
字　　数　650 千字
页　　数　342 页
定　　价　200.00 元

牙科正畸学最新进展(英文版)
主　　编　沈刚
出　　版　科学出版社
出版日期　2014 年 9 月
开　　本　16 开
字　　数　362 千字
页　　数　144 页
定　　价　100.00 元

口腔生物学基础(英文版)
主　　编　陈万涛
出　　版　科学出版社
出版日期　2014 年 9 月
开　　本　16 开
字　　数　710 千字
页　　数　264 页
定　　价　130.00 元

当代口腔种植学进展(英文版)
主　　编　赖红昌
出　　版　科学出版社
出版日期　2014 年 9 月
开　　本　16 开
字　　数　439 千字
页　　数　166 页
定　　价　120.00 元

案析口腔黏膜病学
主　　编　陈谦明　曾昕
出　　版　人民卫生出版社
出版日期　2014 年 10 月
开　　本　16 开
字　　数　605 千字
页　　数　320 页
定　　价　178.00 元

拓展性口腔美学修复临床指导
著　　者　邵龙泉

出　　版　人民军医出版社
出版日期　2014 年 10 月
开　　本　16 开
字　　数　408 千字
页　　数　262 页
定　　价　180.00 元

牙髓病学与牙周病学进展(英文版)

主　　编　束蓉　梁景平
出　　版　科学出版社
出版日期　2014 年 10 月
开　　本　16 开
字　　数　394 千字
页　　数　152 页
定　　价　110.00 元

老年患者的口腔修复治疗

主　　编　冯海兰
出　　版　北京大学医学出版社
出版日期　2014 年 10 月
开　　本　16 开
字　　数　445 千字
页　　数　244 页
定　　价　139.00 元

口腔黏膜病学(北京大学口腔医学教材)

主　　编　华红　刘宏伟
出　　版　北京大学医学出版社
出版日期　2014 年 10 月
开　　本　16 开
字　　数　528 千字
页　　数　291 页
定　　价　39.00 元

口腔修复工艺设备应用基础(全国中等医药卫生职业教育"十二五"规划教材)

主　　编　原冠斌
出　　版　中国中医药出版社
出版日期　2014 年 10 月
开　　本　16 开
字　　数　138 千字
页　　数　89 页
定　　价　20.00 元

组织工程与再生医学

主　　编　金岩
出　　版　人民卫生出版社
出版日期　2014 年 10 月
开　　本　16 开
字　　数　1 679 千字
页　　数　817 页
定　　价　148.00 元

口腔修复学基础

主　　编　陈吉华 辛海涛
出　　版　第四军医大学出版社
出版日期　2014 年 10 月
开　　本　16 开
字　　数　180 千字
页　　数　110 页
定　　价　45.00 元

口腔临床 CBCT 影像诊断学

主　　编　王虎　郑广宁
出　　版　人民卫生出版社
出版日期　2014 年 11 月
开　　本　16 开
字　　数　462 千字
页　　数　304 页
定　　价　98.00 元

口腔肿瘤生物学——基础和临床

主　　编　鲁大鹏
主　　审　俞光岩　高岩
出　　版　人民卫生出版社
出版日期　2014 年 11 月
开　　本　16 开
字　　数　922 千字
页　　数　576 页
定　　价　148.00 元

邱蔚六院士集(中国医学院士文库"十二五"国家重点出版项目 国家出版基金项目)

著　　者　邱蔚六
出　　版　人民军医出版社
出版日期　2014 年 11 月
开　　本　16 开

字　　数　888千字
页　　数　624页
定　　价　298.00元

唇腭裂序列治疗学(整形美容外科学全书)
主　　编　王国民　杨育生
出　　版　浙江科学技术出版社
出版日期　2014年11月
开　　本　16开
字　　数　626千字
页　　数　385页
定　　价　280.00元

口腔医学(住院医师职业技术培训教材)
主　　编　俞立英　朱亚琴　邹德荣
出　　版　复旦大学出版社
出版日期　2014年11月
开　　本　16开
字　　数　552千字
页　　数　382页
定　　价　70.00元

固定义齿工艺技术(全国中等医药卫生职业教育"十二五"规划教材)
总 主 编　牛东平
主　　编　秦永生
出　　版　中国中医药出版社
出版日期　2014年11月
开　　本　16开
字　　数　305千字
页　　数　207页
定　　价　39.00元

全口义齿工艺技术(全国中等医药卫生职业教育"十二五"规划教材)
总 主 编　牛东平
主　　编　赵创
出　　版　中国中医药出版社
出版日期　2014年11月
开　　本　16开
字　　数　176千字
页　　数　117页
定　　价　25.00元

口腔修复临床实用新技术
主　　编　朱智敏
出　　版　人民卫生出版社
出版日期　2014年12月
开　　本　16开
字　　数　608千字
页　　数　400页
定　　价　148.00元

口腔设备学("十二五"全国高职高专口腔医学和口腔医学技术专业规划教材)
主　　编　李新春
出　　版　人民卫生出版社
出版日期　2014年12月
开　　本　16开
字　　数　219千字
页　　数　144页
定　　价　26.00元

口腔组织病理学(第3版)
主　　编　宋晓陵 杨丽芳
出　　版　人民卫生出版社
出版日期　2014年12月
开　　本　16开
页　　数　272页
字　　数　41.4万字
定　　价　60.00元

灵感:人、牙齿和修复
原　　著　(巴西)Baratieri Luiz Narciso
主　　译　刘伟才
出　　版　辽宁科学技术出版社
出版日期　2014年12月
开　　本　12开
字　　数　800千字
页　　数　453页
定　　价　398.00元

混合牙列期咬合诱导
原　　著　(日)町田 幸雄
主　　译　白玉娣
出　　版　陕西科学技术出版社
出版日期　2014年12月

开　　本　16开
字　　数　253千字
页　　数　206页
定　　价　28.00元

儿童口腔科彩色病例图谱

原　　著　(日)中村 孝
　　　　　(日)町田 幸雄
主　　译　白玉娣
出　　版　陕西科学技术出版社
出版日期　2014年12月
开　　本　16开
字　　数　206千字
页　　数　156页
定　　价　18.00元

医师考试类

2014国家医师资格考试模拟试卷—口腔执业医师

主　　编　陈智
出　　版　人民卫生出版社
出版日期　2014年1月
开　　本　16开
字　　数　657千字
页　　数　432页
定　　价　70.00元

2014国家医师资格考试模拟试卷—口腔执业助理医师

主　　编　陈智
出　　版　人民卫生出版社
出版日期　2014年1月
开　　本　16开
字　　数　365千字
页　　数　240页
定　　价　45.00元

口腔基础医学应试向导(全国高等医学院校规划教材配套应试向导丛书)

主　　编　杨兴华　李俊福
出　　版　同济大学出版社
出版日期　2014年1月
开　　本　大16开
字　　数　524千字
页　　数　325页
定　　价　43.00元

口腔修复学应试向导(全国高等医学院校规划教材配套应试向导丛书)

主　　编　张惠强
出　　版　同济大学出版社
出版日期　2014年1月
开　　本　16开
字　　数　324千字
页　　数　199页
定　　价　31.00元

口腔内科学应试向导(全国高等医学院校规划教材配套应试向导丛书)

主　　编　张古泉 高艳 李玉庆
出　　版　同济大学出版社
出版日期　2014年1月
开　　本　16开
字　　数　617千字
页　　数　387页
定　　价　49.00元

2014国家医师资格考试—实践技能考试理论必备与操作指南—口腔执业医师

主　　编　周洪
出　　版　人民卫生出版社
出版日期　2014年2月
开　　本　16开
字　　数　563千字
页　　数　352页
定　　价　58.00元

2014国家医师资格考试—实践技能考试理论必备与操作指南—口腔执业助理医师

主　　编　周洪
出　　版　人民卫生出版社
出版日期　2014年2月
开　　本　16开
字　　数　486千字
页　　数　304页

定　　价　55.00 元

2015 全国卫生专业技术资格考试指导—口腔医学(综合)

主　　编　全国卫生专业技术资格考试专家委员会
出　　版　人民卫生出版社
出版日期　2014 年 8 月
开　　本　16 开
字　　数　656 千字
页　　数　400 页
定　　价　85.00 元

口腔医学(综合)习题精选(2015 全国卫生专业技术资格考试习题集丛书)

主　　编　朱亚琴
出　　版　人民卫生出版社
出版日期　2014 年 8 月
开　　本　16 开
字　　数　374 千字
页　　数　208 页
定　　价　50.00 元

2015 全国卫生专业技术资格考试指导—口腔医学技术

主　　编　全国卫生专业技术资格考试专家委员会
出　　版　人民卫生出版社
出版日期　2014 年 8 月
开　　本　16 开
字　　数　656 千字
页　　数　400 页
定　　价　85.00 元

2015 口腔修复学习题精选(2015 全国卫生专业技术资格考试习题集丛书)

主　　编　李彦　赵克
出　　版　人民卫生出版社
出版日期　2014 年 8 月
开　　本　16 开
字　　数　346 千字
页　　数　192 页
定　　价　52.00 元

2015 全国卫生专业技术资格考试指导—口腔修复学

主　　编　全国卫生专业技术资格考试专家委员会
出　　版　人民卫生出版社
出版日期　2014 年 8 月
开　　本　16 开
字　　数　656 千字
页　　数　400 页
定　　价　90.00 元

2015 全国卫生专业技术资格考试指导—口腔正畸学

主　　编　全国卫生专业技术资格考试专家委员会
出　　版　人民卫生出版社
出版日期　2014 年 8 月
开　　本　16 开
字　　数　656 千字
页　　数　400 页
定　　价　93.00 元

2015 口腔内科学习题精选(2015 全国卫生专业技术资格考试习题集丛书)

主　　编　凌均棨　林正梅
出　　版　人民卫生出版社
出版日期　2014 年 8 月
开　　本　16 开
字　　数　374 千字
页　　数　208 页
定　　价　55.00 元

2015 全国卫生专业技术资格考试指导—口腔内科学

主　　编　全国卫生专业技术资格考试专家委员会
出　　版　人民卫生出版社
出版日期　2014 年 8 月
开　　本　16 开
字　　数　735 千字
页　　数　448 页
定　　价　99.00 元

2015 全国卫生专业技术资格考试指导—口腔颌面外科学

主　　编　全国卫生专业技术资格考试专家委员会
出　　版　人民卫生出版社
出版日期　2014 年 8 月
开　　本　16 开
字　　数　735 千字
页　　数　448 页
定　　价　99.00 元

2015 口腔颌面外科学习题精选(2015 全国卫生专业技术资格考试习题集丛书)

主　　编　黄洪章　廖贵清
出　　版　人民卫生出版社
出版日期　2014 年 8 月
开　　本　16 开
字　　数　288 千字
页　　数　160 页
定　　价　45.00 元

2015 口腔正畸学习题精选(2015 全国卫生专业技术资格考试习题集丛书)

主　　编　王大为　蔡斌
出　　版　人民卫生出版社
出版日期　2014 年 9 月
开　　本　16 开
字　　数　317 千字
页　　数　176 页
定　　价　45.00

2015 口腔医学技术习题精选(2015 全国卫生专业技术资格考试习题集丛书)

主　　编　林雪峰　付强
出　　版　人民卫生出版社
出版日期　2014 年 9 月
开　　本　16 开
字　　数　288 千字
页　　数　160 页
定　　价　45.00 元

工具书、科普类和其他

和牙医交朋友

主　　编　王鹏　韩永成
出　　版　农村读物出版社
　　　　　中国农业出版社
出版日期　2014 年 1 月
开　　本　24 开本
字　　数　50 千字
页　　数　24 页
定　　价　6.00 元

口腔医学史

编　　著　李刚
出　　版　第四军医大学出版社
出版日期　2014 年 1 月
开　　本　16 开
字　　数　580 千字
页　　数　394 页
定　　价　85.00 元

不怕牙医

主　　编　王鹏　韩永成
出　　版　农村读物出版社
　　　　　中国农业出版社
出版日期　2014 年 1 月
开　　本　24 开本
字　　数　50 千字
页　　数　24 页
定　　价　6.00 元

我会刷牙啦

主　　编　王鹏　韩永成
出　　版　农村读物出版社
　　　　　中国农业出版社
出版日期　2014 年 1 月
开　　本　24 开本
字　　数　50 千字
页　　数　24 页
定　　价　6.00 元

认识我们的口腔

主　　编　邓锋 宋锦璘
出　　版　重庆大学出版社
出版日期　2014 年 4 月
开　　本　16 开

字　　数　101 千字
页　　数　146 页
定　　价　14.80 元

牙齿有毛病身体一定出问题

著　　者　赵哲旸
出　　版　广东科技出版社
出版日期　2014 年 6 月
开　　本　16 开
字　　数　170 千字
页　　数　204 页
定　　价　32.00 元

牙医史话—中国口腔卫生文史概览

主　　编　李晓军
出　　版　出版社
出版日期　2014 年 8 月
开　　本　16 开
字　　数　724 千字
页　　数　450 页
定　　价　120.00 元

牙医笔记—牙齿是健康的守护神

主　　编　赵玉鸣
出　　版　中国铁道出版社
出版日期　2014 年 9 月
开　　本　16 开
字　　数　200 千字
页　　数　168 页
定　　价　36.80 元

明明白白去看牙

主　　编　刘峰　王世明
出　　版　人民卫生出版社
出版日期　2014 年 12 月
开　　本　小 16 开
字　　数　175 千字
页　　数　216 页
定　　价　46.00 元

给孩子一口漂亮牙齿

主　　编　黄立安
出　　版　江苏凤凰科学技术出版社
出版日期　2014 年 12 月
开　　本　16 开
页　　数　206 页
定　　价　32.00 元

（吴　婷）

更正声明

本刊 2013 年卷第 208 页“2013 年出版发行的口腔医学图书”栏,《唇腭裂修复术与语音治疗》一书的主编“杨家瑞”应为“王国民”,特此更正!

学会工作

学会组织机构

中华口腔医学会及其口腔医学专业委员会与学组

▲中华口腔医学会第四届颞下颌关节病学及𬌗学专委会委员组成人员名单（2014年3月6日）

顾　　问　张震康　马绪臣
前任主任委员　刘洪臣
主任委员　张志光
候任主任委员　龙　星
副主任委员　（共6人，按姓氏笔画排序）
王美青　杨　驰　谷志远
胡　敏　胡　静　傅开元
常务委员　（共9人，按姓氏笔画排序）
王燕一　甘业华　杨晓江
陈永进　房　兵　郑有华
祝颂松　程　勇　谢秋菲
委　　员　（共40人，按姓氏笔画排序）
丁　寅　马　秦　方泽强
王　旭　邓末宏　邓　峰
刘　静　匡世军　吕东升
孙　健　江凌勇　汲　平
许　彪　何冬梅　何祥一
张　娟　张　益　张跃蓉
张善勇　张　豪　张静露
李　江　李志勇　李　煌
杨　春　邹冰爽　陈建荣
陈　虹　周宏志　周　青
孟娟红　郑　明　侯　敏
姜　华　殷学民　贾　静
常群安　曹　利　曹均凯
阎　英
学术秘书　郑有华　姜　华　邓末宏
工作秘书　何一青

▲中华口腔医学会第五届牙周病学专业委员会组成人员名单（2014年7月14日）

顾　　问　曹采方　吴织芬
前任主任委员　章锦才
主任委员　束　蓉
候任主任委员　王勤涛
副主任委员　（共6人，按姓氏笔画排序）
闫福华　吴亚菲　李成章
杨丕山　欧阳翔英　潘亚萍
常务委员　（共40人，按姓氏笔画排序）
丁　一　王左敏　王永兰
王勤涛　任秀云　刘宏伟
刘　怡　孙　江　孙钦峰
毕良佳　闫福华　吴亚菲
宋忠臣　张　雄　李成章
李　昂　李超伦　束　蓉
杨丕山　轩东英　陈发明
陈莉丽　陈　超　孟焕新
尚姝环　林晓萍　林　莉
林崇韬　欧阳翔英　胡文杰
钟良军　钟德钰　徐　艳
徐　莉　栾庆先　曹正国
章锦才　黄　萍　董广英
潘亚萍
委　　员　（共123人，按姓氏笔画排序）
丁　一　丁　芳　于晓潜
马　宁　马志伟　马　肃
毛小泉　王冬青　王左敏
王永兰　王勤涛　王　静

付　云　古丽努尔.阿吾提
叶　芳　任秀云　刘大力
刘宏伟　刘　怡　刘荣坤
吉秋霞　孙卫斌　孙伟莲
孙　江　孙昌洲　孙钦峰
孙晓军　孙　颖　朱光勋
毕良佳　汤楚华　许春姣
闫福华　吴文蕾　吴亚菲
吴迎涛　吴燕岷　宋忠臣
宋爱梅　宋　莉　张凤秋
张贤华　张雪洋　张　雄
张瑞敏　张韶君　李子坤
李成章　李启艳　李　昂
李晓军　李超伦　李新月
杜　毅　束　蓉　杨丕山
汪　涌　轩东英　邱彬彬
陈发明　陈　武　陈　栋
陈　悦　陈晓涛　陈莉丽
陈铁楼　陈　超　和　璐
孟焕新　孟雪梅　尚姝环
林　江　林晓萍　林　莉
林崇韬　林敏魁　欧阳翔英
武明轩　武　影　罗志晓
罗建国　侯建霞　段春红
胡文杰　赵川江　钟良军
钟德钰　骆　凯　唐志辉
唐昊喆　唐晓琳　徐　屹
徐　艳　徐　莉　徐琛蓉
徐　燕　栾庆先　贾惠梅
郭留云　陶人川　高秀秋
寇育荣　康　军　曹正国
章锦才　黄世光　黄　姣
黄　萍　储　庆　曾启新
税艳青　葛少华　葛　颂
董广英　蒋少云　谢玉峰
谢　昊　谢　辉　韩　劼
鲁　红　缪　羽　潘亚萍
霍永力

学术秘书　谢玉峰

工作秘书　刘大力

▲中华口腔医学会第一届口腔颌面修复专业委员会组成名单(2014 年 9 月 14 日)

主任委员　赵铱民

副主任委员　(共 4 人,按姓氏笔画排序)
任卫红　张陈平　李　彦
周永胜

常务委员　(共 15 人,按姓氏笔画排序)
艾红军　任卫红　孙　坚
吴国锋　张陈平　李亚男
李　彦　杨家农　周永胜
尚政军　赵铱民　焦　婷
程晓兵　韩正学　蔡志刚

委　员　(共 51 人,按姓氏笔画排序)
马　霄　王少海　艾红军
任卫红　刘　冰　刘晓芳
刘晓秋　孙长伏　孙　坚
孙　健　曲行舟　朱娟芳
汤春波　佟　岱　吴小红
吴汉江　吴国锋　吴珺华
张东升　张丽仙　张陈平
李文刚　李风兰　李亚男
李吉辰　李　彦　李春洁
李晓娜　杨家农　陈林林
周永胜　尚　伟　尚政军
庞丹琳　林李嵩　胡　建
赵铱民　秦海燕　耿　威
郭　玲　曹颖光　章少萍
逯　宜　焦　婷　程晓兵
董　研　韩正学　廖红兵
廖贵清　蔡志刚　魏建华

青年委员　(共 19 人,按姓氏笔画排序)
丁玉梅　冯志宏　田　磊
伊　哲　吴淑仪　张雪明
李国林　李建学　杨　溪
沈　毅　陆　伟　单小峰
林　成　龚朝建　葛春玲
董　岩　韩　颖　韩　影
廖大鹏

学术秘书　吴国锋

工作秘书　董岩

▲中华口腔医学会第五届牙体牙髓病学专业委员会组成人员名单(2014 年 9 月 18 日)

主任委员　凌均棨

候任主任委员　边　专

前任主任委员　高学军

副主任委员　(共 4 人,按姓氏笔画排序)

余　擎　岳　林　周学东　梁景平

常务委员　(共 40 人,按姓氏笔画排序)

亓庆国　仇丽鸿　牛玉梅　王晓燕　邓　婧　韦　曦　卢兆杰　边　专　刘卫红　刘国勤　刘建国　何文喜　余　擎　吴补领　张志民　张　旗　李继遥　杨德琴　陈文霞　陈　晖　陈　智　周学东　岳　林　范　兵　侯本祥　赵守亮　凌均棨　夏文薇　梁景平　葛久禹

委　员　(共 90 人,按姓氏笔画排序)

于金华　马净植　马　敏　亓庆国　仇丽鸿　方厂云　牛卫东　牛玉梅　牛忠英　王成坤　王　青　王祖华　王捍国　王晓燕　王　静　邓　婧　邓淑丽　韦　曦　包　博　卢兆杰　叶　玲　田　宇　申　静　边　专　刘卫红　刘国勤　刘学军　刘建国　孙克勤　孙　喆　孙德刚　孙慧斌　江千舟　米方林　何文喜　余　擎　吴友农　吴补领　宋亚玲　张志民　张　琛　张　颖　张　旗　李继遥　李　颂　杜　毅　杨卫东　杨　健　杨德琴　汪国华　邱　伟　陈文霞　陈　阵　陈　晖　陈惠珍　陈　智　陈　筠　陈黎明　周学东　岳　林　林正梅　范　兵　郑雨燕　侯本祥　侯铁舟　赵　今　赵守亮　钟晓波　凌均棨　夏文薇　徐　琼　袁　理　郭　斌　高　杰　高蔚虹　梁宇红　梁景平　符起亚　黄正蔚　黄定明　黄晓晶　彭　彬　曾雄群　葛久禹　董艳梅　蒋备战　谢晓莉　雷雅燕　潘乙怀　薛　明

青年委员　(共 21 人,按姓氏笔画排序)

王　娟　包旭东　刘　斌　吕海鹏　庄　姮　朱庆林　许庆安　闫文娟　李文静　李男男　陈　卓　孟柳燕　苗雷英　郑　颖　郑黎薇　姜　葳　程　磊　葛剑平　蒋宏伟　谢方方　潘　爽

学术秘书　韦　曦

工作秘书　蒋宏伟

▲中华口腔医学会第五届口腔修复工艺学专业委员会组成人员名单(2014 年 9 月 25 日)

顾　问　周　敏

前任主任委员　阎春喜

主任委员　徐　侃

候任主任委员　张春宝

副主任委员　(共 4 人,按姓氏笔画排序)

于海洋　佟　岱　张朝标　崔荣智

常务委员　(共 13 人,按姓氏笔画排序)

王　正　王　兵　邓再喜　刘　洋　朱晓斌　吴树洪　李保泉　李靖桓　岳　莉　侯康林　郭裕春　傅远飞　景建龙

委　　　员　(共39人,按姓氏笔画排序)
于文滔　毛　红　王　永
王华新　王　征　王明臻
王洪雨　王嘉蕾　邓　斌
韦纪英　艾合买提　光寒冰
刘伟才　刘　敏　刘越胜
许　军　许　胜　张荣寿
张　强　张增瑞　李天侠
李亚新　李晓林　杨向红
杨　倩　邱晓霞　陈闻多
战德松　胡　军　钟成辉
徐　勇　袁　萍　高　山
梁钦业　隋　磊　焦建平
雷序江　潘　瑾　薛晓军

民营委员　(共18人,按姓氏笔画排序)
马　超　方　堃　牛　力
王　宓　王　洁　王　炼
宁宝麟　关松雪　刘海军
闫晓拥　宋　海　李世勇
夏　兵　聂有志　袁　土
章伟良　黄　伟　滕　洋

学术秘书　傅远飞

工作秘书　何　帆

▲中华口腔医学会第2届口腔医疗服务分会组成人员名单(2014年9月27日)

主任委员　周学东

副主任委员　(共5人,按姓氏笔画排序)
付宏宇　吴正一　赵志河
贺建军　郭传瑸

常务委员　(共26人,按姓氏笔画排序)
马卫东　王佐林　王建国
王慧明　邓　锋　付宏宇
冯希平　卢　利　白玉兴
吴正一　张　伟　杨建荣
陈　江　周　诺　周中苏
周延民　周学东　周　洪
林　野　胡勤刚　贺建军
赵志河　徐　欣　郭传瑸
章锦才　程　斌

委　　　员　(共63人,按姓氏笔画排序)
马卫东　马国武　牛玉梅
王万春　王仁飞　王佐林
王建国　王章正　王　鹏
王慧明　邓　锋　付宏宇
冯希平　卢　利　白玉兴
刘　康　孙　晋　孙　瑛
朱洪水　许　彪　何家才
余占海　吴正一　吴补领
张　伟　张祖燕　张桂荣
张　铭　张　蕾　李德超
杨建荣　杨　征　沈曙铭
邹业君　陈　江　周中苏
周延民　周学东　周　洪
周　诺　林　野　郑立舸
姚江武　柳忠豪　胡勤刚
贺建军　赵志河　赵　彬
徐　欣　聂　彬　郭传瑸
高　平　高美琴　曹选平
曹新明　章锦才　麻健丰
黄俊辉　黄桂林　程　斌
董福生　鲍　莉　冀新江
秘书长　杨　征

在京秘书　张祖燕

工作秘书　杨尚春

▲第五届口腔材料专业委员会成员名单(2014年10月10日)

主任委员　李　伟

副主任委员　(共4人,按姓氏笔画排序)
朱　松　肖　群　林　红
赵信义

常务委员　(共17人,按姓氏笔画排序)
刘　斌　孙　皎　朱　松
张玉梅　张祖太　李长义
李　伟　李志安　李振春
肖　群　邵龙泉　陈亚明
林　红　赵　克　赵信义
傅柏平　程　辉

委　　　员　(共63人,按姓氏笔画排序)

马丹丹 马敏先 牛光良
王令玺 王 勇 王彬娉
王 焱 兰 晶 冯 青
包崇云 古丽莎 史久慧
叶钟泰 司文捷 母瑞红
甘云娜 石连水 刘亦洪
刘 红 刘 丽 刘 斌
吕晓迎 孙玉华 孙国琪
孙 皎 朱 松 闫卓群
何惠宇 张文云 张玉梅
张祖太 张晓辉 李水根
李长义 李 伟 李全利
李志安 李振春 李晓东
李 潇 李德超 沈 焱
肖 群 邵一俊 邵龙泉
陈亚明 陈良建 周 彬
孟翔峰 林 红 郑 刚
俞 青 战德松 赵 克
赵信义 倪龙兴 曹俊贞
梁新杰 龚 娟 傅柏平
温 宁 程 辉 解保生

青年委员 (共15人,按姓氏笔画排序)
于 皓 邝 容 刘 昕
孙 宇 吴小红 张 宁
李石保 杨国利 汪 林
邱 憬 宝力道 黄雪清
蒋 丽 谢广平 韩建民

学术秘书 包崇云

工作秘书 叶咏梅

▲第六届口腔正畸专业委员会成员名单

(2014年10月15日)

主任委员 周彦恒

候任主任委员 白玉兴

前任主任委员 赵志河

副主任委员 (共8人,按姓氏笔画排序)
丁 寅 王建国 邓 锋
白 丁 刘月华 沈 刚
周 洪 贺 红

常务委员 (共53人,按姓氏笔画排序)
丁 寅 毛 靖 王大为
王 军 王建国 王 林
王春玲 邓 锋 兰泽栋
卢海平 厉 松 甘宝霞
白 丁 白玉兴 艾 虹
刘月华 刘 琳 刘新强
华咏梅 许天民 邵 玶
吴建勇 张 扬 张晓蓉
张桂荣 张锡忠 张端强
李巍然 杨四维 沈 刚
陈文静 陈莉莉 周彦恒
周 洪 房 兵 林新平
金作林 施洁珺 胡 敏
贺 红 赵志河 徐卫华
徐宝华 徐 娟 莫水学
袁 晓 钱玉芬 高美琴
高雪梅 韩光丽 赖文莉
蔡 斌 戴红卫

委 员 (共189人,按姓氏笔画排序)
丁 云 丁 寅 丁 锐
丁 鹏 于 岚 于艳玲
马天叶 马文盛 马宗霆
马晨麟 孔卫东 孔庆华
方 刚 方志欣 毛 靖
王大为 王 云 王 争
王 军 王红梅 王秀婧
王建国 王 林 王春玲
王 峰 王培军 王智强
王增全 王 臻 邓 锋
兰泽栋 冯云霞 冯驭驰
冯 雪 卢海平 卢燕勤
厉 松 古力巴哈·买买提力
史建陆 史 真 甘宝霞
田 军 田岳红 白 丁
白玉兴 白玛德吉 白明海
艾 虹 乔义强 刘从华
刘月华 刘东旭 刘 妍
刘 怡 刘泓虎 刘 畅
刘继辉 刘 琳 刘新强

华咏梅　吕　琦　孙燕楠
江　策　汤腊梅　米丛波
许天民　许潾于　何　丽
余炜伟　卲　玶　吴永生
吴立鹏　吴丽萍　吴建勇
吴莉萍　宋锦璘　张　燎
张　丁　张卫兵　张军梅
张　扬　张　君　张　彤
张苗苗　张春利　张晓蓉
张桂荣　张淋坤　张　强
张锡忠　张端强　李兴元
李玉超　李志华　李洪发
李济强　李　煌　李巍然
杨四维　杨　凯　杨　鹂
沈　军　沈　刚　肖水清
肖立伟　邹　敏　陈丹鹏
陈文静　陈　昕　陈荣敬
陈振琦　陈莉莉　陈　曦
周学军　周彦恒　周　洪
周　珊　周继祥　庞光明
房　兵　林　军　林典岳
林　珊　林新平　武秀萍
范　红　范晓枫　郑之峻
郑　旭　郑雷蕾　郑　翼
金作林　金　钫　侯玉霞
侯志明　施洁珺　段培佳
胡荣党　胡　敏　贺　红
赵　丹　赵计林　赵志河
赵桂芝　赵　颖　赵燕玲
钟萍萍　骆　英　唐国华
徐卫华　徐宝华　徐　娟
徐璐璐　秦明群　秦　科
莫水学　袁　晓　郭　杰
郭　泾　郭艳莉　钱玉芬
高美琴　高雪梅　高　辉
屠莲萍　崔淑霞　常　新
康　娜　曹　阳　曹宝成
焉　钰　黄克强　黄　跃
彭友俭　舒　广　谢　奇
韩光丽　鲁明星　赖文莉
雍　敏　雷勇华　熊国平
熊　晖　蔡留意　蔡　斌
谭理军　樊永杰　穆锦全
戴红卫

青年委员　(共 20 人,按姓氏笔画排序)
于　泉　邓　琪　刘加强
刘志坚　江凌勇　许艳华
严　斌　何进安　张　翼
李　宇　邹　蕊　施　捷
贾　莹　顾泽旭　曹　猛
阎秀林　谢贤聚　韩　冰
韩向龙　谭家莉

学术秘书　孙燕楠

工作秘书　丁　鹏

▲中华口腔医学会第二届口腔生物医学专业委员会组成人员名单(2014 年 10 月 24 日换届成立)

主任委员　王松灵

候任主任委员　金　岩

副主任委员　田卫东　边　专　李铁军
陈万涛

常务委员　(共 21 人,按姓氏笔画排序)
王松灵　叶　玲　田卫东
边　专　孙宏晨　闫福华
张　旗　李　昂　李铁军
杨丕山　步荣发　肖　晶
陈万涛　范志朋　金　岩
胡　雁　钟　鸣　唐瞻贵
徐　艳　蒋欣泉　谢志坚

委　员　(共 119 人,按姓氏笔画排序)
于金华　于维先　卫　彦
马俊青　马　健　孔　亮
毛　钊　毛学理　牛　林
王元银　王秀梅　王松灵
王　智　王翔宇　王　福
邓旭亮　邓蔓菁　丛　蔚
史　璐　叶　玲　左金华
甘业华　田卫东　边　专

农晓琳　刘习强　刘大勇
刘云松　刘劲松　刘　怡
孙小娟　孙宏晨　孙　瑶
朱慧勇　江宏兵　牟永斌
闫福华　何升腾　何永文
余占海　吴　烨　吴燕岷
张　平　张辛燕　张彦定
张　彬　张　萍　张　雷
张　旗　张　蕾　李全利
李志民　李　昂　李晓捷
李　涛　李　莹　李铁军
李　燕　杜　娟　杨丕山
杨国利　杨雪超　步荣发
沈　军　肖　晶　苏　彤
轩东英　轩　昆　邹多宏
邹慧儒　陈万涛　周　薇
孟雪梅　林云锋　林敏魁
范志朋　郑　颖　金幼虹
金　岩　金　钫　侯玉霞
姚　睿　段小红　胡　雁
贺慧霞　赵尔杨　赵　刚
赵洪伟　钟　鸣　唐瞻贵
夏德林　徐　欣　徐　艳
徐　骎　殷丽华　秦海燕
袁荣涛　贾　荣　郭维华
高润涛　高　嵩　寇育荣
扈英伟　曹颖光　梁学萍
梁　敏　章　燕　鄂玲玲
黄元丁　黄正蔚　黄旋平
葛　颂　董　强　董　蕊
蒋欣泉　谢志坚　谢晓莉
潘乙怀　魏福兰

青年委员　(共21人,按姓氏笔画排序)
王　成　刘一涵　刘文佳
刘亚丽　刘欧胜　刘金钟
刘　燕　孙　颖　张玉峰
张　磊　李正阳　陈佳龙
季耀庭　侯　晋　姜莉铖
赵艳红　徐骏疾　袁　泉
黄恩毅　韩　伟　潘克清

学术秘书　范志朋

工作秘书　徐骏疾

▲中华口腔医学会第三届计算机专业委员会组成人员名单(2014年11月7日换届成立)

主任委员　王　勇

名誉主任委员　吕培军

副主任委员　(共4人,按姓氏笔画排序)
白玉兴　周　诺　高　勃
沈国芳

常务委员　(共16人,按姓氏笔画排序)
王　勇　白玉兴　白石柱
刘东旭　汤　炜　孙玉春
严　斌　沈国芳　宋锦璘
张诗雷　陈　溯　罗　奕
周　诺　施生根　高　平
高　勃

委　　员　(共42人,按姓氏笔画排序)
王　勇　王彬娉　卢燕勤
白玉兴　白石柱　冯红超
吕　晶　刘东旭　刘明丽
刘　怡　刘晓秋　刘筱菁
汤　炜　孙玉春　孙　健
严　斌　李志华　李　波
李　岦　杨连平　吴　琳
邹　波　沈国芳　宋锦璘
张诗雷　张栋梁　张修银
陈　溯　罗　云　罗　奕
周　诺　段培佳　俞　青
施生根　洪礼琳　高　平
高　勃　商洪涛　韩　静
温　宁　潘　峰　戴　宁

青年委员　(共14人,按姓氏笔画排序)
王　洋　闫　澍　孙　强
吴　江　张　翼　武　峰
屈依丽　赵一姣　顾晓宇
高　涛　隋　磊　谢理哲
蔡　鸣　韶　波

学术秘书 孙玉春(兼)
工作秘书 赵建江 赵一姣

▲第五届儿童口腔医学专业委员会成员名单(2014年12月8日)

顾　　问 (共4人,按姓氏笔画排序)
时　清　李少敏　杨富生　郑树国
前任主任委员 葛立宏
主任委员 王小竞
候任主任委员 秦　满
副主任委员 (共4人,按姓氏笔画排序)
刘英群　邹　静　赵玉梅　黄　洋
常　　委 (共17人,按姓氏笔画排序)
王小竞　刘英群　刘　鹤　阮文华　宋光泰　汪　俊　邹　静　陈　旭　尚佳健　赵玉梅　赵　玮　夏　斌　秦　满　梅予峰　黄　华　黄　洋　董宏伟
委　　员 (共59人,按姓氏笔画排序)
丁桂聪　王小竞　王志峰　王金东　石　宏　任重鸿　刘英群　刘奕杉　刘　娟　刘颖萍　刘　鹤　朱　林　池政兵　许雪静　阮文华　余奕波　吴礼安　宋光泰　张向宇　张英华　张　荃　李小兵　李俊震　李　姮　李爽英　李　锐　杨东梅　汪　俊　汪　隼　轩　昆　邵林琴　邹　静　陈　旭　尚佳健　林居红　武　洁　俞　芳　姚　军　姚　睿　赵玉鸣　赵玉梅　赵　玮　唐明娜　夏　斌　秦　满　聂德周　袁国华　郭青玉　钱　虹　曹新明　梅予峰　黄　华　黄　彦　黄　洋　董宏伟　韩　峰　阙国鹰　缪　羽　滕　琦
青年委员 (共21人,按姓氏笔画排序)
马　丽　王　璇　刘　源　吕学超　孙　燕　朱万春　纪　莹　邢向辉　何　淼　张　娜　张　琼　李文卿　李艳红　杨宁燕　杨　杰　杨　媛　杨颜菁　邱荣敏　周志斐　胡　赟　葛　鑫
学术秘书 夏　斌　吴礼安
工作秘书 邢向辉

省和直辖市口腔医学会

▲四川省医学会第八届口腔专委会(2014年12月3日换届成立)

顾　　问 宫　苹　郭锡久　杨小民
前任主任委员 周学东
主任委员 王　敏
候任主任委员 郑立舸
副主任委员 米方林　费　伟　于海洋
副主任委员兼秘书 孙　勇
常　　委 (共12人,按姓氏笔画排序)
王伦昌　邓礼辉　白　丁　牟雁东　李晨军　沈颉飞　季小平　林云峰　林辉灿　罗　恩　聂敏海　黄定明
委　　员 (共44人,名单略)
学会地址 四川省成都市武侯区人民南路三段14号四川大学华西口腔医院教学楼B501
邮　　编 610041
电　　话 028-85501470

▲河南省医学会第九届口腔医学分会组成人员名单(2013年11月29日换届成立)

名誉主任委员 莫三心
副名誉主任委员 管泽民

副名誉主任委员　崔广庆
主　任　委　员　曹选平
副 主 任 委 员　（共8人，按姓氏笔画排序）
王永功　王国庆　王章正
刘中寅　刘进忠　李新明
程　涛　谢文忠
秘　　书　　长　李先周
常　务　委　员　（共25人，按姓氏笔画排序）
丰　景　王卫平　王永功
王国庆　王章正　王掌义
代全红　刘中寅　刘运岭
刘进忠　何宝杰　何　巍
李先周　李　华　李富君
李新明　李新春　徐杰安
曹选平　彭利伟　程　涛
董云事　谢文忠　韩新光
解邦杰
委　　　　　员　（共94人，名单略）
学　会　地　址　河南省郑州市南阳路169号附10号郑州大学第四附属医院医务部
邮　　　　　编　450044
电　　　　　话　0371-63985463

▲云南省口腔医学会第三届理事会人员名单
（2014年11月15日换届成立）

名誉会长　徐　芸
会　　长　许　彪
副 会 长　（共8人，按姓氏笔画排序）
李　松　李永生　刘晓君
杨　春　张文云　杨向红
曹良菊
顾　　问　贾安琪　段瑞平
秘 书 长　刘　娟
常务理事　（共8人，按姓氏笔画排序）
王　荃　王　芬　王　励
王岭枫　毛永惠　刘　泉
刘宏伟　刘　娟　刘晓君
许　彪　李　松　李永生
李永平　李　健　李培基
吴拓江　汪　湛　张文云
张艳萍　陈　涌　杨　春
杨向红　杨　聪　范　群
崔汝相　曹良菊　彭迎春
彭云烽　解保生
理　　事　（共84人，名单略）
学会地址　云南省昆明市西山区海源中路1088号和成国际
邮　　编　650000
电　　话　0871-65338944转8088

学术会议和展览会

在中国召开的国际性学术会议

第二届“口腔医学·成都论坛”——牙颅颌面干细胞国际学术研讨会

时间:2014年4月10—12日

地点:四川省成都市

主办和协办单位:四川大学华西口腔医学院和美国哥伦比亚大学牙学院共同主办，成都市博览局协办

内容提要:本次大会的主席由哥伦比亚大学牙学院Jeremy Mao教授和四川大学华西口腔医院赵志河教授共同担任，叶玲教授担任大会执行主席。口腔医学·成都论坛是由成都市人民政府和四川大学华西口腔医院于2013年联手组织的系列精品活动，努力打造科技成都、健康成都、幸福成都、美丽成都。

大会邀请了来自芬兰、美国、英国、日本、中国等世界一流干细胞研究领域的顶级专家，进行了精彩的主题演讲，重点介绍了牙颅颌面干细胞研究领域的最新成果，为创伤、肿瘤、先天性发育畸形等造成的颅颌面组织缺损修复和再生提出了全新的研究思路和手段。会场气氛十分活跃，参会代表竞相提问，与演讲专家讨论该领域现存的关键科学问题和相应研究对策。大会的举办进一步推动我国口腔医学干细胞技术与再生医学研究的发展，加强我国牙颅颌面干细胞和再生医学领域的科学家与世界著名专家的交流与合作奠定了很好的基础，是一次高水平的学术会议。

研讨会特别设立"青年学者奖"，以鼓励在牙颅颌面干细胞研究领域做出杰出成绩的青年学子，经过以斯坦福大学国际著名干细胞研究专家 Jill Helms 教授任主席的评审委员会严格评审，从 45 位国内外年轻学者中遴选出来自美国哥伦比亚大学、英国皇家学院、四川大学、武汉大学的 8 位青年学者获得此殊荣。

同期，来自全世界 109 名青年学者就颅颌面发育生物学、干细胞生物学、再生医学领域的研究成果进行了英文壁报展示，充分展现了青年学子的学术创新能力和科学研究水平。壁报展示成果获得了参会人员的高度评价和赞许。

第 11 届亚洲口腔颌面外科学术大会

时间：2014 年 8 月 22—25 日

地点：陕西省西安市

主办和承办单位：亚洲口腔颌面外科医师协会主办，中华口腔医学会口腔颌面外科专委会与第四军医大学口腔医院共同承办

内容提要：本次会议共有约 1 100 余名代表参会，其中来自亚洲、欧洲、美洲、大洋洲 33 个国家和地区的国外代表 380 余人。

亚洲口腔颌面外科学术大会是亚洲乃至世界上最具影响力的学术盛会之一，每两年举行一次，此次大会是首次在中国举办。大会共收到学术论文 800 余篇，邀请 60 余名国际口腔颌面外科、整形外科与口腔基础研究的顶尖专家做专题演讲，带来了国际上最为先进的学术理论、临床技术和研究成果。

陕西省庄长兴副省长，国家卫计委王羽局长，国际口腔颌面外科协会主席 Piet Haers 教授，亚洲口腔颌面外科医师协会主席俞光岩教授、秘书长 Kurita 教授，中华口腔医学会会长王兴教授，中国工程院院士邱蔚六教授，第四军医大学校长赵铱民教授等出席了开幕式并做重要发言。在历时 4 天的会议中，举行大会主旨演讲 4 场，专题发言 55 场，口头发言 113 场，电子壁报展示 242 场次，午餐专题讨论会 5 场，青年医师显微外科培训班、修复重建技术与颌面数字化外科会前高级培训班两次，内容涵盖了口腔肿瘤、面颈部修复重建、正颌外科、唇腭裂与美容、数字化外科、口腔外科、种植外科、口腔基础研究、组织工程等颌面外科全部领域，充分展示了世界口腔颌面外科的最新进展，为国内外同行们搭建了高水平的学术交流平台，受到了参会代表的一致赞誉。

第 10 届国际颌面修复大会

时间：2014 年 9 月 15—17 日

地点：陕西西安市

主办和承办单位：国际颌面修复学会(ISMR)、中华口腔医学会口腔颌面修复专业委员会联合主办，第四军医大学口腔医院承办

内容提要：共有 310 余名国内外代表参加本次会议，其中包括来自 21 个国家和地区的国外代表 100 余名。ISMR 创始人 John Beuemr Ⅲ、新任主席 Harry Reintsema、20 余位重要嘉宾出席大会。中华口腔医学会会长王兴教授、第四军医大学口腔医院陈吉华院长等出席了大会开幕式并作重要发言。

由于赵铱民教授杰出的学术成就及其对学会的突出贡献，ISMR 于本次大会特别授予其 ISMR 荣誉主席称号，这是学会历史上首次设立该职务。

大会共收到学术论文 230 余篇，涵盖数字化颌面缺损修复技术、种植在颌面修复中的应用、组织工程技术在颌面修复中的应用、颌面修复与放化疗的相关研究、颌面修复的其他问题五个方面。大会特邀 15 名本领域的顶尖学者进行专题演讲，另有 43 人进行大会口头发言，展示国际口腔颌面修复领域内最新的学术成果和最先进的临床技术。会后受 ISMR 委托，第四军医大学举办了国际计算机辅助颌面缺损修复技术学习班。大会充分展示了世界口腔颌面修复领域的最新进展，为国内外同行们搭建了高水平的学术交流平台，受到了参会代表的赞誉。

第 11 届亚洲口腔预防大会

时间：2014 年 9 月 17—19 日

地点：北京市

主办承办单位：亚洲口腔预防医学会、北京大学口腔医院

内容提要：本次会议以促进口腔健康与全身健康为主题，亚洲口腔预防医学会主席徐韬教授、北京大学口腔医学院院长组委会主席郭传瑸教授、中华口腔医学会会长王兴教授、国家卫生计生委疾控局慢病处李光林副处长分别在开幕式上致辞，强调口腔健康与全身健康间的重要关系。参与会议的还有世界卫生组织口腔健康官员 Hiroshi Ogawa 博士、中国牙病防治基金会理事长孔灵芝、口腔预防专委会主任委员冯希平教授及来自中国、中国香港、中国台北、英国、日本、韩国、印度、印尼、马来西亚、蒙古、泰国共计 11 个国家及地区的共 332 名代表，有三十余位专家进行了口头发言汇报，以及一百余名代表进行了壁报交流。

世界卫生组织口腔健康干事 Hiroshi Ogawa 博士发表题为《口腔疾病与非传染性疾病等全身疾病防治策略》的报告。亚洲口腔预防医学会主席、中华口腔医学会副会长徐韬教授做了题为《中国的口腔疾病与非传染性疾病：预防医学面临的挑战》的演讲。大会圆满顺利举办，为亚洲口腔预防事业进行了诠释和规划，得到各国与会代表的肯定和赞扬。

第八届国际口腔激光应用学会

时间：2014 年 9 月 20—21 日

地点：北京市

主办单位：北京协和医院口腔科、国际口腔激光应用学会 SOLA

承办单位：北京协和医院口腔科

内容提要：第八届国际口腔激光应用学会（International Society for Oral Laser Applications，SOLA）国际大会在北京协和医院召开，这是国内第一次召开以口腔激光为主题的国际会议。口腔激光是口腔医学中的新兴学科，相应诊疗技术可应用于口腔医学各领域，显著提高诊疗水平、临床效果和患者舒适度。北京协和医院口腔科率先在国内开展口腔激光临床诊疗和研究，历经三十余年的蓬勃发展，于 2013 年 4 月 12 日在中华口腔医学会的支持下牵头成立了 SOLA 中国专家委员会，北京协和医院口腔科赵继志教授任主任委员。学会聚集了来自全国各地及主要口腔专业院校的口腔激光专家，共同致力于口腔激光应用全国范围的规范和推广。北京协和医院口腔科和 SOLA 共同主办本次国际大会。SOLA 国际大会一直以高水平学术交流而闻名，此次是首次在中国举办。包括口腔硬组织激光发明人、世界顶级口腔激光临床与科研团队领导者和国内口腔激光应用先行者在内的 65 位来自欧美、东南亚及我国的专家学者围绕口腔激光在牙体牙髓病、牙周病、口腔外科、种植和美学修复等方面的临床应用及基础研究进行专题演讲，是口腔激光临床与科研的饕餮盛宴。来自 10 多个国家的近 650 位口腔科医师和口腔激光科研技术人员参加了本次盛会。同期举办口腔激光博览，还开设了中文论坛、卫星讲座和口腔激光实际操作培训，参会的中国口腔医学工作者在本次会议的精彩演讲和实际操作中受益颇多。

中华口腔医学会会长王兴教授出席了开

幕式并发表致辞。他指出，激光应用在中国口腔医学领域还是一个新的课题，国内还未普遍开展。从两年前 SOLA 中国专家委员会成立以来，一批年轻的口腔医学专家们开始了这方面的推动、普及，举办了各种各样的学术活动和继续教育培训，使激光在口腔医学中的应用有了新面貌。他表示，中华口腔医学会将在今年推动口腔激光分会的成立。

第四届中国-东盟国际口腔医学交流与合作论坛

时间：2014 年 10 月 27—28 日

地点：广西南宁市

主办和承办单位：中华人民共和国国家卫生和计划生育委员会、广西壮族自治区人民政府主办，广西医科大学口腔医学院承办，中华口腔医学会、东盟各国牙医学会、广西壮族自治区卫生和计划生育委员会、广西壮族自治区教育厅、广西国际博览事务局和广西医科大学协办

内容提要：本届论坛参会代表近 360 人，主要包括中国及东盟国家卫生部官员、口腔医学会领导、医学院校领导，还有来自欧美等国及港澳台地区的口腔医学专家、学者、青年医师等。国际牙科联盟主席 Tin Chun Wong，缅甸卫生部副部长 Win Myint、老挝人民民主共和国卫生部副部长 Som Ock Kingsada、原老挝人民民主共和国卫生部部长 Ponmek Dalaloy、柬埔寨卫生部国务秘书 Thir Kruy，中国工程院院士邱蔚六，中华口腔医学会会长王兴，及其他东盟各国卫生部领导均出席了盛会。广西壮族自治区人民政府副主席李康亲切接见各国贵宾并宣布论坛开幕。大会组委会主席、中华口腔医学会副会长、广西医科大学副校长、口腔医学院院长周诺致欢迎辞。

围绕“以论坛为平台，加强国际合作，促进中国-东盟区域口腔医学的发展”为主题，论坛分设政府高峰论坛、第二届微生态与微生物生物膜国际研讨会（与四川大学华西口腔医学院联合举办）、现代口腔医学综合研讨会以及中国-东盟国际口腔医学优秀青年学生论坛四个分会场。在政府高峰论坛上，各国参会嘉宾采取专题演讲与学术交流的形式，就制约东盟区域口腔医学发展的因素及对策进行深入探讨，积极探索在政府间开展口腔医学临床技术、科研项目合作、学术交流等方面的需求、合作途径、政策支持等，不断丰富和拓展中国与东盟全面合作关系。学术研讨会上邀请到来自美国、英国、丹麦、奥地利、中国大陆以及港澳台地区著名口腔医学专家亲临现场演讲，全面涵盖口腔感染性疾病的新进展和新技术、国际龋病新分类与综合防治体系的最新标准、口腔教育与师资培养，以及口腔种植修复、颌面外科、牙体牙髓病学、口腔公共健康等方面的前沿热点内容。

本届论坛还首创性设立了口腔医学优秀青年学生论坛，中国与东盟十国多所知名口腔院校共 40 名优秀青年学生代表以自己的视角对医学、教育、人文等领域的最新研究进展发表演讲，分享学习心得，为论坛带来蓬勃朝气与新锐希望，搭建起中国与东盟国家青年之间友谊与互信的桥梁，为促进中国与东盟世代友好与共同发展迈出实质性步伐。

中华口腔医学会及其专业委员会会议

中华口腔医学会第四届颞下颌关节病学及殆学专业委员会换届大会暨第十一次全国颞下颌关节及殆学学术年会

时间：2014 年 3 月 4—6 日

地点：广东省广州市

主办单位和承办单位：中华口腔医学会颞下颌关节病学及殆学专业委员会主办，中山大学光华口腔医学院附属口腔医院承办

内容提要：来自国内外的专家、学者等共200余人出席会议。大会收到投稿150篇，围绕颞下颌关节基础与临床研究、殆学和口颌面疼痛等多个方面进展进行研讨。通过特邀报告、专题报告和大会发言、论文交流等形式进行深入的研讨。

大会特邀我国著名的解剖学专家钟世镇院士做了《颞颌关节解剖》的高水平专题报告。张震康名誉会长在大会开幕式上作了富有创新性的开幕式讲话，阐述了颞下颌关节的“五个最”：1）解剖和功能最复杂的关节；2）人类演化过程颞下颌关节起重要作用，脑的进化-殆的改变-颞下颌关节的演化对促进人类的演化过程；3）由于其结构和功能复杂，最容易发生功能故障，是口腔医学发病率最高的3种疾病之一；4）诊断和治疗最复杂，检查最耗时间，鉴别诊断涉及100多种疾病；5）最清贫的专科，由于诊断和治疗耗费时间、收费低廉，大多数医生不愿意从事颞下颌关节和殆学专科。张震康名誉会长还做了题为《医学人文社会性和医患沟通的技艺》的专题演讲，精彩的演讲吸引了超过500余名听众。

马绪臣教授发表了“颞下颌关节肿瘤与瘤样病变的临床及影像学诊断”的演讲，刘洪臣教授发表“口腔修复的颞下颌关节与咬合问题”的演讲，张志光教授就“颞下颌关节、颌骨与殆的生物力学应用研究”大会专题发言。大会专题发言的还有：龙星、王美青、傅开元、胡静、杨驰、谷志远、胡敏、杨晓江、王燕一、房兵、甘业华、程勇、郑有华、谢秋菲、祝颂松、陈卓凡、杨建军、许跃教授等。

本次会议展示了我国颞下颌关节疾病诊断、治疗和研究水平，使大家了解颞下颌关节疾病与殆学研究状况，梳理出了有关颞下颌关节疾病与殆学研究方面受到关注的问题，增加了颞下颌关节病学与临床各学科的联系。推动了学科发展。先进的理念和技术的应用将随会议代表们向国内扩散，这有益于促进颞下颌关节疾病临床诊治工作的规范化，推动我国颞下颌关节相关研究向更高的台阶迈进。

会议前召开第四届颞下颌关节病学及殆学专业委员会换届大会和第一次专委会全体委员会议，会议选举产生张震康和马绪臣为顾问、刘洪臣为前任主任委员、张志光任主任委员和龙星任候任主任委员的新的一届会议颞下颌关节病学及殆学专业委员会。

口腔健康促进与口腔医学发展西部行

时间：2014年3月21—23日

地点：昆明市

主办及承办单位：中华口腔医学会主办，云南省口腔医学会，云南省第一人民医院承办

内容提要：云南省卫生厅郑进副厅长、中华口腔医学会王兴会长、省卫生厅科教处黄兴黎处长、云南省第一人民医院倪昆副院长出席仪式，由云南省第一人民医院口腔颌面外科主任、云南省口腔医学会副会长李永生担任主持人。此次培训班由南京大学附属口腔医院胡勤刚院长、南京大学附属口腔医院口腔颌面外科唐恩溢教授、王志勇主任医师、杨旭东主任医师、邹昌宁副主任医师、孙国文副教授、王丛跃副主任医师等7名口腔颌面外科专家授课。

全省各地口腔科医务人员256名参会，会议内容为微创拔牙技术、口腔颌面部创伤的急救、颌骨骨折的治疗理念、口腔颌面部外伤性缺损的修复等，具有较强的实用性，同时专家们还介绍了新进展。

第八次全国口腔颌面-头颈肿瘤学术研讨会

时间：2014年6月13—15日

地点：重庆市

主办和承办单位：中华口腔医学会口腔颌面外科专业委员会口腔颌面-头颈肿瘤内科学组联合口腔病理专业委员会和上海市放射学会神经头颈学组共同主办，重庆医科大学口腔医学院承办

内容提要：本次邀请了来自解放军总医院的步容发教授、上海交通大学的郭伟教授、

台湾成功大学的张国威教授进行授课，同时来自全国 24 个省市，120 多名专家学者，就 28 个课题进行了交流发言，在口腔颌面-头颈肿瘤转化医学、肿瘤诊断技术、肿瘤外科、肿瘤治疗技术等研究领域展开探讨；展示了肿瘤并发症的前沿知识、最新技术动态、诊疗经验教训；同时还提供了各种形式的学习交流渠道，包括互动性讨论，大会交流等，适应了不同层次学者的需要，促进了相关学科的团结协作共同提高。

本次大会汇聚了国内口腔颌面-头颈肿瘤学界最顶级的专家、学者，本着加强肿瘤学术交流，提高肿瘤诊治水平的宗旨，就口腔颌面-头颈肿瘤学各个领域做了前沿、深入的探讨，为国内口腔颌面-头颈肿瘤学者提供了广阔的学术交流平台，代表了我国口腔颌面-头颈肿瘤学最新发展前沿和最新进展。这次大会是一场汇聚我国口腔颌面-头颈肿瘤的基础研究、预防、诊断、治疗、康复和护理最新进展的学术论坛。

2014 年第六届全国口腔睡眠呼吸障碍疾病诊疗年会暨口腔颌面肿瘤综合序列治疗高级研修班

时间：2014 年 6 月 13—15 日

地点：湖南省长沙市

主办和承办单位：中华口腔医学会口腔颌面外科专业委员会睡眠呼吸障碍协作组主办、中南大学湘雅口腔医院承办

内容摘要：本次会议代表近 200 人，中南大学湘雅口腔医(学)院院长唐瞻贵教授致欢迎辞。多名国内外顶级专家，包括于擘教授、卢晓峰教授、陈雄教授、田卫东教授、张陈平教授、李自立教授、彭贵平教授、美国伊利诺伊大学口腔生物学 Thomas Diekwisch 教授及陶霖教授等应邀出席会议做学术报告。

大会旨在推广睡眠呼吸障碍诊疗的最新理念和技术、促进学科间的交流和协作。授课内容既包含该领域基本知识讲解和最新知识理念传授，也注重实际操作能力的培训，如多导睡眠监测操作分析等，是了解和进入该交叉领域的极好机会。同时，邀请国内外口腔颌面外科及相关领域著名专家作特邀演讲，针对口腔颌面-头颈肿瘤综合序列治疗的相关临床及基础研究新进展进行专题讨论。

第十次全国牙周病学学术会议

时间：2014 年 7 月 15—17 日

地点：吉林省长春市

主办和承办单位：中华口腔医学会牙周病学专业委员会主办，吉林大学口腔医学院承办

内容提要：本次会议共有 500 余名来自全国各地的代表注册参会，接收论文 180 篇，病例报告 76 篇。大会邀请了来自日本、奥地利、国内和台湾地区的学者就牙周组织再生治疗、牙周及种植体周围美学等方面进行了 9 场特邀报告。本次学术大会共进行了 14 场专题报告、5 场牙种植专题讲座，举办了临床病例展示评比以及基础研究壁报评比。

大会专题报告涵盖牙周美学、牙周组织再生、牙周与正畸、菌斑控制，以及院校基础研究介绍等多个主题；牙种植专题讲座则从美学种植、咬合概念、即刻种植，以及种植体周围疾病的防治等多个角度为与会代表提供了大量前沿概念与思考。会议共收到病例汇报投稿 76 篇，涵盖侵袭性牙周炎诊疗、慢性牙周炎诊疗、少见牙周病诊疗、牙龈瘤、药物性牙龈肥大、牙龈软硬组织增量、牙冠延长术、牙种植、松牙固定等牙周病诊疗等多个方面，其中 16 例病例在大会报告并讨论，并由专委会专家评比出一等奖 1 名、二等奖 2 名、三等奖 4 名；会议共收到基础研究投稿 180 篇，包括牙周再生、牙周病病因与病理机制、细菌学研究、临床基础研究、以及种植相关研究等多个方面，其中 79 篇基础研究论文以壁报形式进行了展示和评比，产生一等奖 2 名、二等奖 4 名、三等奖 6 名。

门诊质量控制信息化管理研讨会

时间：2014 年 7 月 18 日

地点:重庆市

主办和承办单位:中华口腔医学会口腔医疗服务分会医疗质量管理学组主办,重庆医科大学口腔医院承办

内容提要:中华口腔医学会口腔医疗服务分会医疗质量管理学组组长、副组长、部分组员等共计 9 所口腔医院的相关专家参加了本次会议。会议由医疗质量管理学组组长、北京大学口腔医院院长助理沈曙铭主持,就门诊质量控制管理工作中有关医疗质量与安全监测等指标的数据采集与分析、质量控制运行模式以及信息化管理手段的应用等进行了专题研讨。

本次研讨会邓锋院长就"以 HIS 信息系统为基础建立医疗质量管理体系"进行了专题汇报,会议同时安排了与会的 8 所口腔医疗机构分别介绍了各自医院门诊信息化管理的内容、特色及开展情况。本次研讨会上与会专家针对目前口腔门诊质量控制信息化管理的现状、思路与模式各抒己见,重点对门诊质量控制数据信息采集方式与工作评价方式展开了积极的讨论,并就部分热点问题达成共识,即:1)继续推进与完善门诊系统 ICD 疾病诊断与分类编码工作;2)结合实际不断摸索符合口腔门诊诊疗规律与特点的信息化质控运作方式;3)积极开展各医院间的信息管理交流与互动互助工作,力争实现资源共享;4)开拓思路,尽快建立具有口腔特色的大数据平台并使其为口腔门诊质控工作提供科学有效的循证依据。

2014 年中华口腔医学会"西部行"内蒙古自治区口腔修复技术培训会

时间:2014 年 8 月 30—31 日

地点:内蒙古赤峰市

主办和承办单位:中华口腔医学会主办,赤峰学院附属医院、内蒙古口腔医学会承办,贺利氏古莎齿科有限公司协办

内容提要:北京口腔医学会丁笑乙教授、内蒙古口腔医学会陈丽春副会长、赤峰学院附属医院崔其福院长、贺利氏古莎齿科技术有限公司蔡晓梅经理等出席了此次会议。来自内蒙古呼和浩特市、包头市、呼伦贝尔盟、通辽市、兴安盟、锡林郭勒盟、赤峰市及周边旗县 300 余名口腔医疗工作者参加,学员们热情高涨,针对临床操作相关问题及疑难病例与专家做了深刻交流。

由武汉大学口腔医院王贻宁教授、北京大学口腔医院周永胜教授、南京医科大学附属口腔医院陈亚明教授、天津医科大学口腔医学院高平教授等知名专家组成讲师团莅临讲学,四位专家针对"铸造可摘义齿的临床应用及设计要点","一步一步做好全瓷修复","不同类型冠修复临床操作要点"及"固定修复的临床规范"等问题进行了精彩的讲座。此次培训会为赤峰乃至内蒙古地区的口腔修复诊疗水平提供了切实有效的指导与帮助,全面提高了本地区口腔专业人员业务素质,强化了口腔修复团队的专业技能,为内蒙古地区口腔事业的更快更好发展注入了新动力。

全国第九次牙体牙髓病学学术会议

时间:2014 年 9 月 17—20 日

地点:广东省广州市

主办单位和承办单位:中华口腔医学会牙体牙髓病学专业委员会主办,中山大学附属口腔医院承办

内容提要:中华口腔医学会名誉会长樊明文、会长王兴、秘书长王渤出席大会。会议邀请 13 位国内外知名专家就龋病的诊断、防治及树脂修复、牙髓细胞分化调控、疑难根管治疗、根尖手术等热点内容做专题发言,来自全国各地的牙体牙髓病学从业工作者共计 448 人参加了会议。

会议期间,举行中华口腔医学会牙体牙髓学专委会换届会议,会议选举产生第五届牙体牙髓病学专业委员会,中山大学光华口腔医学院凌均棨教授当选为主任委员。

第八次全国口腔修复工艺学学术大会暨首届中国优秀技师技术展·评会

时间:2014 年 9 月 24—28 日

地点:上海市

主办和承办单位:中华口腔医学会口腔修复工艺学专业委员会主办,上海交通大学医学院附属第九人民医院和上海市口腔医学会口腔修复工艺学专业委员会共同承办

内容提要:这次学术会以“精彩纷呈的国际先进口腔修复工艺和理念的交流”为主题。会议邀请了来自德国、瑞士、日本、中国香港等国家和地区的 12 位著名口腔工艺大师、临床教授,进行了多场精彩的大会主题演讲。学术大会吸引了来自全国各地的近 150 多名口腔技师参加,为期 5 天的学术盛宴为中国口腔技师带来了精彩纷呈的国际先进工艺和理念,加强了专委会与国际同行的联系。

本次会议共收到投稿 110 篇,涵盖口腔修复工艺的固定冠桥、种植义齿,美学义齿和活动支架等各个领域。在本次会议上,首次将 poster 评比(52 篇)引进到口腔修复工艺学专业委员会的学术会议中来,并以现场投票选举的方式,评出 3 份最佳壁报奖。

学术大会同期,举行了首届中国优秀口腔技师技术展 · 评会。展 · 评会以修复固定冠桥,全口义齿和活动义齿为内容,采用技师演讲、技术演示,以及现场专家点评、参会代表互动交流的形式,促进技师由台后走上台前,增强职业荣誉感和归属感。展 · 评会既锻炼了演示技师,又使现场技师学到基本理论和操作要领,开创了医技交流和同道间交流的新方式,开拓了口腔工艺交流的先河;受到全体与会代表的热烈欢迎。

2014 年第十一次全国口腔医院管理学术年会

时间:2014 年 9 月 26—27 日

地点:上海市

主办和承办单位:中华口腔医学会口腔医疗服务分会主办,上海交通大学医学院附属第九人民医院/上海交通大学口腔医学院承办,上海市口腔医学会口腔医院管理专业委员会协办

内容提要:会议由中华口腔医学会口腔医疗服务分会一届秘书长、上海交通大学医学院附属第九人民医院副院长吴正一教授主持。这是继 2012 年在上海主办的第十次全国口腔医院管理学术会议之后的又一管理盛会,近 300 人出席了会议。本次大会围绕“深化公立医院改革,推进口腔医院内涵发展”主题,深度分享管理思路与方法。

大会特邀中国工程院院士邱蔚六教授结合医药卫生体制改革,探讨医学和社会的关系,并结合自己 60 多年从医的经历,和大家一起分享自己对医学与文化的感悟;特邀中国传媒大学媒介与公共事务研究院院长、国务院新闻办新闻发布评估专家、国务院应急管理专家小组媒体事务专家、原英国 BBC 和中央电视台早间新闻主播董关鹏教授讲解医院如何应对媒体与公众。大会围绕医疗、院感、护理、行政、人事、文化、信息等 6 方面设 3 个分会场,特邀国内管理专家马进、沈曙铭以及来自美国、德国医疗感染控制权威专家 Dr. Kathleen Martikke、Dr. Fiona Collins 等分别就全国口腔医院评审工作与口腔医疗质量安全管理、口腔医院感染管理与控制、优质护理服务等热点问题进行交流与讨论。大会还特邀医院感染管理权威专家 Dr. Eve Cuny、钟秀玲、胡国庆等,针对口腔诊疗过程中院内感染防控以及口腔专科医院消毒供应中心的管理进行专题讲座与讨论。

本次大会共收到 20 家医院共 215 篇管理论文,涉及口腔医院管理各主要方面,充分展示了近 2 年来全国口腔医院管理所取得的新经验和新成就,经严格规范的初评、复评,共评选出 30 篇优秀论文。其中一等奖 2 篇,二等奖 6 篇,三等奖 22 篇,优秀论文提名奖 9 篇。会上隆重表彰了 30 位大会优秀论文获得者。

第十三次全国口腔正畸学术会议

时间:2014 年 10 月 15—17 日

地点:四川省成都市

主办和承办单位：中华口腔医学会口腔正畸专业委员会主办，四川大学华西口腔医院承办

内容提要：大会以“和谐美丽，精彩生活”为主题，邀请了世界一流正畸学者和国内知名正畸专家，在 3 天的时间里举行了 93 场精彩的学术报告，展示了口腔正畸学的最新临床技术和研究成果。大会共有 2 085 名代表参会，论文交流 715 篇。

本次大会召开同期，进行了中华口腔医学会口腔正畸专业委员会换届改选，产生了以周彦恒教授为主任委员的第六届口腔正畸专业委员会，白玉兴教授当选候任主任委员。

第十三次全国口腔正畸学术会议在成都举行之际，受中华口腔医学会正畸专业委员会和四川大学华西口腔医学院邀请，美国正畸委员会前主席、康涅狄格大学牙学院正畸系 Charles J. Burstone 教授围绕“Facial and Smile Esthetics”，“Non-surgical Treatment for Asymmetries”两个主题面向全国正畸学者进行为期一天的公开特别演讲。已 87 岁高龄的 Burstone 教授在国际正畸界享有极高的声誉，参与出版 16 余部正畸书籍，发表 150 余篇学术论文，他是片段弓技术的推动者，是利用互动活动计算机程序来诊断及制定治疗计划的早期研发者，是新 TMA 合金丝和中国 NiTi 丝的共同开发者，也是运用长纤维加强型复合物设计和制作矫治器的先锋。在生长发育、正颌外科、面部美学、软组织分析、材料科学、生物物理及矫治设计等领域均有较深的造诣。从 10 月 20 日开始，Burstone 教授继续为四川大学华西口腔医学院的师生进行为期 3 周的系统课程培训。

2014 全国口腔生物医学学术年会

时间：2014 年 10 月 24—26 日

地点：浙江省杭州市

主办和承办单位：中华口腔医学会口腔生物医学专业委员会主办，浙江大学医学院附属口腔医院承办

内容提要：来自全国 40 多个口腔院校的 400 余名代表参加了本次会议。年会以特邀报告、专题报告、大会发言及优秀青年研究奖评选等多种方式进行学术交流。中国军事医学科学院、中国科学院吴祖泽院士光临会议指导并做了题为“再生医学研究进展”的特邀专题演讲。美国宾夕法尼亚大学施松涛教授作题为“Mesenchymal Stem Cells：Diseases and Cure”的报告；美国南加州大学柴洋教授作题为“Stem cells in tooth development and tissue regeneration”的报告；美国国立卫生研究院陈万军教授作题为“Understanding the development and function of immune cells in oral mucosal system *in vivo*”的报告。另外，陈万军教授介绍了针对 IL-17 的治疗方法缓解 I 型白细胞黏附缺陷病牙周炎症状的转化医学研究成果，以及二甲双胍类药物对 T 细胞亚群的作用；浙江大学生命科学研究院院长冯新华教授作题为“Turning off BMP Signaling：Mechanisms and Functions”的报告；浙江大学转化医学研究院院长孙毅教授作题为“肿瘤的转化医学研究”的报告。

大会邀请了一系列国内著名口腔医学专家做专题报告。首都医科大学王松灵教授作题为“基于异体干细胞牙周再生的基础及转化研究”的报告；第四军医大学金岩教授的报告综合比较了骨髓基质干细胞与牙周膜干细胞在各个经典信号通路中的差异，解释了牙周炎的深层次机理。武汉大学口腔医学院陈智教授的报告揭示了在成牙本质细胞分化过程中存在着以转录因子 Klf4 为核心，microRNA 和甲基化等表观遗传因子共同参与的调控网络。北京大学口腔医学院李铁军教授作题为“牙源性角化囊性瘤间质细胞对其局部侵袭性的调控作用”的报告。四川大学华西口腔医学院田卫东教授作题为“牙源性干细胞分化与牙再生相关研究”的报告。上海交通大学第九人民医院陈万涛教授作题为“口腔颌面部鳞癌分子发病机制研究进展”的报

告。浙江大学口腔医学院王慧明教授作题为"光控细胞薄层技术在组织工程中的应用"的报告。

会议还组织了国内外口腔医学中青年专家为主的大会发言,交流研究成果。最后,会议进行了第三届口腔生物医学优秀青年研究奖的评选。

2014 年全国口腔医学教育教学模式研讨会暨全国口腔医学院校青年教师授课技能竞赛

时间:2014 年 10 月 30 日—11 月 1 日

地点:重庆市

主办和承办单位:中华口腔医学会口腔医学教育专业委员会主办,重庆医科大学口腔医学院、重庆市口腔医学会承办

内容提要:来自全国 70 余所口腔医学院校的 460 名教学管理专家、领导和教师及学生代表参会。研讨会开幕式上,口腔医学教育专业委员会主任委员王松灵教授宣读了中国口腔医学教育杰出贡献奖名单,获奖者分别是张震康教授、邱蔚六教授、王大章教授、樊明文教授、刘宝林教授、王邦康教授。这是中国建国 65 年以来第一次表彰为中国口腔医学教育事业做出杰出贡献的专家。

研讨会上,中华医学会医学教育分会会长、首都医科大学吕兆丰校长以其多年从事医学教育管理和认证工作的丰富经验,做了"高等医学教育现状与思考"的报告;人民卫生出版社杜贤总编以"医学院校教育教材建设与实践"为题,介绍了慕课(MOOC)教育教学模式,阐述了中国口腔医学专业首套国家级本科和研究生数字教材建设,以及成立全国首家中国医学教育 MOOC 联盟、建立中国医学教育 MOOC 平台的道路。美国罗彻斯特大学牙学院的任延方教授介绍了美国住院医师规范化培训的培养教育模式,重点强调要以培养能力胜任的全科口腔医师为主体的教育教学体系建设至关重要。以色列希伯来大学牙学院的 Aaron Palmon 院长介绍了以色列牙科教育教学经验和趋势。美国凯斯西储大学牙学院 Jerold S. Goldberg 院长介绍了美国的口腔医学教育情况。国家级教学名师代表樊明文教授作了关于"成才之路"的报告,充分论证了人才培养在口腔医学教育中的重要性。

大会同期举行了全国口腔青年教师授课技能比赛,共有来自 40 所院校的 40 名年轻教师的精彩授课展示,6 位胜出者在本届研讨会上进行一次示范教学,获得专家们的精彩点评。专委会副主委凌均棨教授点评认为这次授课比赛看到了青年教师在教学态度、教学内容、教学方式和教学手段上的可喜变化,也指出个别还存在重图示、轻语言,重形式、轻内涵等不足,希望逐步走向专业化道路,将教师的培训观转向学习观上,利用比赛这种竞技舞台更好的学习,使其成为持续提高的动力。

中华口腔医学会第四次省级口腔医学会秘书长联席工作会

时间:2014 年 10 月 31 日—11 月 1 日

地点:四川省绵阳市

主办和承办单位:四川省口腔医学会

协办单位:绵阳口腔医院

内容提要:来自全国各省及直辖市的 50 余位学会代表参加了本次会议。会议开幕式由中华口腔医学会副秘书长陈铭主持。中华口腔医学会王渤秘书长、四川省口腔医学会郭锡久秘书长分别代表主办方及承办方致辞。中国科协徐强处长到会并以服务学会改革发展提升学会能力为题做了重要讲话。绵阳市卫生局秦小民局长代表当地卫生行政部门讲话。

会议期间,中华口腔医学会陈铭副秘书长对 2013—2014 年度学会重要工作做了介绍,对工作中存在的不足以及未来发展的主要方向、今后工作重点等方面做了汇报,阐述了学会工作重点及今后的发展方向。韩亮副秘书长、常朝辉部长、丁笑乙部长分别就学会 2014 年学术年会、会员工作联动发展进展、学

会宣传情况做了汇报。王渤秘书长特别就中华口腔医学会西部行大型公益活动情况过去的开展进行了梳理总结并对明年即将在我省的启动寄予了美好的展望与期待！部分代表参观了“5 · 12”地震灾后重建项目——新北川县城及绵阳科技城，表示将一致更好地为各省口腔事业的发展服务！

中华口腔医学会口腔颌面外科专业委员会口腔颌面-头颈肿瘤学组 2014 年学术年会暨颅底外科多学科学术沙龙

时间：2014 年 10 月 31 日—11 月 2 日

地点：福建省福州市

主办和承办单位：中华口腔医学会口腔颌面外科专业委员会头颈肿瘤学组主办，福建省口腔医学会、福建医科大学口腔医学院、福建医科大学附属第一医院共同承办

内容提要：本届会议荟萃了国内口腔颌面-头颈肿瘤、颅底神经外科、耳鼻喉科的权威专家，来自全国各地的口腔颌面-头颈肿瘤临床外科医师和相关专业人员 200 余人参会。中华口腔医学口腔颌面外科专业委员会会长郭传瑸教授，福建省口腔医学会会长、福建医科大学口腔医学院、附属口腔医院院长陈江教授出席开幕式并致辞。

会议邀请了多所国内知名院校颌面外科学专家及来自福建医科大学附属第一医院的神经外科和耳鼻喉科专家。专家们就口腔颌面-头颈肿瘤学及颅底外科多学科联合诊治最新成果、最新技术进行专题讲座。此外，会议还安排了青年医师的全英语讲课比赛。

第十二次全国口腔医学计算机应用学术会议

时间：2014 年 11 月 7—9 日

地点：江西省南昌市

主办和承办单位：中华口腔医学会口腔医学计算机专业委员会、口腔数字化医疗技术和材料国家工程实验室主办，南昌大学附属口腔医院承办

内容提要：来自全国各地的 100 余名代表参会。本次学术会议分主旨发言、主题发言和大会发言三个部分。会议首先邀请了多名国内外数字化口腔医学领域专家做大会主旨报告，主要介绍了国内各大口腔医学院校数字化技术的应用现状，包括：北京大学口腔医学院吕培军、王勇教授，首都医科大学口腔医学院白玉兴教授，上海交通大学附属第九人民医院沈国芳教授，第四军医大学口腔医学院高勃教授，以及南昌大学附属口腔医院李志华教授。会议还邀请了来自德国的两位高级牙科技师与参会代表分享了数字化种植修复的精彩病例。

主题发言部分，会议邀请了从事数字化口腔修复、正畸、外科领域的知名学者，与参会代表交流经验、分享体会。大会发言部分，发言 30 人是从会议投稿的 71 篇论文中挑选而出，主要为中青年数字口腔医学学者，以及理工科背景的专业工程技术人员。各位学者分别从数字化技术口腔临床应用与效果评价、数字化口腔教学、数字化口腔专用硬件研发等方面报告了各自团队的研究新进展。学术报告的内容体现了国内较高水平的数字化口腔医学技术研究和应用现状。

全国第十届口腔美容医学大会

时间：2014 年 11 月 21—23 日

地点：湖南省长沙市

主办和承办单位：中国整形美容协会口腔整形美容分会主办，中南大学湘雅口腔医院承办

内容提要：解放军总医院（301 医院）、四川大学、北京大学、中山大学、中南大学等单位的 200 余位口腔医学专家和代表出席会议。中国整形美容协会会长教授张斌，中华口腔医学会副会长、中国整形美容协会口腔整形美容分会会长、301 医院教授刘洪臣，副会长、中山大学教授张志光，副会长、中南大学湘雅口腔医院院长唐瞻贵等出席会议开幕式并致辞。

来自全国各地的专家学者从口腔颌面外科学、口腔修复学、口腔正畸学、牙体牙髓病

学等多个角度对口腔美容医学进行了详细、精彩的学术报告。通过会议交流，代表们深入地了解了口腔整形美容医学的潜在价值和发展前景，此次会议有力地促进了全国口腔整形美容医学的进步，也必将推动全国口腔医学事业的整体发展。

全国口腔种植专题研讨会

时间：2014 年 11 月 29—30 日

地点：陕西省西安市

主办和承办单位：中华口腔医学会口腔种植专委会主办、第四军医大学口腔医学院承办

内容提要：大会由中华医学会口腔种植专业委员会主任委员、第四军医大学种植科主任李德华教授主持。中华口腔医学会会长王兴、第四军医大学口腔医学院院长陈吉华、第四军医大学刘宝林教授出席开幕式并讲话。会议邀请了 20 位国内著名口腔种植专家围绕“口腔种植骨量不足治疗技术与方案”这一主题做了精彩报告。来自全国 500 余位代表参加了会议。

在会上，演讲嘉宾分别从种植骨增量技术与方案、上颌窦底提升技术、骨量不足与种植美学、骨量不足与种植方案设计等方面针对骨量不足这一种植医生所面对的棘手和常见问题展开了充分研讨。20 位演讲嘉宾的精彩报告一方面展现了我国口腔种植的最新成果，另一方面也为临床医生规范化治疗和科学方按设计提供了重要指导。

口腔健康与糖尿病关系国际学术研讨会

时间：2014 年 12 月 12 日

地点：北京市

主办单位：中华口腔医学会与哈佛大学医学院糖尿病研究中心共同主办

内容提要：来自全国的近 500 名相关学科的研究者参加了此次盛会。会议旨在深入研讨口腔疾病与糖尿病之间的内在联系，邀请哈佛大学医学院糖尿病中心及我国多名国际知名教授及做大会报告，涉及口腔医学、内分泌医学、营养学以及医疗信息技术等多个相关领域的最新研究进展。中华口腔医学会副会长俞光岩教授主持大会。中华口腔医学会副会长、牙周病学专业委员会主任委员、广东省口腔医院院长章锦才教授为大会致辞，并做精彩学术演讲。

随着口腔医学的飞速发展，口腔疾病与全身健康之间的密切联系逐渐被揭示，日益得到研究学者以及社会大众的关注和重视。全身系统性疾病，尤其是糖尿病与口腔疾病之间的关系是当前口腔医学、内分泌医学、分子生物学等多学科交叉综合研究的前沿热点。

地方口腔医学会会议

2014 辽宁省口腔医学会第二十三次学术会议

时间：2014 年 3 月 27—28 日

地点：辽宁省沈阳市

主办和承办单位：辽宁省口腔医学会主办，中国医科大学附属口腔医院承办

内容提要：本次会议参会代表 200 余人，中华口腔医学会副会长、辽宁省口腔医学会会长、中国医科大学附属口腔医院院长路振富致欢迎辞。多名国内外专家应邀出席会议做学术报告。大会邀请到亚洲口腔论坛理事长、日本齿科学会前会长、日本国东京医科齿科大学名誉教授江藤一洋先生就口腔医学教育改革方面进行专题讲座。大会邀请到的省内外头颈肿瘤外科、口腔内科、口腔修复科、口腔正畸科及口腔种植科的专家，就口腔医学多学科的研究进展、临床应用及其他专题进行深入探讨与交流。

会议旨在推动辽宁省口腔医学事业发

展,促进学科合作与研究,提升口腔医疗诊治水平,全面呈现省内外的口腔医学诊疗与研究进展讯息。大会分设口腔颌面外科、口腔内科、口腔修复科、口腔正畸科、口腔种植科五个分会场进行讨论交流。对提高辽宁省口腔医疗水平和学术水平、推动省内口腔医学事业的蓬勃发展有着积极的促进作用。

安徽省口腔学会成立并举行首届学术年会

时间:2014 年 6 月 28—29 日

地点:安徽省合肥市

主办和承办单位:安徽省口腔学会筹委会主办,安徽医科大学口腔医学院、安徽医科大学附属口腔医院、安徽省口腔医院承办

中华口腔医学会会长王兴、安徽省卫计委副主任李劲风、安徽省科协副主席王海彦、中华口腔医学会秘书长王渤、安徽医科大学副校长胡志、安徽省民政厅民间管理局常务副局长贾宝明、广西医科大学副校长周诺等 29 位领导和嘉宾出席会议。华东六省一市口腔医学会的会长或代表应邀出席成立大会。会议由安徽医科大学口腔医学院(附属口腔医院)党总支书记王贵松主持。会议审议通过了学会章程、会费标准及收取办法、经费管理办法和选举办法,并且选举产生了会长、顾问、名誉会长、副会长、秘书长、常务理事和理事等。安徽省口腔学会第一届理事会正式成立。安徽医科大学口腔医学院(附属口腔医院)院长何家才当选学会首届理事会会长,上海市口腔医学会会长周曾同代表兄弟学会致辞。

6 月 28 日至 29 日,安徽省口腔学会举行了首届学术年会,9 位国内外著名口腔医学专家做学术报告,来自安徽省各地市口腔医院、各级医院口腔科以及民营口腔医疗机构的 500 余名口腔医学科学技术工作者参加会议并聆听了专家们的精彩报告。同时举办了口腔设备器械展。

中华口腔医学会儿童口腔专业委员会西南分会 2014 年年会

时间:2014 年 10 月 12—14 日

地点:昆明市

主办及承办单位:云南省口腔医学会主办,中华口腔医学会儿牙专委会西南分会,昆明医科大学附属口腔医院承办

内容提要:来自西南儿省相关专业 100 余人参会。大家针对自己临床工作中遇到的难题及在讲座过程中产生的疑问踊跃地向专家进行提问和咨询。第四军医大学口腔医院儿童口腔科主任王小竞教授、北京大学口腔医学院葛立宏教授、四川大学华西口腔医学院邹静教授、李小兵教授以及昆明医科大学附属口腔医院副院长刘娟副教授、口腔预防-儿童牙科主任刘波副教授分别在会上进行了《儿童牙体修复技术之变迁》、《我国儿童龋病的发病现状及防治技术进展》、《儿童常见牙病与儿童错㖞畸形》、《儿童错㖞畸形的系列矫治与管理》、《儿童口腔科患儿的非药物行为管理技巧》及《乳牙早失的间隙管理》等的专题讲座。

大会同期进行了年轻儿童口腔医师的病例报道比赛,通过学习班学习提高了云南省在儿童口腔领域对儿童口腔疾病的认识和了解,使更多的口腔医生更全面的了解和掌握了儿童口腔的发展新技术和新进展。

2014 年重庆市口腔医学会学术年会

时间:2014 年 11 月 11—13 日

地点:重庆市

主办和承办单位:重庆市口腔医学会主办,重庆医科大学口腔医学院承办

内容提要:大会开幕式由重庆市口腔医学会戴红卫秘书长主持。重庆市口腔医学会邓锋会长、中华口腔医学会王兴会长前后发表致辞。会议邀请的大会演讲嘉宾是中华口腔医学会会长王兴教授,重庆市口腔医学会会长、重庆医科大学附属口腔医院院长邓锋教授,重庆市口腔医学会副会长、第三军医大学新桥医院口腔科主任谭颖徽教授,重庆市口腔医学会副会长、第三军大学大坪医院口

腔科刘鲁川教授，重庆医科大学附属第一医院口腔科主任杨凯教授做大会发言。大会共开设了大会演讲、口腔颌面外科学、口腔正畸学、口腔修复学、口腔牙周病学、口腔牙体牙髓病学、口腔种植学、口腔预防医学、口腔护理学、民营口腔等 15 个专题会场。50 余名来自国内外的专家参加了专场专题演讲。

为了促进重庆地区口腔医学发展，同时也为了更好地展示重庆市口腔医学会各理事单位为重庆口腔医学发展所做的努力，此次年会开设了成果展示区，共有 14 家单位制作了 30 余张海报；另外本次会议共收到论文 134 篇，经过评选其中 45 篇优秀稿件进行了论文壁报展示。

第十一次山西省口腔医学学术会议

时间：2014 年 11 月 21—23 日

地点：山西省太原市

主办和承办单位：山西省口腔医学会、山西省医师协会口腔医师分会、山西医科大学口腔医学研究所主办

内容提要：第十一次山西省口腔医学学术会议（2014 年会）以“口腔医师执业中口腔治疗风险意识与医患沟通”为主题，邀请七位国内外知名口腔专家及十余名省内专家教授，结合丰富的典型案例，解答口腔医师在临床中遇到的疑难病例和探讨如何合理规避医患矛盾，并进行了理论操作培训，来自全省各地市的各级专委会成员和口腔医学人员共 500 余人参会。

11 月 21 日下午举办了由南京大学医学会附属口腔医院闫福华教授开展的规范化的牙周基础治疗（理论、操作培训）学习班，由山西省人民医院口腔科主任郝梅、山西医科大学口腔医院副院长任秀云担任主持人，百余名口腔医师参加了此次培训。

会议同期召开了山西省口腔医学会二届二次全体理事会会议和山西省医师协会口腔医师分会二届二次全体委员会会议，山西省口腔医学会二届二次全体理事会会议选举了原山西省口腔医学会常务副会长张并生教授为山西省口腔医学会会长，并对原会长郝光亮、名誉会长谢敦祥为医学会工作所做的贡献表示了感谢。山西省医师协会口腔医师分会二届二次全委会，增补副会长 2 名，常务委员 10 名，委员 22 名。

本次口腔医学会年会上成立了山西省口腔医学会护理专业委员会和山西省口腔医学会儿童口腔医学专业委员会。至此，山西省口腔医学会共有 12 个专业委员会。

河南省医学会口腔医学分会第三十二次学术会议

时间：2014 年 12 月 12—14 日

地点：河南省郑州市

主办和承办单位：郑州大学口腔医学院、河南省口腔医院主办，河南省医学会口腔医学分会承办

内容提要：大会由河南省医学会口腔医学分会副主任委员、河南省口腔医院副院长刘进忠教授主持，参加人数 500 余人。郑州大学口腔医学院、河南省口腔医院院长、河南省医学会口腔医学分会主任委员曹选平教授致开幕词，总结了河南口腔事业的发展现状，并明确了河南省医学会口腔专业分会的发展方向。河南省医学会秘书长郭万申教授出席并讲话。

河南省医学会口腔分会对已成立的修复、种植、正畸、颌面外科、民营口腔以及青年委员会六个专业学组进行换届选举以及宣布新成立牙体牙髓、牙周、护理管理以及感染控制四个专业学组。大会邀请北京大学口腔医学院的胡文杰教授和李秀娥教授，武汉大学口腔医学院赵怡芳教授以及北京至瑾律师事务所曹伟律师，就各自专业领域做了精彩纷呈的讲演，就各自专业领域进行学术交流。

此次会议旨在通过这些知名专家教授的讲学共同提高河南省口腔诊疗技术水平以及相关法律法规知识，使得口腔医疗工作者能更好地为本省患者服务。

2014 北京口腔医学论坛

时间:2014 年 12 月 13—14 日

地点:北京市

主办和承办单位:北京口腔医学会、北京医学会口腔医学分会、北京口腔医学杂志主办,首都医科大学附属北京口腔医院协办。

内容提要:本次会议开设了口腔交叉学科、口腔种植、口腔修复、牙体牙髓、牙周、儿童牙科等 15 个分会场,邀请了来自国内外 63 名专家教授做了会议演讲和学术交流。会议历时 2 天,有 1 500 多名代表参加会议。

为开拓参会代表的视野,会议邀请了中国自然科学博物馆协会名誉会长李象益教授做了题为"未来,属于拥有全新思维的人",以及军事科学院罗援教授做了题为"周边安全环境和软实力建设"的特别演讲,受到会议代表的热烈欢迎。会议还邀请北京大学口腔医学院的岳林教授、欧阳翔英教授、谭建国教授做了题为"唇齿相依、冠根相连"的口腔交叉学科专题讲座,就牙周、牙体以及牙齿修复方面的问题,通过微信平台与参会代表进行沟通和交流,现场解答代表们提出的问题。这种利用网络平台实现讲课人与听课人互动交流的形式收到了非常好的效果,会场人气爆满,气氛热烈。RWISO 正畸协会主席 Jina linton lee 教授、日本技工齿科协会副会长末濑一彦教授都做了精彩的专题演讲。

中国医师协会口腔医师分会会议

中国医师协会口腔医师分会第十二届口腔医师论坛

时间:2014 年 6 月 9 日

地点:北京市

主办和承办单位:国家卫生与计生委员会国际交流与合作中心、中国医师协会口腔医师分会主办、北京大学口腔医学院承办

内容提要:国家卫生与计生委员会国际交流与合作中心原晋林副主任应邀出席本次论坛并致词。中国医师协会口腔医师分会会长俞光岩教授及部分委员全程参加。

本次论坛邀请了南京医科大学副校长兼南京医科大学口腔医学院院长王林教授,北京大学口腔医学院王新知教授、孟焕新教授,上海交通大学口腔医学院副院长梁景平教授就正畸临床风险控制、口腔医师执业中修复临床风险与医患沟通、牙周病规范化诊治与口腔及全身健康的关系、牙体牙髓临床风险与医患沟通等内容进行专题报告。讲课专家通过大量专业临床病例总结出实际工作中与患者沟通的重点、难点及要点,对临床诊治中的经验与风险进行梳理,将专业诊疗技术与医患沟通技巧相融合,比较全面地阐述了口腔医疗风险的客观存在与规范诊疗行为的必要性和重要性,课程内容生动新颖,重点突出,与会听众好评不断,他们就自己关心的问题与讲课专家进行互动交流,会场气氛热烈,充分体现了口腔医师论坛的品牌效应和实际效果。

本次论坛人次流量达 866 人,创下自举办以来的最高纪录,听众来自包含台湾在内的 31 个省、市、自治区,多数为各级各类医疗机构的中、初级口腔医师,亦有护理、管理、医药企业代表。部分代表会后发来反馈短信表示论坛选题符合当今医疗市场的现状与需求,受到口腔从业者的关注与欢迎,积极要求和建议此类以口腔医师自律维权、医患沟通的论坛更加广泛地召开,以提供口腔医师更多学习与交流的机会。

第五届先进数字技术头颈外科应用会议

时间:2014 年 9 月 6—8 日

地点:北京市

主办承办单位:中国医师协会、北京大学口腔医院

内容提要:先进数字技术头颈外科应用国际会议每三年召开一次,参会人员包括医学、计算机科学、先进制造、材料等多个领域的专业人士,是学科交叉的盛会,迄今为止已经成功举办 4 次。此次会议参会人员共计 244 人,其中国际学者 188 人,国内学者 56 人;共收到发 Oral Presentation 投稿 87 个, Poster 投稿 39 个。经过学术委员会认真筛选,最终选出 57 个 Oral Presentation,38 个 Poster,10 个特邀发言,6 个 Workshop。参会人员来自 25 个国家,包括许多国际著名学者及我国口腔颌面外科领域的知名专家。

会议围绕头颈外科的数字化技术研发及应用展开,内容涉及计算机虚拟手术设计、手术导航技术、虚拟现实技术、三维打印技术等热门研究领域。此外,手术辅助机器人,动态三维数据获取技术(4D Imaging),头颈部软组织的功能模拟、肌肉精细结构的计算机建模、语音功能分析等前沿领域受到广大与会代表关注。

本次会议的举办,有利于先进数字技术在我国头颈外科领域的普及和发展、有利于国内外学者的交流与合作,为我国优秀学者及研究团队提供了展示的平台,是成功的大会、团结的大会、学术的大会。

中国医师协会口腔医师分会第四次常委工作会议暨第四届委员会改选换届筹备工作会议在西安顺利召开

时间:2014 年 11 月 27—28 日

地点:陕西省西安市

主办和承办单位:中国医师协会口腔医师分会主办,西安交通大学口腔医院承办

内容提要:中国医师协会口腔医师分会会长俞光岩、名誉会长栾文民及部分副会长全程参加本次会议。中国医师协会副会长、中华口腔医学会会长王兴及协会会员部领导也出席本次会议。

会议根据《中国医师协会二级机构管理规定》等文件的相关要求,经分会全体常委讨论通过成立第四届委员会改选换届筹备委员会,并在中国医师协会会员部的直接领导下正式启动第四届委员会改选换届工作。中国医师协会会员部高峰副主任宣读中国医师协会《关于口腔医师分会启动改选换届相关工作的通知》, 俞光岩会长就第四届委员会换届筹备工作做出汇报,特别就第四届委员会改选换届筹备组织及工作方案、工作日程以及第四届委员会委员、常务委员、会长、副会长产生办法等进行了重点报告。会议同时讨论并通过了在第四届委员会改选换届期间开展中国医师奖提名候选人推荐活动。

中国医师协会副会长、中华口腔医学会会长王兴为大会做总结发言。王会长针对口腔医师队伍发展、中国医师协会工作以及中国医师奖评选做出明确指示,特别强调了口腔医师队伍的自律与廉洁。本次会议共有口腔医师分会会长、副会长、常委等 28 人参加,到会率61%,到会情况基本符合《中国医师协会章程》及《口腔医师分会工作条例》等有关要求。第四届委员会拟增补的 5 名副总干事以及部分请假常委派出代表列席了本次会议,会议达到预期目的。

根据本次会议精神,中国医师协会口腔医师分会将于 2014 年 12 月在全国 31 个省、市、自治区正式开始口腔医师分会第四届委员会的改选换届工作,并同期开展中国医师奖提名候选人推荐活动,具体工作由分会办公室负责组织实施。

教育部高等学校口腔医学专业教学指导委员会会议

2014 年全国口腔医学教育质量研讨会

时间:2014 年 6 月 12 日

地点:江苏省南京市

主办和承办单位:教育部高等学校口腔医学专业教学指导委员会主办,南京医科大学口腔医学院承办

内容提要:来自全国高校 150 余位口腔医学教育工作者参加了会议。国家教育部、江苏省教育厅、南京医科大学领导出席了会议,教育部高等学校口腔医学专业教学指导委员会主任委员周学东教授主持大会。教指委秘书长于海洋教授汇报了口腔教指委 2013 年的工作,安排了 2014 年重点工作。大会邀请了中国工程院外籍院士、口腔疾病研究国家重点实验室首席科学家、美国加州大学洛杉矶分校王存玉教授做了关于美国口腔医学教育的报告;通过教育部专业认证的大学代表南京医科大学、山东大学、西北民族大学分别做了关于本科专业认证的经验介绍;大会充分讨论了口腔医学本科教育改革的方向、学制的设置、改革模式、教学质量保障等核心议题。会议达到了沟通信息、相互学习、交流经验共同发展的目的。

2014 年国际口腔医学本科生操作技能大赛

时间:2014 年 7 月 9 日

地点:四川省成都市

主办及承办单位:教育部高等学校口腔医学专业教学指导委员会主办,四川大学华西口腔医学院承办

内容提要:来自荷兰、美国、日本等 46 所国内外高等院校的近 120 名口腔医学大学本科生参加了大赛。教育部高等口腔医学指导委员会主任委员周学东教授强调了举办大赛的目的,实践技能对于口腔医学生培养的意义,鼓励海内外学子们比出成绩、赛出风采、收获友谊。本次技能大赛设计了六部分基本操作技能,由浅入深、环环相扣,知识性、科学性、趣味性有机结合。来自全国六所院校的评审专家分别对 6 场赛事进行了点评指导,四川大学华西口腔医学院田陶然等团队等荣获一等奖,日本齿科大学 Satoshi Komatsumoto 等团队荣获二等奖,荷兰 Academic Center for Dentistry Amsterdam 中心 Arne Scholten 等团队荣获三等奖。大赛的举办为同学们提供了展示专业技能的平台,增进了海内外口腔学子的文化交流。

四川大学华西口腔医学院接受口腔医学本科教学国际认证

2014 年 10 月 23—24 日,受国家教育部委托,教育部高等学校口腔医学专业教学指导委员会组成国际认证专家组,对四川大学华西口腔医学院口腔医学本科教学进行国际认证。

美国哥伦比亚大学牙学院院长 Christian Stohler 教授和天津医科大学张连云教授担任专家组组长。专家组听取了学院主管教学领导叶玲教授所做的本科教学情况汇报;查阅了教学相关资料,随堂听课,参加临床教学讨论,任课教师座谈会和学生座谈会;考察了国家级口腔医学教学示范中心、华西口腔医院和口腔疾病研究国家重点实验室。

专家组高度认可华西口腔医学院的本科教学,认为学院高度重视口腔医学教育,传承百年华西选英才、严要求、高素质、强能力的人才培养理念;办学目标国际化,办学特色鲜明;始终坚持本科教学的中心地位,高度重视教学质量,创新教学模式,为学生提供国际一流的培养条件,高素质教学团队,教学管理规范,达到口腔医学办学标准,同意通过口腔医学教学国际认证。

教育部高等学校口腔医学教学指导委员会 2014 年专业认证

时间:2014 年 12 月 9—26 日

主办和承办单位: 教育部高教司、教育部高等学校口腔医学专业教学指导委员会主办,四川大学华西口腔医学院、遵义医学院、南京大学、吉林大学、中国医科大学承办

内容提要:教育部高等学校口腔医学专业教学指导委员会受教育部高教司委托,根据《关于组织实施遵义医学院、南京大学、吉林大学、中国医科大学口腔医学专业认证工作的通知》要求,组成以天津医科大学张连云教授、首都医科大学王松灵教授、四川大学周学东教授为组长的认证专家组,分别对遵义医学院、南京大学、中国医科大学、吉林大学口腔医学专业开展认证工作。

认证专家组认真听取了大学本科教育基本情况和口腔医学专业认证自评工作汇报。考察了口腔医学实验教学中心和临床实习基地。查阅了口腔医学本科教学计划、课程设置、教学管理、教学督导、教学质量监控等相关资料。观摩了专业核心课程的课堂授课。召开了学生、教师以及行政和业务管理人员的三个座谈会。严格按照《中国口腔医学教育本科专业认证实施方案》的标准,对口腔医学本科专业进行全面评价。

至 2014 年末,口腔医学专业教学指导委员会完成了 11 个口腔医学院校的认证,将对另外 110 余所本科院校进行教育教学认证。

口腔设备器械展览会暨学术研讨会

第十九届华南口腔技术研讨会暨华南国际口腔展

时间:2014 年 3 月 6—9 日

地点:广东省广州市

主办和承办单位:广东省科技厅主办,广东省口腔医学会、广东省医院协会口腔医疗管理分会协办

内容提要:华南国际口腔医疗技术研讨会共举办了 127 场的高水平的学术报告,为期 3 天的研讨会共吸引了 7 000 多名口腔医师及相关管理人员参会。研讨会推出管理者论道、深度培训、技术专场、病例点评、同道交流、国际交流六大主题会议,涵盖牙体牙髓、正畸、种植、修复、牙周、口腔预防、老年牙科、开业牙医、诊所管理等多个热门专题,分享了前沿、权威、实用的口腔临床医疗技术,邀请了来自中国、美国、德国、日本、韩国、意大利、葡萄牙、中国台湾、中国香港等国家和地区的顶尖专家授课。华南国际口腔展是中国最早举办的口腔专业展览会,公认为国内最具规模、效果最好、服务最佳的口腔盛会。第十九届华南国际口腔展在中国进出口商品交易会展馆展览面积达 43 000 平方米,来自 26 个国家和地区逾 750 家企业参展,吸引了 40 000 多名来自 90 个国家和地区专业观众。

第十三届中国(西部)口腔设备与材料展览会暨口腔医学学术会议

时间:2014 年 4 月 15—19 日

地点:四川省成都市

主办和承办单位:中国西部口腔医学协作组、四川省口腔医学会、陕西省口腔医学会、重庆市口腔医学会、四川大学华西口腔医学院、第四军医大口腔医学院、重庆医科大学口腔医学院主办,成都市博览局、中国西部口腔医学协作组各成员单位及西部各口腔医学会协办,中英合资好博塔苏斯展览有限公司承办

展会共有展出面积 24 000 平米,展位数量 785 个,展商数量 368 家。参加展会的观众数量 18 856 人,达 38 120 参观人次。来自

西部地区 12 个省(区、直辖市)的 100 多位口腔医院/口腔医学院院长及科、系负责人带队参会。

现场开设种植培训班、美学修复实操班、牙体牙髓实操班、正畸实操班、护理培训班等 14 个,培训学员 512 人。其中第二届口腔专科护理培训班吸引了来自全国 19 个省市区的 102 位学员参加培训。同期举办学术会议 130 场,注册代表 3 120 人,主讲专家 130 人。展会期间举办“3M 杯玻璃离子调拌技术大赛”、“心肺复苏急救技能大赛”和“第二届 VITA/TESCO 维他丰达杯全口义齿制作大赛”三场技能比赛。数百名选手切磋动手能力;展会现场 22 场真人手术演示,特邀刘福祥、满毅、莫安春等知名专家临床示范,3 天时间共有 1 000 余名医生零距离观看,对西部的口腔种植医学的提高有着深远意义。展会创设“义诊区”,由四川大学华西口腔医院 8 个重点专科、成都军区机关医院口腔科、四川省人民医院口腔科等派出 50 余名经验丰富的口腔医生,于展会为 10 000 多位普通观众免费义诊。

第十九届中国国际口腔设备材料展览会暨技术交流会(SINO-DENTAL 2014)

时间:2014 年 6 月 9—12 日

地点:北京市

主办单位:国家卫生和计划生育委员会国际交流与合作中心、中华口腔医学会主办

内容提要:展会展出面积 36 000m^2,展位数 1 740 个。来自中国、德国、日本、韩国、美国、巴西、新加坡、瑞士等 24 个国家和地区的企业参展。其中德国、日本、韩国以国家展团形式参展。展品涵盖口腔器械、设备、材料、保健品等多个领域。超过 10 万人次观众参加展会,其中华北、华东、东北、海外的观众比重较大。

学术交流活动共 105 场,总专题 255 个,参加人次达 30 000 余人次。专家 209 位,讲座内容涉及口腔疾病预防、种植、正畸、修复、影像、诊所管理及医患沟通等专业领域。

2014 第十八届中国国际口腔器材展览会暨学术研讨会(DenTech China 2014)

时间:2014 年 10 月 22—25 日

地点:上海市

主办和承办单位:中国国际科技会议中心、上海交通大学医学院附属第九人民医院主办,上海博星展览有限公司承办

DenTech China 2014 盛况空前,展览面积达到了 50 000 平方米,近 2 000 个展位,吸引了国内外近 700 家展商参展。大国家展团较 2013 年有较大增加,其中德国 51 家、韩国 28 家、美国 23 家。举办了 200 多场高端学术研讨会及技术论坛。70 000 多来自 50 多个国家和地区的口腔医生、牙科技师、牙科经销商和制造商等专业观众。

学会工作简讯

口腔技术专业职业教育标准制定研讨会在厦门召开

2014 年 1 月 12 日,口腔医学教育专委会专家和口腔职业教育学组专家就口腔技术专业职业教育标准(以下简称《口腔职业教育标准》)召开研讨会。来自国内各口腔医学院和高职高专院校的 21 位专家出席了会议,口腔教育专委会副主委郭传瑸教授主持了会议。王松灵主委指出,由口腔医学教育专委会组织完成的《口腔医学本科教育标准》对我国口腔医学教育起到了良好的指导规范和争取资源来发展口腔医学教育的作用。目前国内至少有 85 所招收口腔职业教育的职业院校,在招生人数上远远超过了本科院校,作为口腔

教育的大半壁江山，其办学和培养人才质量的规范尤其势在必行！

这一标准是口腔医学教育标准的系列工作之一，它是宏观地提出对规范办学的宗旨、目标、计划、课程设置、学习管理和评价及涉及招生的软硬件教育资源的基本条件，包括师资、实训基地要求、教学评价及其行政管理以及培养人才应达到的培养目标等全面的指导建议和基本要求。制定此标准的定位是制定培养口腔职业教育的最低标准和要求，符合中国国情和特色。

中华口腔医学会第六次专业委员会工作会议在山东召开

2014 年 5 月 5 日，中华口腔医学会第六次专业委员会(分会)工作会议在山东省聊城市召开，会议由聊城市人民医院承办。中华口腔医学会会长王兴教授，副会长张志愿、章锦才、孙正、刘洪臣教授，王渤秘书长以及 25 个专业委员会(分会)主委、候任主委及相关人员共 60 人参加会议。会议传达学习了国家民政部、中国科协关于全国性社团分支机构、代表机构登记审批的最新规定；并特别邀请到中国科学技术协会国际联络部秦久怡处长解读学会外事工作要求；同时对中华口腔医学会学术年会及专委会(分会)学术年会筹备工作、专委会(分会)管理办法草案、外事管理办法草案、专科会员发展情况及专科医师准入制度试点工作进行了研讨。

中华口腔医学会参加韩国首尔国际口腔学术年会

2014 年 5 月 9—11 日，中华口腔医学会参加“2014 韩国首尔国际口腔展览会暨学术年会(SIDEX)”。此次展览会共 950 个展位，约 300 家企业参展，有 15 600 余人参观展览。会议期间，许天民副秘书长等与首尔齿科学会进行了友好会谈，双方表示将继续合作，为双方的学术年会互相推荐演讲人，并希望学会间有更深入的沟通和交流。会谈后，许天民副秘书长接受媒体采访，介绍了中华口腔医学会和第 16 次全国口腔医学学术会议(2014 年会)暨 2014(上海)国际口腔设备器材博览会，欢迎更多的韩国企业到中国参展。

台湾中华牙医学会代表团访问中华口腔医学会

2014 年 5 月 16 日，台湾中华牙医学会许明伦理事长、黄建文顾问、李稚健监事会召集人、高嘉泽主委、王栋源主委、张志麟秘书长等一行 8 人来访学会，双方重点就各自学会现状、两会未来合作方式等事项进行座谈。王兴会长、徐韬副会长、王渤秘书长等学会相关人员参加了座谈。座谈会上，王兴会长就学会自身建设情况进行了介绍。他指出，中华牙医学会与中华口腔医学会长期以来保持着良好的关系，希望在许明伦理事长新的任期内两会加强合作，团结一致、凝聚力量，为提升两岸口腔水平而共同努力。许明伦理事长在介绍中华牙医学会情况时表示，对外交流是其学会的工作重点，期待未来两会通过交流增进往来、共同发展。座谈期间，双方代表互发邀请。王兴会长、王渤秘书长在邀请台湾同胞参加上海年会的同时，还提议适时举办“台湾专场”专题演讲，得到对方高度认可。随后，中华牙医学会监事会召集人、亚太牙医联盟(APDF)理事长李稚健先生向学会介绍了 APDF 的相关情况。

中华口腔医学会全面参与 2014IADR 会议

2014 年 6 月 25—28 日，IADR 年会在南非开普敦举行。本次大会注册参会人员达到 2 000多人，中国有近百名口腔科研工作者参会。会议期间中华口腔医学会与 IADR 理事会及部分领导进行了高层会晤，张志愿副会长、徐韬副会长、王渤秘书长及学会部分工作人员参加会晤。徐韬副会长代表王兴会长致辞，表达了积极参与 IADR 事务、建立长期合作的愿望，希望能在不久的将来由中国承办 IADR 年会。IADR 主席 H. Whelton 表示，不久前访问中国时给其留下了深刻美好的印象，很高兴看到中国口腔科研状况的进步，希望今后能有更多的交流机会。IADR 执行主席 C. Fox 对中华口腔医学会近几年积极参与 IADR 事务表达了感谢与肯定。IADR 中国分部主席张志愿教授代表中国参加了 IADR 理事会；张志愿教授与学会国际交流部部长刘怡参加了亚太分部理事会；徐韬副会长代表中国参加 IADR 全球口腔科研发展促进交流会。通过本次会晤，强化了中国口腔与国际组织及同仁间的沟通交流，希望未来能在国际舞台上发挥更重要的作用。

安徽省口腔学会成立

2014 年 6 月 29 日，安徽省口腔学会成立大会在合肥市举行。会议由安徽省口腔学会筹委会主办，安徽医科大学口腔医学院、安徽医科大学附属口腔医院、安徽省口腔医院承办，安徽医科大学口腔医学院（附属口腔医院）党总支书记王贵松主持。会上宣布了新当选的安徽省口腔学会第一届理事会会长、名誉会长、顾问、副会长、秘书长名单，安徽省口腔学会第一届理事会正式成立。安徽医科大学口腔医学院（附属口腔医院）院长何家才当选学会首届理事会会长。安徽省卫计委副主任李劲风、安徽省科协副主席王海彦、安徽医科大学副校长胡志、安徽省民政厅民间组织管理局常务副局长贾宝明共同为安徽省口腔学会揭牌。

世界牙科联盟主席 Dr. T. C. Wong 访问中华口腔医学会

2014 年 7 月 7 日，世界牙科联盟（FDI）主席黄殿春（T. C. Wong）来到北京访问中华口腔医学会，这是自她当选 FDI 主席以来第一次访问中国。作为国内牙科工作者的最高代表，学会对她的来访予以热烈的欢迎及盛情的接待，王兴会长、王渤秘书长等学会人员参加会谈。

黄殿春主席在与中华口腔医学会的会谈中，全面介绍了 FDI 的情况并提出了任职主席后对 FDI 工作的一些设想。其对中国近年来积极参与 FDI 国际事务表示感谢，希望伴随中国的高速发展，中国能在世界口腔大家庭中扮演更重要的角色。王兴会长首先对黄殿春主席的当选表示祝贺，作为首位担任这一重要职务的华人，这对全球华人牙医业界具有里程碑的意义。王兴会长还表示，希望向世界成功经验学习，不断参与 FDI 事务，为提升全球口腔保健水平贡献自己的力量。双方就申办 FDI 会议、学会四人竞选 FDI 委员会委员等问题进行了深入讨论。

第五届牙周病学专业委员会换届大会

2014 年 7 月 14 日，由中华口腔医学会主持召开了牙周病学专业委员会全体会议，会上选举产生了第五届牙周病学专业委员会组成人员，上海交通大学附属第九人民医院牙周病科的束蓉教授当选第五届牙周病学专业委员会主任委员。新一届委员会包括委员 123 人，其中常委 40 人。随后召开的第十次全国牙周病学学术会议上，中华口腔医学会领导向新一届专业委员会常务委员颁发了聘书，束蓉教授在闭幕式上致辞，表示将与新一届委员一起，团结全国牙周病学工作者，努力开展工作，促进中国牙周病学学科的发展。

湖南省口腔医学会牙体牙髓病学专委会成立

2014 年 9 月 12 日，湖南省口腔医学会牙体牙髓病学专业委员会在湖南长沙召开了成立预备会议。会议由湖南口腔医学会秘书长蒋灿华教授主持，按照学会选举程序，经选举产生了湖南省口腔医学会第一届牙体牙髓病学专业委员会，共有 37 名成员，其中主任委员和副主任委员有 5 人，湘雅医院口腔医学中心方厂云教授任主任委员，谢晓莉教授（湘雅口腔医院）、高义军副教授（湘雅二医院口腔医学中心）、肖海波主任医师（长沙市口腔医院）、左欣良主任医师（湖南省人民医院口腔科）任副主任委员。

“中华口腔医学会会员日”设立

为响应中国科协设立会员日的号召，中华口腔医学会决定将 9 月 20 日设立为“中华口腔医学会会员日”。这一天也是“9·20 全国爱牙日”。因此，今后的会员日活动将与全国爱牙日活动共同进行。为此,中华口腔医学会2014年设立专项资金资助全国100项口腔健康促进活动。2014年活动主题为“健康每一天 从爱牙开始”,活动时间为“2014年9月1日至30日”。

河南省举行首届“9·20爱牙日”大型慈善公益活动

2014年9月21日,该活动由河南省医学会口腔分会协同河南省慈善总会、河南省口腔医院、郑州大学口腔医学院、郑州市口腔医院、河南日报、大河健康报共同举办,活动主题为“健康每一天,从爱牙开始”。来自全省108家口腔医疗机构的数百名口腔医护人员及口腔专家参与现场义诊,现场接待咨询、义诊约6 000余人次。郑州市口腔医院等12家业内有较高知名度的口腔机构向全省贫困人员捐赠2 800张洗牙卡。同时,由河南省口腔医院及郑州市口腔医院共同带来两项全民参与技能操作。即:如何正确刷牙和心肺复苏急救技能,使群众现场观摩到正确的方法。

中华口腔医学会口腔修复工艺学专业委员会换届大会

2014年9月24日,中华口腔医学会口腔修复工艺学专业委员会换届大会暨第四届口腔修复工艺学专业委员会全体委员会议在上海举行,会议由中华口腔医学会学术部牛春华副部长主持。中华口腔医学会黄洪章副会长、王渤秘书长和全体委员参会,实到委员71人。全体委员投票选举出新一届的主委、副主委及常委。上海交通大学附属第九人民医院徐侃教授全票当选中华口腔医学会第五届口腔修复工艺学专委会主任委员。徐侃教授有近20年技术室管理经验,他的当选将为中国口腔修复工艺学的发展和繁荣带来新的契机和指引。本次会议另一亮点在于改革了候任主任委员选举办法,实行了候任主任委员竞聘上岗,增选了民营企业代表担任副主任委员和常务委员,扩大了专委会工作的辐射面,吸收了18名民营企业委员,增强了专委会的代表性。

中华口腔医学会口腔医疗服务分会换届改选大会召开

2014年9月27日,中华口腔医学会口腔医疗服务分会换届大会在上海举行,分会第一届主委张志愿教授作工作报告。大会选举产生周学东教授任主任委员,付宏宇、吴正一、赵志河、贺建军、郭传瑸教授任副主任委员。中华口腔医学会第二届口腔医疗服务分会组成人员包括委员63人,常委26人。王兴会长做了重要讲话,充分肯定第一届分会取得的成绩和工作亮点,寄语第二届分会要承上启下,继续完善和扩大口腔医院管理学术领域,促进全国口腔医院健康发展。

中华口腔医学会口腔正畸专委会换届大会

2014年10月15至17日,第十三次全国口腔正畸学术会议(2014年会)在成都召开。会议设立主会场及4个分会场,共93场学术报告。来自全国的2 085位代表参会,收到715篇论文交流和95份壁报。会议期间召开了口腔正畸专委会换届大会,189名委员选举周彦恒教授任主委,白玉兴教授任候任主委,丁寅、王建国、邓锋 、白丁、刘月华、沈刚、周洪、贺红8位教授任副主委,设53名常委,赵志河教授任前任主委。

中华口腔医学会第二届口腔生物医学专业委员会换届改选大会

2014年10月24日,中华口腔医学会第二届口腔生物医学专业委员会换届改选大会在杭州召开。会议由中华口腔医学会学术部副部长牛春华主持,经全国各省市口腔医学院校及口腔医学分会推荐同意共产生委员120人,实际到会委员91人,会议选举王松灵教授任主任委员、金岩教授为候任主任委员,选举边专教授、李铁军教授、陈万涛教授、田卫东教授4人为副主任委员,选出21人为常务委员。随后召开的中华口腔医学会第二届口腔生物医学专业委员会全体委员会,讨论了2015年及2016年专委会活动安排,确定了 2015 年及 2016 年口腔生物医学学术年会的承办单位及地点，及 2016 年中国口腔医学杰青、优青论坛及重点实验室联席会议的承办单位及地点。

中华口腔医学会口腔医学计算机专委会第三届换届会议召开

2014 年 11 月 7 日，中华口腔医学会口腔医学计算机专委会第三届换届会议的在江西举行，由中华口腔医学会学术部副部长牛春华主持，王渤秘书长、周诺副会长及 39 名与会专委会委员出席了会议，13 名青年委员候选人列席会议。会议按照中华口腔医学会章程，经无记名投票通过了全部候选人名单，完成了专委会换届工作，成立了第三届口腔医学计算机专委会。北京大学口腔医学院的王勇教授当选为新一届的主任委员，白玉兴、周诺、高勃、沈国芳教授当选副主任委员，施生根、高平、罗奕等 11 人当选常务委员，吕培军教授当选名誉主任委员，孙玉春副教授当选专委会学术秘书，赵建江、赵一姣当选专委会工作秘书。本届专委会成员中吸收了一定数量的理工科背景的专业工程技术人员，以促进专委会技术层面的深入交流。

云南省口腔医学会民营分会成立

2014 年 11 月 14 至 15 日，云南省口腔医学会民营分会成立大会在昆明召开。大会由筹备组副组长李璞主持，筹备组组长王励向大会介绍了民营口腔医疗分会成立筹备情况，中华口腔医学会民营口腔分会会长甘宝霞主任委员向全体会员介绍了中华口腔医学分会民营口腔分会的发展历程，云南省口腔医院党委书记尹章成代表云南省口腔医学会宣布《关于同意成立民营口腔医疗分会的批复》并祝贺词，最后经过参会 58 位代表的民主选举，顺利产生第一届民营口腔医疗分会委员、常务委员、副主任委员、主任委员，徐芸教授被聘为医疗分会顾问。15 日晚中华口腔医学会王渤秘书长、民营口腔分会会长甘宝霞主任委员、云南省口腔医学会许彪教授、刘娟秘书长等领导参加了成立大会，新当选的分会主任委员王励做了就职演说。

院校新闻动态

张兴栋院士当选美国工程院外籍院士

美国国家工程院公布了 2014 年院士评选结果。口腔疾病研究国家重点实验室首席科学家、中国工程院院士张兴栋教授因在生物材料研究领域的突出贡献，当选美国工程院外籍院士。张院士带领实验室团队，率先开展了以生物活性人工骨及牙种植体系列为代表的研究，取得了一大批原创性研究成果，并成功实现临床转化应用。

教育部、国家卫生计生委全国高等学校五年制本科口腔医学专业“十二五”规划国家级数字教材及国家卫生计生委全国高等院校研究生口腔医学专业“十二五”规划教材主编人会

2014 年 2 月 22—24 日，在国家卫生计生委的领导下，由全国高等医药教材建设研究会、人民卫生出版社主办、哈尔滨医科大学口腔医学院的该会在哈尔滨召开。中华口腔医学会会长王兴教授，教育部高等学校口腔医学专业教学指导委员会、全国高等学校口腔医学专业第五届教材评审委员会主任委员周学东教授及顾问樊明文教授，全国高等医药教材建设研究会副理事长、哈尔滨医科大学校长杨宝峰院士，人民卫生出版社总编辑杜贤编审，以及全国 10 所口腔院校 60 位主编和副主编参加了会议。

本次主编人会，旨在贯彻《国家中长期教育改革和发展纲要（2010—2020）》、《教育信息化十年发展规划（2010—2020）》精神，满足数字化教育改革需求，适应高等医学院校教育事业信息化、数字化、网络化的步伐，适应口腔专业研究生教育、人才培养的需要，不断汲取各院校教学在教学实践中的成功经验、体现教学改革成果，与各口腔院校携手推动中国医学教育数字化进程、打造中国权威口腔医学数字教材和研究生教材。

山东大学口腔医学院与日本大学齿学院举办2014 中日再生医学论坛

2014 年 6 月 13—15 日，该论坛在山东省济南市召开。日本大学齿学部小木曾文内、本田、米原教授及吴川教授一行 4 人到访山东大学口腔医学院，在定期会晤交流会上就 2015 年双方交流和合作工作达成共识。日本大学齿学部本田、米原教授分别做了牙周组织工程中干细胞研究进展和正颌骨重建与再生医学新进展的汇报，中国军事科学院岳文教授、口腔医学院杨丕山教授、李敏启教授也做了精彩演讲。6 月 15 日，双方定期会晤会议召开，双方就进一步加强在科研、教学、临床中的合作和交流交换了意见，决定此次会议后，将在 2015 年利用暑期派出互访学生，扩大学生视野，增进双方沟通和交流，促进教育教学领域合作。

邓旭亮教授获评国家杰出青年科学基金

邓旭亮，男，1972 年出生。北京大学口腔医学院科研副院长，主任医师、博士生导师。1995 年、1999 年毕业于北京医科大学口腔医学院，分别获医学学士、医学博士学位。2014 年度获国家杰出青年科学基金资助的项目名称为“口腔生物材料”。邓旭亮教授兼任中国生物医用材料产业技术创新战略联盟副理事长，口腔数字化医疗技术和材料国家工程实验室副主任，生物医用材料北京实验室副主任等职务。近年来共主持 17 项科研项目（国家级 10 项，省部级 7 项），并作为学术骨干参加国家及省部级科研项目 6 项。从口腔关键材料的临床应用特点及存在的问题出发，在新型口腔树脂基修复材料及引导组织再生支架材料的组成、结构设计、制备和功能仿生、纳米效应发挥及组织修复机理等方面进行了长期研究。发表论文 155 篇，其中 SCI 收录论文 51 篇；共申请 17 项国家发明专利，授权 6 项；已指导硕士研究生 20 名，博士生 6 名。

白玉兴教授课题组获得首届中华口腔医学会科技奖二等奖

2014 年 9 月 25 日，中华口腔医学会主办的第一届中华口腔医学会科技奖颁奖大会在上海隆重召开。北京口腔医院白玉兴教授课题组完成的“国产无托槽隐形矫治技术的研发及临床应用研究”获得中华口腔医学会科技奖二等奖。该项目成功研制了国产无托槽隐形矫治系统的软硬件支持系统，包括三维重建与测量分析系统、模拟治疗系统和光固化成型技术等，设计生产了隐形矫治器，取得了较好的治疗效果。该项目采用微电子机械技术、微型传感器技术等设计了适用于隐形矫治技术中矫治力测量的微型应力传感器芯片，建立了精确的微型测力系统，深入分析牙齿在三维方向的受力情况。国产无托槽隐形矫治系统并无专用的矫治器材料，该项目对临床常用的几种材料进行比较，获得了满足隐形矫治技术要求的新型材料。

凌均棨教授科研团队获首届中华口腔医学会科技奖一等奖

2014 年 9 月 25 日，中华口腔医学会于第 16 次全国口腔医学学术会议期间，在上海光大会展中心隆重举行第一届中华口腔医学会科技奖颁奖大会，该奖项是目前中国口腔界唯一的全国性奖项。中山大学光华口腔医学院凌均棨教授主持的项目“牙体牙髓疾病防御调控机制与拟生态修复体系的研究及临床干预”以第一名的成绩荣获一等奖。该项目的完成人还包括：韦曦、林正梅、古丽莎、曾劲峰、龚启梅、高燕、张恺、王劲茗、刘路。

凌均棨教授潜心于牙体牙髓疾病防御调控机制与拟生态修复体系的相关研究，首次证实了变形链球菌密度感应 ComCDE 系统影响信号传导、压力反应等毒力基因表达，揭示龋病相关微生物群落的宏基因组学特点及意义，明确 PVPA、STMP 等高分子拟生态类似物与牙本质胶原的交互作用及矿化诱导潜能，建立了 2D 重组胶原支架和牙本质混合层模型的拟生态矿化体系，证实天然免疫受体 TLR4 和 NOD2 在牙髓免疫防御和修复中的作用及机制，发现钙化性纳米微粒 CNPs 在牙髓疾病发生发展中的重要作用，探讨牙髓损伤修复过程中牙髓细胞和侧群细胞功能性分化的机制及意义，开展牙髓根尖周疑难病例的显微治疗，提高了患牙保存率。

四川大学华西口腔医学院接受口腔医学本科教学国际认证

2014 年 10 月 23—24 日，受国家教育部委托，教育部高等学校口腔医学专业教学指导委员会组成国际认证专家组，对四川大学华西口腔医学院口腔医学本科教学进行国际认证。美国哥伦比亚大学牙学院院长 Christian Stohler 教授和天津医科大学张连云教授担任专家组组长。专家组听取了学院主管教学领导叶玲教授所做的本科教学情况汇报；查阅了教学相关资料，随堂听课，参加临床教学讨论，任课教师座谈会和学生座谈会；考察了国家级口腔医学教学示范中心、华西口腔医院和口腔疾病研究国家重点实验室。

专家组高度认可华西口腔医学院的本科教学，认为学院高度重视口腔医学教育，传承百年华西选英才、严要求、高素质、强能力的人才培养理念；办学目标国际化，办学特色鲜明；始终坚持本科教学的中心地位，高度重视教学质量，创新教学模式，为学生提供国际一流的培养条件，高素质教学团队，教学管理规范，达到口腔医学办学标准，同意通过口腔医学教学国际认证。

徐欣教授新增为国务院政府特殊津贴人员

徐欣，女，1960 年出生，江苏苏州人。山东大学口腔医学院（山东省口腔医院/山东大学口腔医院）院长，教授，博士研究生导师。任国际牙医学院院士，韩国高丽大学口腔医学院客座教授，中华口腔医学会种植专委会常委（会员部部长）等。教育部高等学校口腔医学专业教学指导委员会委员，全国高等学校口腔医学专业第五届教材评审委员会委员，国家卫计委住院医师规培教材《口腔科学：口腔全科分册》副主编，国家自然基金评审专家，博士后基金评审专家，山东省自然基金及科技攻关课题评审专家，担任《中国口腔医学年鉴》第十二届编辑委员会编委、《华西口腔医学》杂志编审委、《口腔医学》、《发现》杂志副主编等。

主要研究方向：口腔种植三维数字化建设；牙齿发育再生；骨组织工程；牙周病患者或伴有颌面疾病的复杂病例种植及技术改进。自 2005 年到现在，已在国内外专业学术期刊上发表论著 61 篇，其中，被 SCI 收录论著 20 篇。获国家发明专利 1 项。参与主持编著多部教材。已主持国家“十一五”攻关课题 1 项，国家科技支撑计划课题子课题 1 项和省部级科研课题 7 项。直接指导研究生十三届共 44 人，已毕业 33 人。

丁仲娟教授逝世

丁仲鹃同志，原昆明医科大学口腔医学院（附属口腔医院）院长、云南省口腔医院院长，口腔医学博士，博士生导师，主任医师，原云南省口腔医学会会长，因病医治无效，于 2013 年 8 月 1 日凌晨 3 时逝世，终年 51 岁。1962 年 6 月丁仲娟教授出生于江西省余都市，毕业于四川大学华西口腔医学院，分获学士、硕士、博士学位；任中华口腔医学会老年口腔专业委员会常委、中华口腔医学会修复专业委员会委员、中华口腔医学会种植专业委员会委员、中国医师协会口腔医师分会委员，是《中华口腔医学杂志》《华西口腔医学杂志》《口腔颌面修复学杂志》《实用口腔医学杂志》等 7 种核心期刊编委；云南省重点学科——口腔医学学科带头人。2009 年获全国卫生系统先进个人表彰。丁仲鹃教授作为云南省重点学科的学科带头人，工作二十多年来为云南省口腔医学教育的发展、学科建设、医疗水平的提高，以及附属口腔医院的建立做出了突出贡献。

Bone Research 入选 SCI

Bone Research 经教育部和国家新闻出版广电总局批准，于 2013 年正式创刊，是目前中国骨科学领域唯一的具有国内统一连续出版物号的 SCI 收录英文期刊，主要报道骨发育、骨代谢、骨疾病、骨再生、生物材料等方向的基础和临床前沿研究成果。Bone Research 创刊一年多就被 SCIE、PubMed Central 和 DOAJ 等国内外知名数据库收录，自 2013 年创刊以来的所有发表文章，将进入 SCI、PMC 和 DOAJ 等数据库。杂志由口腔疾病研究国家重点实验室主任周学东教授担任主编，美国约翰霍普金斯大学 Thomas L. Clemens 教授和 Xu Cao 教授分别担任执行主编和创刊主编。编委会由 50 余位骨科学和交叉学科领域全球顶尖专家组成。2014 年，Bone Research 与英国自然出版集团（Nature Publishing Group，NPG）签订协议，正式成为 Nature 系列合作期刊，所有文章在 www. nature. com/boneres 开放获取，为全球骨科学研究者搭建了一个高水平的国际交流平台。

Bone Research 作为一本新创办的期刊，在短时间内就取得了令人瞩目的成绩。2014 年 Bone Research 入选教育部第二批“高校科技期刊精品工程”，同年入选 SCI。2015 年获得《中国新闻出版报》的专访报道。

北京大学口腔医学院召开机器人柔性力控制与应用技术研讨会

2014 年 12 月 8 日，该研讨会邀请了来自美国麻省理工学院的柔性力控制机构设计专家 Bill Townsend 先生和软件专家 Bryan Lawless 先生做技术报告。北京大学口腔医院国家工程实验室副主任王勇教授级高级工程师及来自北京大学、北京理工大学、北京航空航天大学、天津大学、重庆大学、重庆绿色智能机器人研究所、香港大学的 42 位国内专家到场参会并进行了学术交流。为了进一步提升颅颌面手术辅助机器人系统的安全性和技术水平，北京大学口腔医院手术辅助机器人研究团队将尝试使用缆驱机械臂作为手术辅助机器人主体结构，进行深入研究。

研讨会不仅对未来手术辅助机器人的研发工作进行了良好的技术铺垫，而且扩大了国家工程实验室导航和机器人研究中心在国内机器人研究领域的影响，有利于推动以需求为牵引的优质技术资源整合，从而加速医疗机器人自主研发进程。

人　物

第九届中国医师奖获奖医师

黄洪章

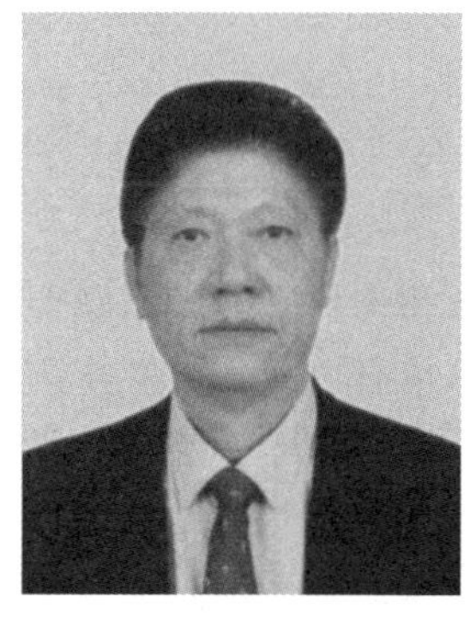

黄洪章，男，1952年2月出生，广东潮阳人。1976年毕业于武汉大学（原湖北医学院），1982年获医学硕士学位。中山大学二级教授、一级主任医师、博士研究生导师，现任中华口腔医学会副会长、广东省口腔医学会名誉会长、广东省抗癌协会头颈肿瘤外科专委会主任委员、亚洲口腔颌面外科医师协会常务理事、《中华口腔医学研究杂志（电子版）》主编。

黄洪章教授从事口腔医学工作40余年，擅长口腔颌面部肿瘤的外科治疗、早期诊断和治疗后监控，唇腭裂的外科治疗及实验研究。先后主持国家自然科学基金5项、省部级科研基金8项，发表学术论文240余篇、SCI论文50余篇，主编《唇腭裂序列治疗的研究与进展》、《义齿修复前外科学》、《现代口腔颌面外科学》、《颅颌面外科学》等专著5部，副主编及参编专著9部。先后荣获教育部提名国家科技进步二等奖1项、省部级科技进步二等奖2项、三等奖1项，获广东省抗击非典一等功、广州市抗击非典一等功、中组部优秀共产党员、广东省优秀共产党员、广东省精神文明建设积极分子、中国医师协会口腔医师分会“杰出口腔医师奖”等荣誉称号。

（中山大学光华口腔医学院供稿）

全国五一劳动奖章获得者

俞光岩

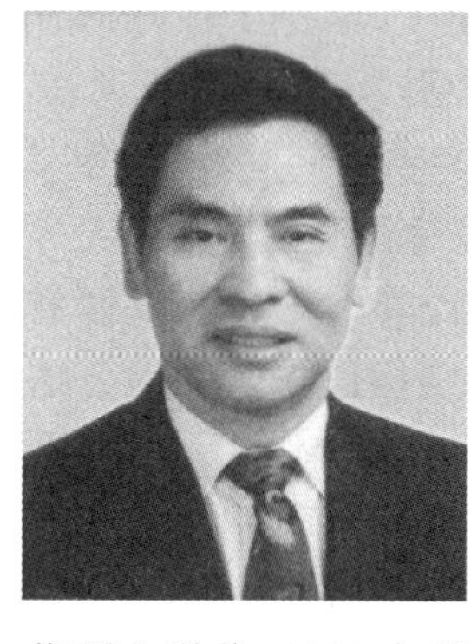

俞光岩，男，1952年3月生于浙江省诸暨市，中共党员，第十一、十二届全国政协委员，教授、博士研究生导师。1979年毕业于浙江医科大学口腔系；1982年毕业于原北京医学院口腔系，获硕士学位；1987年毕业于原北京医科大学，获博士学位。曾任首届中华口腔医学会口腔颌面外科专委会涎腺学组组长、口腔颌面外科专委会主任委员，现任亚洲口腔颌面外科医师协会主席、中国医师协会口腔医师分会会长以及中华口腔医学会副会长。先后被评为“首都优秀医务工作者”和“全国卫生系统先进工作者”，获得“杰出口腔医师奖”和“中国医师奖”，获得2014年第六届全国优秀科技工作者荣誉称号。

俞光岩教授从事医疗、科研和教学工作35年，深入研究各类涎腺肿瘤疾病；积极推广课题组创立的部分腮腺切除新术式；牵头制定了“涎腺肿瘤诊断和治疗指南”；建立了涎腺肿瘤的诊治规范。“涎腺肿瘤治疗新技术的研究及应用”项目以第一完成人获国家科技进步二等奖。先后完成了国家科技重大专项、国家科技支撑项目、国家自然科学基金项目等 35 项课题，培养研究生和博士后 67 名，发表论文 380 篇，其中 SCI 收录 95 篇，出版专著及教材 38 部。以第一完成人获国家科技进步二等奖 1 项，省部级科技进步奖 5 项，其中一等奖 2 项。先后获“作出突出贡献的中国博士学位获得者”、“首届全国中青年医学科技之星”、“北京市突出贡献专家”、“全国卫生系统先进工作者”。被香港牙科学院、爱丁堡皇家外科医师学院和英国英格兰皇家外科医师学院授予“Honorary fellowship”。

（北京大学口腔医学院供稿）

第六届全国优秀科技工作者

胡　静

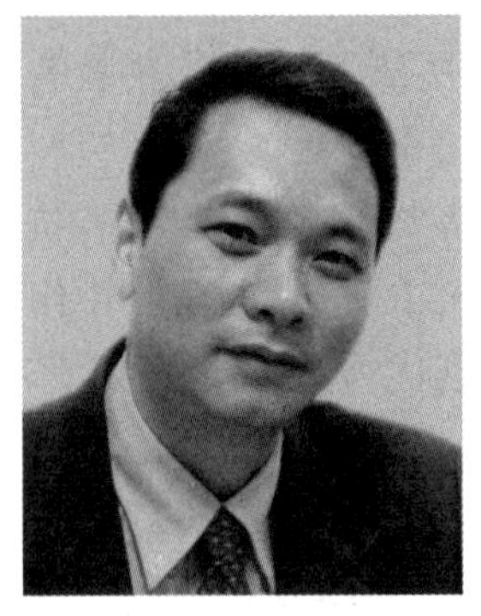

胡静，男，1963 年 11 月生，四川乐山人，教授、博士生导师。卫生部有突出贡献的中青年专家，国家杰出青年科学基金获得者，教育部“长江学者”特聘教授，2011 年全国百篇优秀博士论文指导教师。现任四川大学华西口腔医院正颌与关节外科主任，擅长口腔颌面畸形的外科矫正及面部轮廓整形。近几年在牵张成骨、颞下颌关节重建、生物材料/组织工程等领域开展研究工作并取得突出成绩。主持国家及部省级科研课题 10 余项，在 JBMR，Bone，Biomaterials，J Dent Res 及 Plast Reconstr Surg 等国际知名期刊发表 SCI 论文 100 余篇，获国家科技进步二等奖及教育部高等学校科技进步一等奖等 8 项科技奖励。

（四川大学华西口腔医学院供稿）

徐礼鲜

徐礼鲜，男，1956 年 1 月生，江苏涟水人，教授、博士生导师，政府特殊津贴享受专家。现任第四军医大学口腔医学研究所副所长，兼职全国口腔麻醉学首席科学传播专家，亚州齿科麻醉学术联盟前任主席兼常务理事，中华口腔麻醉学会主任委员，中国麻醉药理学会副主任委员等。

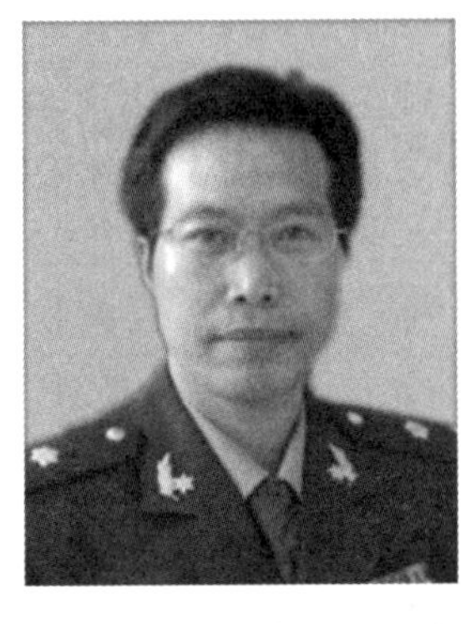

第一作者获国家和省部级科研基金 21 项、其中国家和省部科技重大专项 6 项、国家自然科学基金面上项目 6 项，第一作者或通讯作者在国内外发表学术论文 276 篇，其中 SCI 收录论文 56 篇，IF >5 论著 5 篇，IF >7 论著 2 篇，总 IF 为 231.37；第一作者获国家科技进步二等奖、陕西省科技进步一等奖、国家科技部驼人创新一等奖、军队科技进步一等奖等，其中有 2 项科研成果实现产业化生产，取得了很好的社会和经济效益；第一发明人获国家专利 15 项，其中国家发明专利 8 项，国际发明专利 2 项；主编、副主编和参编专著 11 部；共培养硕士、博士和博士后 49 名，其中 1 名获陕西省优秀博士论文，18 名分别担任军队和地方医疗单位的学科带头人。参加工作 41 年来，共获各种奖励和荣誉称号 46 次，其中荣获中国人民解放军三等功和二等功奖章各 1 枚，2014 年荣获全国优秀科技工作者。

（第四军医大学口腔医学院供稿）

2014 年国家民委领军人才支持计划人选

李志强

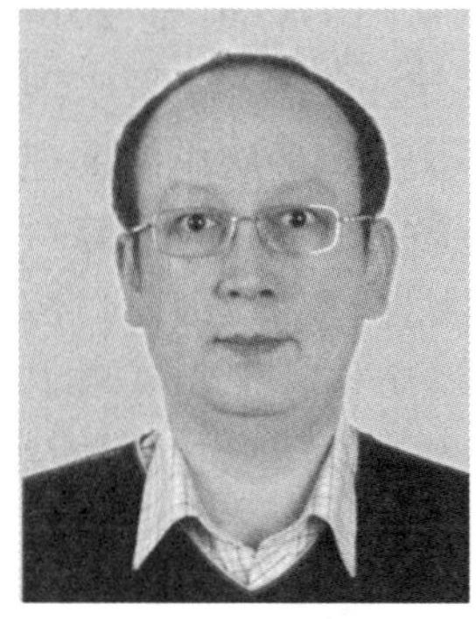

李志强，男，回族，1967 年 6 月出生。教授，博士，硕士生导师。1990 年本科毕业于兰州医学院口腔系，2005 年硕士毕业于兰州大学基础医学院，2009 年博士毕业于兰州大学生命科学学院。现任西北民族大学口腔医（学）院院长，任中华口腔医学会口腔预防专业委员会委员，中华口腔医学会甘肃口腔医学会副会长，兰州生命科学论坛副秘书长。

研究方向：预防口腔医学、牙体牙髓病学。2013 年入选国际牙医师学院院士；2014 年入选国家民委领军人才支持计划人选。发表论文 30 余篇，其中 SCI 收录 1 篇，第一作者 12 篇，通讯作者 6 篇；主编专著、教材 2 部，副主编 2 部；国家卫生计生委住院医师规范化培训教材“口腔全科”编委，国家卫生计生委全国高等学校五年制本科口腔医学专业“十二五”规划国家级数字教材《牙体牙髓病学》编委，获实用新型专利 1 项。获得 2005 年全国第三次口腔流行病学调查先进个人称号，作为主持人获兰州市科技进步三等奖，2011 年甘肃省省级精品课程《牙体牙髓病学》主持人，2013 年甘肃省省级教学团队“口腔内科学”主持人；目前主持国家自然基金 2 项、省部级项目 6 项。

（西北民族大学口腔医学院供稿）

2014 年新增列口腔医学博士研究生导师

曹正国

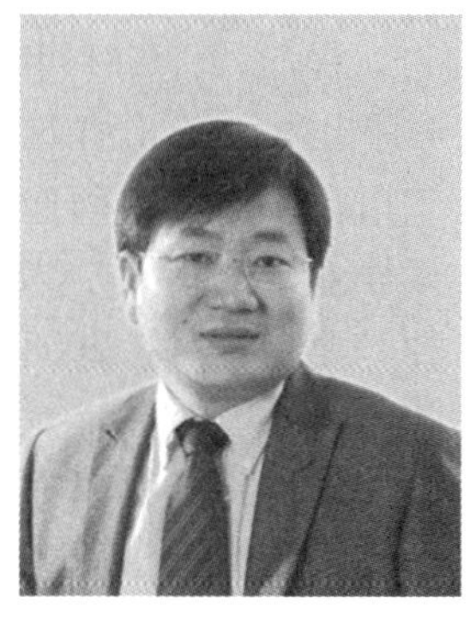

曹正国，男，1976 年 8 月出生于湖北鄂州。教授，主任医师，博士生导师。1999 年本科毕业于武汉大学口腔医学院（原湖北医科大学口腔医学院）。2002 年在武汉大学口腔医学院获得口腔临床医学硕士学位；2005 年在武汉大学口腔医学院获得口腔临床医学博士学位；2008 年至 2010 年在美国 Baylor College of Dentistry 作高级博士后。2010 年入选武汉大学口腔医学院杰出青年第一层次人才，2012 年度入选湖北省“楚天学子”，2013 年获聘武汉大学珞珈特聘教授。现任武汉大学口腔医学院牙周科常务副主任（主持工作），为中华口腔医学会牙周病专委会常务委员，国家自然科学基金委同行评议专家及浙江省自然科学基金评审省外专家。

主持完成国家自然科学青年基金和教育部博士点新教师基金各 1 项，目前主持国家自然科学基金面上项目，湖北省科技攻关项目子课题及武汉市青年科技人才晨光计划项目各 1 项。研究方向为牙周病的宿主致病机制研究；利用转基因及基因敲除/沉默等进行颌骨及牙周组织的发育和矿化相关研究。已发表 SCI 论文 25 篇（14 篇第一作者，累积影响因子 40 分，其中已在最好国际骨矿化研究杂志上 JBMR 上发表 3 篇文章），中华权威期刊论文 2 篇，统计源期刊论文 7 篇，综述 4 篇，参编专著 5 部；在国内外重要学术会议上交流论文 20 篇。

（武汉大学口腔医学院供稿）

陈凤山

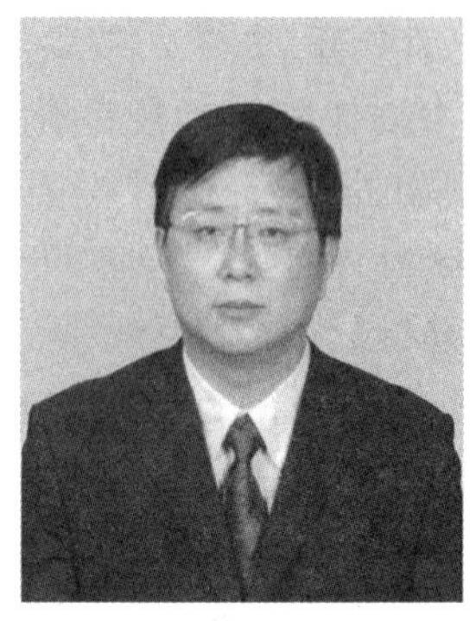

陈凤山，男，1969 年 7 月出生于河北省河间市。1992 年毕业于上海铁道医学院口腔医学系，后留校任教。1998 年在白求恩医科大学口腔医学院，获得口腔正畸硕士学位。2002 年至 2006 年赴日本新泻大学齿学部攻读，获博士学位。现任同济大学口腔医学院口腔正畸科主任医师、教授、博士研究生导师，从事口腔正畸临床及基础研究。

先后获得教育部、上海市及国家自然科学基金 5 项，发表 SCI 论文多篇，获得国家专利 2 项，负责或参与多项教改课题，参编国家卫生计生委全国高等院校研究生口腔医学专业“十二五”规划教材《口腔正畸学》。兼任《American journal of orthodontics and dentofacial orthopedics》、《Journal of dental research》、《Angle orthodontics》、《Plos one》、《Clinical oral implants research》等杂志审稿专家。

（同济大学口腔医学院供稿）

陈曦

陈曦，男，1969 年 10 月出生于广东省。博士，主任医师，北京海外高层次人才聚集工程特聘教授，博士生导师。现任首都医科大学附属北京口腔医院老年口腔病科主任，国际牙科研究协会老年口腔医学专委会常务理事，美国牙科研究协会理事会理事，北京口腔医学会常务理事。1993 年毕业于华西医科大学口腔医学院；2008 年获美国明尼苏达大学医学信息学博士学位及老年临床口腔医学专科医生资格证书；2008 年至 2014 年任美国北卡罗来纳大学口腔医学院助理教授和老年及残障口腔医学专科医生。长期从事老年及残障口腔医学的临床、教学和科研工作。主要从事老年及残障患者口腔疾病和全身健康相关性及心血管疾病患者口腔治疗临床路径研究。曾连续在世界顶级的老年医学、老年口腔医学杂志及其它重要期刊上发表论文。论文两次获选为《美国牙医协会杂志》封面文章。2012 年获得美国 NIH 杰出青年科学家职业发展奖励，是美国老年及残障口腔医学领域迄今为止唯一一位获此殊荣的医生。2013 年获得国际牙科研究协会老年口腔医学研究大奖第一名，并于 2013 年入选北京市海外高层次人才聚集工程。

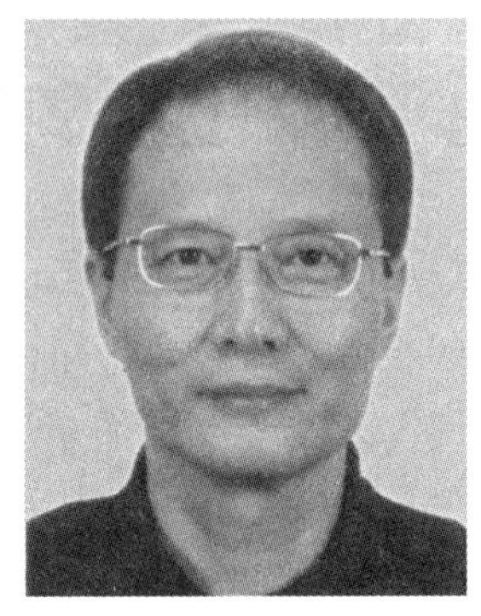

（首都医科大学口腔医学院供稿）

程磊

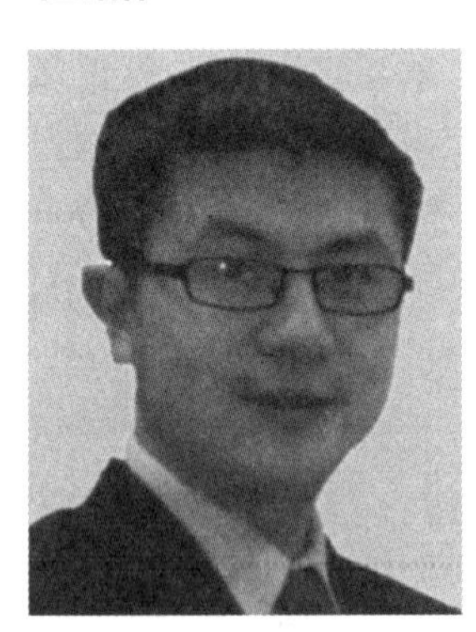

程磊，男，1981 年 4 月出生于四川省雅安市。2006 年本硕连读毕业于四川大学华西口腔医学院，2008 年至 2009 年在荷兰阿姆斯特丹牙科研究中心进行联合培养博士研究，2010 年于四川大学华西口腔医学院获口腔临床医学博士学位，2010 年至 2012 年在美国马里兰大学从事博士后研究。现任四川大学华西口腔医学院口腔内科学系副主任，副教授，博士研究生导师，中华口腔医学会牙体牙髓病学专业委员会青年委员、四川口腔医学会牙体牙髓病专业委员会委员。主要从事龋病病因及防治的基础与临床研究，主持国家自然科学基金、荷兰皇家艺术科学院国际合作课题在内的科研基金项目 8 项，发表学术论文 70 余篇，其中 SCI 收录 50 篇，参编中文专著 2 部，英文专著 3 部，入选教育部新世纪优秀人才支持计划，获得国际牙科研究协会（IADR）William J. Gies 奖等多个奖项，担任 Dental materials，ACS Applied Materials & Interfaces，BMC Microbiology 等 SCI 期刊的审稿人。

（四川大学华西口腔医学院供稿）

郭维华

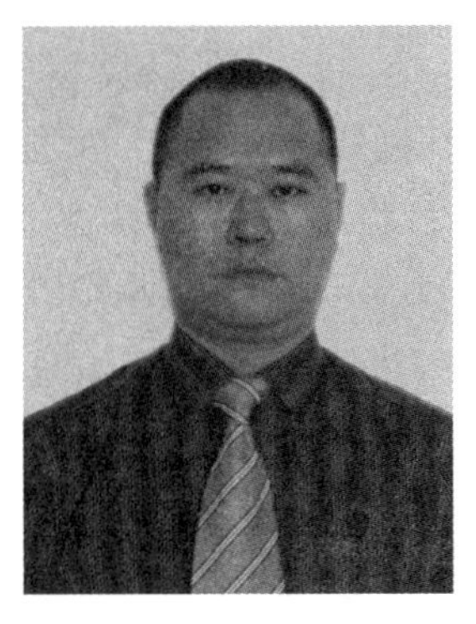

郭维华，男，1976 年 6 月生于云南省保山市。1994、2005 年毕业于昆明医学院口腔系，分别获得学士及硕士学位；2010 年在第四军医大学口腔医学院获得口腔基础医学博士学位；2012 年至 2013 年在美国哥伦比亚大学牙学院以 RESEARCH SCIENTIST 身份进行颅颌面生长发育研究。现任四川大学华西口腔医（学）院儿童口腔科教授、主任医师、博士研究生导师，口腔再生医学国家地方联合工程实验室及口腔转化医学教育部工程研究中心常务副主任。

主要研究方向为牙齿发育及再生与儿童错颌畸型的矫治及机理研究。被评为教育部新世纪优秀人才，云南省优秀硕士论文获得者，四川大学优秀青年学者，获云南省科技进步二等奖 1 项，为四川大学“青年骨干教师奖励计划”及四川大学华西口腔医学院学科建设突出贡献奖获得者。作为项目负责人主持国家国际科技合作项目、国家自然科学基金面上项目及教育部博士点基金等各类项目 10 余项。获国家发明专利授权 4 项，以第一作者或通讯作者在 SCI 收录杂志发表文章 30 余篇，参编高等学校本科生创新教材及研究生教材 3 部。兼任中华口腔医学会口腔生物医学专业委员会委员，中国生物医学工程学会组织工程与再生医学分会青年委员，国家基金委评审专家，J Clin Invest.、Stem Cells 及 Biomaterials 等 20 余个国际杂志审稿专家。

（四川大学华西口腔医学院供稿）

何福明

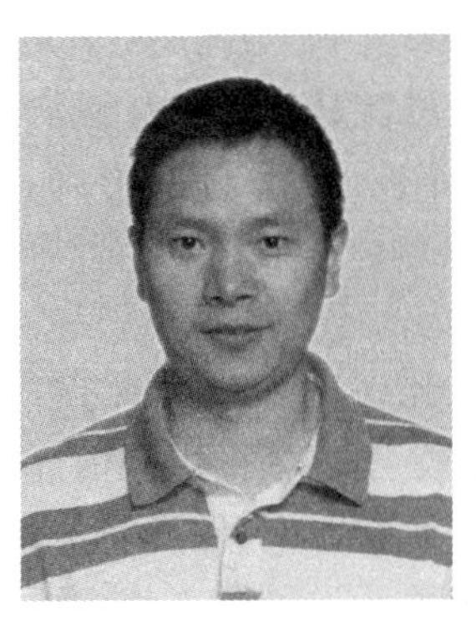

何福明，男，1974 年 10 月生于浙江义乌。1997 年本科毕业于浙江医科大学口腔系，2002 年在浙江大学医学院获得口腔临床医学硕士学位，2009 年在浙江大学医学院获得口腔临床医学博士学位。2010 年至 2011 年在多伦多大学牙学院及附属医院访问学习口腔种植修复。现任浙江大学医学院附属口腔医院主任医师，博士生导师。兼任中华口腔医学会口腔材料专委会委员，国际口腔种植组织会员（International Team of Implantology，ITI），美国骨性结合学会会员（Academy of Osseointegration，AO），中华口腔医学会口腔种植专委会会员，Journal of Materials Science：Materials in Medicine 杂志、《口腔医学》杂志的审稿人。

主要研究方向为口腔种植学的基础和临床研究以及口腔生物材料。主持国家自然基金项目 2 项，主持省自然基金项目 1 项，主持及参加省厅级科研课题多项。获得发明专利 2 项。入选 2011 年度浙江省 151 人才工程第三层次培养人员。

（浙江大学口腔医学院供稿）

黄芳

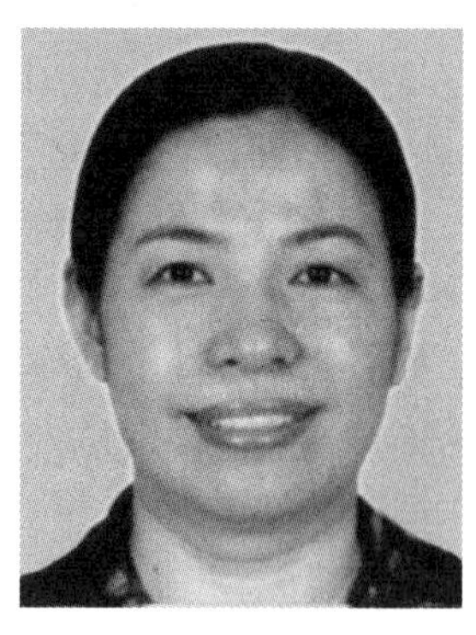

黄芳，女，1965 年 11 月出生于江西省新余市。1990 年本科毕业于中山医科大学口腔系，先后获中山大学口腔临床医学专业硕士和博士学位（博士研究生学历）。毕业后于中山大学第一附属医院东山院区从事口腔医学临床和教学工作，1995 年晋升主治医师，2001 年晋升副主任医师。2002 年调入中山大学光华口腔医学院附属口腔医院从事牙体牙髓病学医、教、研工作，2004 年被评为硕士生导师，2007 年担任儿童口腔科副主任，2013 年晋升为主任医师，2014 年评为博士生导师。

业务专长于儿童口腔病防治和牙体牙髓病诊断治疗，擅长儿童咬合诱导及年轻恒牙外伤的序列治疗。主要研究方向：殆发育；口颌疾病与中枢神经系统关系。科研工作主要围绕这两个方向，开展了褪黑素在牙齿发育方面的研究和口颌面疾病与中枢神经系统关系的研究，并且获得多项科研基金资助，包括主持国家自然科学基金资助项目 1 项，广东省科技计划项目 1 项，广东省卫生厅科研基金 1 项，校级课题 1 项。两个研究方向均涉及褪黑素在口腔颌面部的生物学作用，相关研究在国内外同行中是主要研究者之一，两个方向均取得了一些标志性的成果，以第一或通讯作者发表系列论文 20 余篇，其中 SCI 收录 11 篇（2 篇影响因子 > 5）。

（中山大学光华口腔医学院供稿）

刘法昱

刘法昱，男，1980 年出生于辽宁大连瓦房店市。2003 年毕业于中国医科大学口腔医学院，曾在山东潍坊医学院工作。2005 年考取

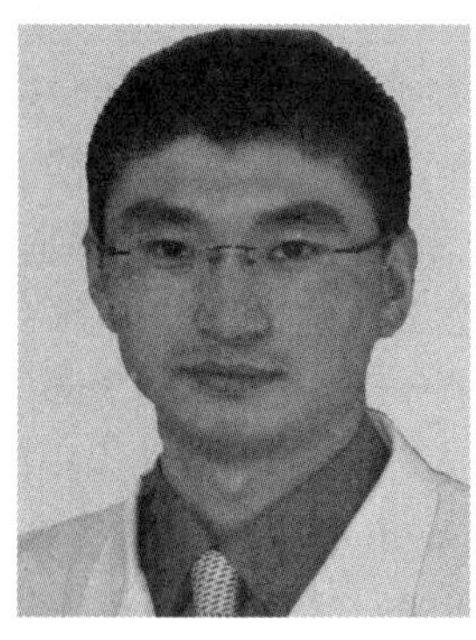

中国医科大学口腔医学院硕士研究生，师从著名的口腔颌面-头颈肿瘤专家孙长伏教授。2008 年硕士毕业留校工作。2012 年破格晋升副教授、副主任医师。2013 年博士毕业。

一直从事口腔颌面-头颈外科的临床、教学和科研工作，在头颈肿瘤基础和临床研究方面有较深的造诣。曾至世界最著名的美国 Sloan-Kettering 癌症治疗中心访问学习。主持国家自然科学基金 1 项，辽宁省高等学校优秀人才支持计划 1 项。参与完成国家自然科学基金等科研课题 3 项，省、市课题数项。以第一作者或通讯作者身份在国外 SCI 杂志发表高水平论文 8 篇，合作者身份发表 SCI 论文 30 余篇。参与编写人民卫生出版社出版的《头颈部缺损修复与重建》，获得辽宁省政府科技进步二等奖 1 项，三等奖 2 项。

（中国医科大学口腔医学院供稿）

马秦

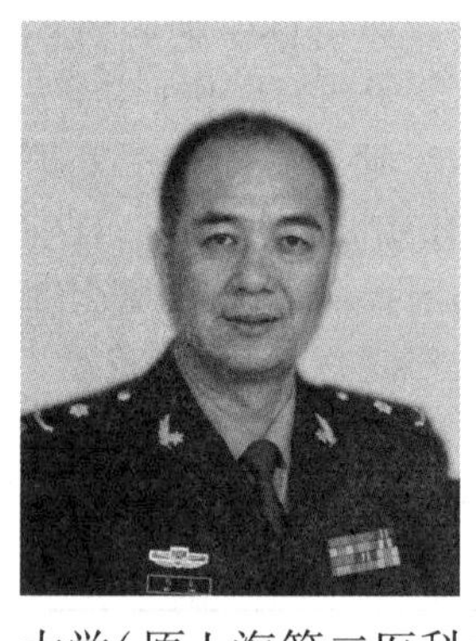

马秦，男，1966 年 2 月出生于陕西省西安市。1990 年毕业于第四军医大学口腔医学院，1998 年毕业于第四军医大学且获得口腔医学临床博士学位。1998 年至 2000 年在上海交通大学（原上海第二医科大学）口腔医学院临床医学博士后流动站口腔颌面外科专业博士后。1990 年至 1998 年在第四军医大学口腔医学院口腔颌面外科工作，任助教，医师和讲师，主治医师。2000 年至 2002 年在加拿大卡尔加里大学医学院关节创伤和炎症中心博士

后,2002 年至 2006 年在美国佛罗里达大学骨科和细胞生物系博士后。现任第四军医大学口腔医院颌面外科教授,主任医师。

研究方向为颌面部战创伤救治的基础与临床,颌面部硬组织复杂畸形与缺损的整复重建的基础研究和临床应用,下颌骨髁突软骨细胞增殖,分化及钙化的机制与颞颌关节病的关系。临床专长为颌面创伤救治,颌面部软硬组织复杂缺损修复重建,正颌外科和颞颌关节疾病的外科治疗。发表中英文专业论文 40 余篇,教学论文 10 余篇,获得专利 3 项。作为主要参加人之一获得陕西省科技进步一等奖一次。现任中华口腔医学会口腔颌面外科专业委员会委员,中华口腔医学会颞颌关节病及合学专业委员会委员,解放军口腔医学专业委员会委员。

(第四军医大学口腔医学院供稿)

莫安春

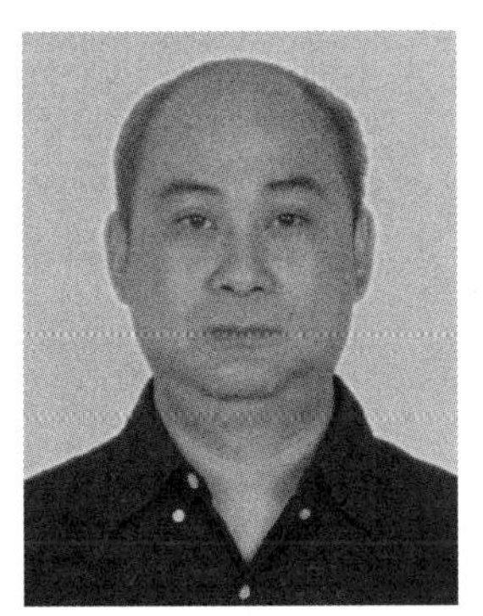

莫安春,男,1967 年 11 月出生于广西柳州。1991 年本科毕业于华西医科大学口腔医学院,1999 年在华西医科大学口腔医学院获得口腔临床医学硕士学位;2002 年在四川大学华西口腔医学院获口腔临床医学博士学位。2002 年到 2004 年在四川大学纳米生物材料研究中心从事博士后研究。

现任四川大学华西口腔医学院种植科教授,主任医师,博士研究生导师。2002 年毕业后留校工作。2009 年至 2012 年中华口腔医学会口腔种植专委会委员。现为四川口腔医学会口腔种植专业委员会副主任委员。

主持完成中国博士后基金项目及四川省科技攻关项目各 1 项,国家自然科学基金 2 项。目前主持四川省科技支撑项目及四川省科技支撑计划项目子项目各一项。研究方向为药物对种植体周骨整合的影响研究;口腔种植数字化诊疗技术的相关研究。现任微创口腔种植特色专科主任,擅长微创骨劈开术、即刻种植,严重萎缩的上颌骨上颌窦底微创内提升种植术等种植修复的关键技术和创新技术,并已在最好的国际种植临床研究杂志 CIDRR 上发表 3 篇口腔种植临床论文。已发表 SCI 论文 21 篇,中华权威期刊论文 4 篇,参编专业论著 3 部;在国内外重要学术会议上交流论文 12 篇。

(四川大学华西口腔医学院供稿)

孙瑶

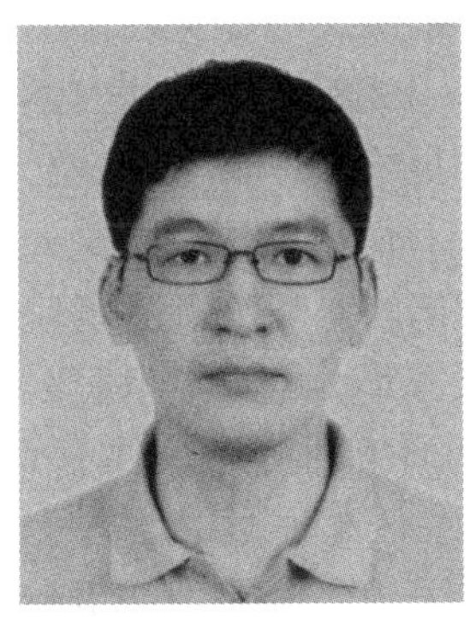

孙瑶,男,1980 年 9 月出生。哈尔滨人,籍贯河北。本科毕业于佳木斯大学口腔医学院,硕士毕业于哈尔滨医科大学口腔医学院,博士毕业于美国 TA&M 大学 Baylor 牙学院。现为同济大学口腔医学院教授、博士生导师。

研究领域为骨和牙齿发育和矿化,主要应用转基因和基因敲除小鼠等模式动物,在硬组织细胞外基质蛋白的翻译后修饰过程及相关机理研究方面有较丰富的经验。发表 SCI 论文 20 余篇,曾获得 IADR 青年学者奖等国际学会青年学者奖 5 项。先后入选中组部青年千人计划、教育部新世纪人才支持计划、上海卫生系统新优青等人才计划,主持自然基金在内的国家、省部级课题 10 余项。参编人民卫生出版社本科规划教材《口腔生物学》、研究生教材《口腔分子生物学和口腔实验动物模型》等。现为核心期刊《口腔颌面外科杂志》、《口腔医学》杂志编委,中华口腔医学会口腔生物医学专委会委员、国际/美国牙科研究会(IADR/AADR)会员、美国解剖学会

(AAA)会员、国际口腔种植学会(ITI)会员。

(同济大学口腔医学院供稿)

汤晓飞

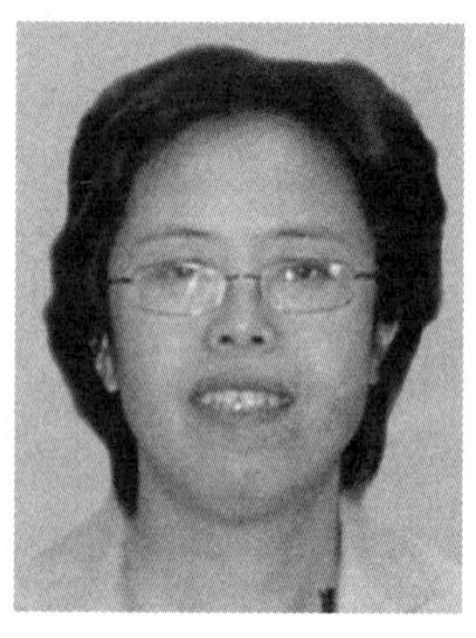

汤晓飞,女,江苏人,1963 年出生于吉林省。1986 年吉林大学(原白求恩医科大学)口腔系本科毕业后就职于吉林大学口腔医学院病理科。自 1986 年参加工作以来,一直从事口腔疾病及肿瘤的临床病理诊断工作,较好地掌握了口腔常见疾病及疑难疾病的临床病理诊断,积累了丰富的经验。1998 年在吉林大学口腔医学院获口腔颌面外科学博士学位,2000 年至 2001 年间在日本东京医科齿科大学齿学部分子病理讲座作为访问学者从事口腔癌研究。2004 年调至首都医科大学口腔医学院病理科工作。现任研究所办公室主任,口腔基础教研室主任,主任医师,教授,博士生导师。兼任中华口腔医学会口腔病理学会常务委员、北京市口腔医学理事会理事、国家科技奖励评审专家、教育部科技奖审励评专家、卫生部国家医学考试中心合格分数线判断专家、国家自然科学基金项目评审专家等职务。主要研究方向为口腔癌及癌前病变的发病机制及干预。获省市级科研成果三等奖 3 项,承担科研课题 10 余项,其中:主持国家自然科学基金项目 2 项,北京市自然科学基金项目 2 项。发表科研论文 60 余篇,其中:SCI 收录英文文章 10 篇,作为副主编参编论著 2 部。

(首都医科大学口腔医学院)

汤亚玲

汤亚玲,女,1976 年 12 月出生于湖北省武穴市。1999 年毕业于华西医科大学,2002 年

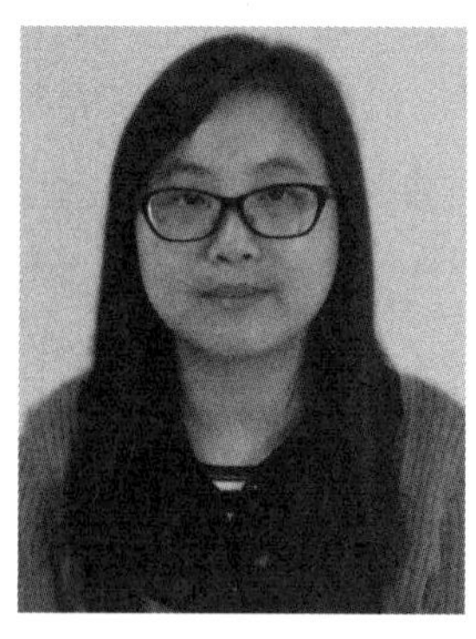

获四川大学华西口腔医学院硕士学位,2013 年获四川大学华西口腔医学院医学博士学位。2011 年至 2012 年前往美国国立卫生研究院(NIH)癌症研究所(NCI)进行研修。现任四川大学华西口腔医院病理科教授、博士研究生导师,任中华口腔医学会第五届口腔病理专委会委员和中国合格评定国家认可委员会(CNAS)医学实验室(病理)评审员。作为负责人,获得国家自然科学基金青年基金 1 项和面上项目 1 项,以第一作者或通讯作者身份发表 SCI 论文共 15 篇,以副主编身份出版专著一本,获实用新型专利 1 项。2014 年获中国口腔病理杰出青年奖;2014 年获中华医学科技奖三等奖(排名第 3);2014 年获四川省科学技术进步奖三等奖(排名第 3);2014 年获云南省科学技术进步二等奖(排名第 4);2012 年获高等学校科学研究优秀成果奖科技进步二等奖(排名第 13)。

(四川大学华西口腔医学院供稿)

吴琳

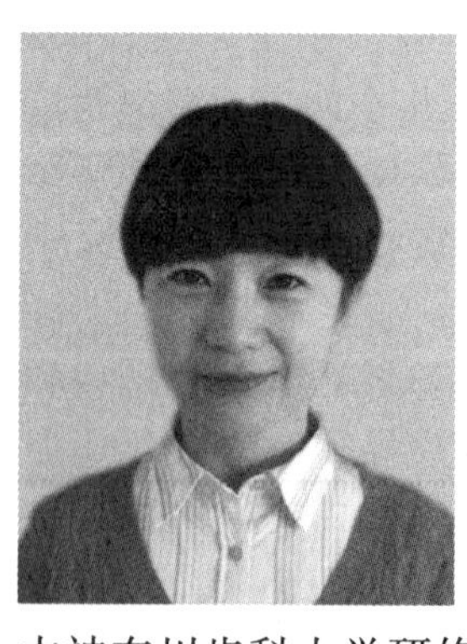

吴琳,女,1969 年 10 月出生于辽宁省。1992 年毕业于中国医科大学,并于 1999 年和 2006 年在中国医科大学口腔医学院分别获得口腔医学硕士和博士学位,2001 年至 2002 年日本神奈川齿科大学研修,2012 年至 2013 美国纽约州立大学生物医学工程系研修。现为中国医科大学附属口腔医院教授、主任医师、博士生导师,修复科和修复教研室副主任、党支

部书记。兼任中华口腔医学会口腔修复专委会常委，辽宁省口腔修复专委会副主任委员，中华口腔医学会口腔医学计算机专业委员会委员，中国机械工程学会生物材料表面工程专业委员会委员。参加工作以来，一直从事口腔修复临床诊疗、教学和科研工作，临床工作擅长牙体美学修复和可摘局部义齿修复。接受了多学科系统培训，在生物材料的组织学、细胞和分子生物学实验、动物体内评价方面，积累了较为丰富的科研经验。主持承担国家"863"计划一级协作课题 2 项，省部级课题 5 项，横向课题 2 项。

（中国医科大学口腔医学院供稿）

夏娟

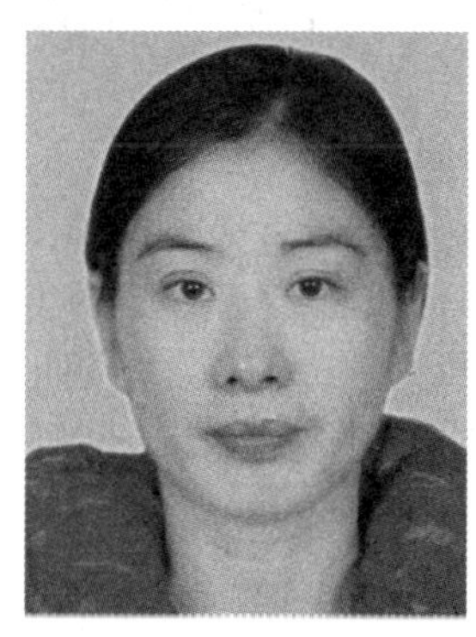

夏娟，女，1975 年出生。江苏扬州人。主任医师，博士生导师。1993 年至 2004 年于四川大学华西口腔医学院攻读口腔医学本科、硕士、博士学位。2004 年 6 月博士毕业后即在中山大学光华口腔医学院黏膜科工作。2014 年至 2016 年在美国南加州大学颅颌面分子生物学研究中心做访问学者研究。现任中山大学光华口腔医学院黏膜科主任，中华口腔医学会口腔黏膜病专委会委员、广东省口腔医学会口腔黏膜病专委会副主任委员。对口腔黏膜疾病的诊治具有丰富的临床经验，尤其擅长口腔黏膜炎症免疫性疾病、皮肤黏膜联合病损、放化疗所致口腔黏膜并发症等疾病的综合治疗。长期从事口腔黏膜病的基础与临床研究，特别是口腔黏膜癌变的分子发病机制及防治的研究。2012 年入选教育部"新世纪优秀人才支持计划"。主持国家及省部级科研项目 5 项。到目前为止，已在国内外学术期刊发表论文 30 余篇（SCI 收录论文约 17 篇），参编论著 4 部，广东省科学技术奖二等奖、三等奖各 1 项(第二完成人)。

（中山大学光华口腔医学院）

许彪

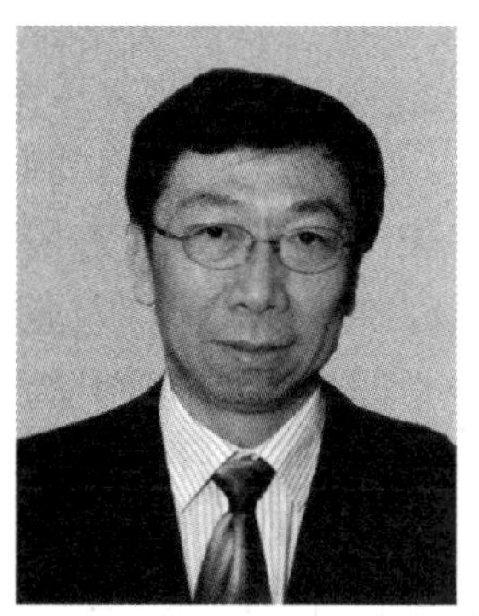

许彪，男，1962 年生，江苏常州人。教授，医学博士。1984 年毕业于四川医学院口腔系，在昆明医学院口腔系从事医疗、教学和科研工作；1986 年考入华西医科大学口腔医学院师从王翰章教授攻读口腔颌面创伤与整形硕士学位，1989 年获硕士学位。1996 年破格晋升副教授，2001 年破格晋升教授。2002 年云南省人民政府授予"云南省中青年学术和技术带头人称号"。2003 年任昆明医学院口腔学院副院长，2008 年获医学博士学位，现任昆明医科大学口腔医学院/附属口腔医院院长、国际牙医师学院院士、云南省中青年学术和技术带头人。中华口腔医学会口腔颌面外科专业委员会委员，中华口腔医学会颞下颌关节及颌学专业委员会委员，中国医师协会美容与整形医师分会全国委员，云南省口腔医学会会长等。曾到美国、澳大利亚、新西兰及泰国等国家短期访问学习。

获云南省自然科学三等奖一项，云南省科技进步三等奖三项，云南省卫生厅科技进步二等奖一项。1994 年、1998 年获国家自然科学基金资助主持进行"云南省少数民族头面部器官微机测量研究"和"云南省少数民族头面部器官形态观察及相关对比研究"，该研究成果为体质人类学、民族学、口腔颌面外科以及整形外科等相关学科的研究提供了重要基础数据。主持及参与云南省自然科学基金资助项目 7 项。已在全国有关专业杂志发表论文 100 余篇，参编论著 3 本。近五年来共获科研经费及培养经费 100 余万元，现在主要从事头面部器官的体质人类学、颌骨损伤及骨愈合、以及面神经损伤等有关问题基础研究和一些专科临床问题研究。

（昆明医科大学口腔医学院供稿）

袁泉

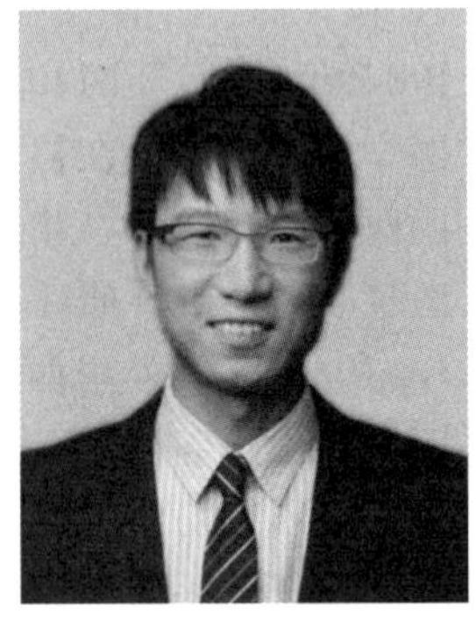

袁泉，男，1980 年 10 月出生于重庆江津。2005 年毕业于四川大学，获口腔临床医学七年制硕士学位，2007 年到 2008 年在日本广岛大学进行联合培养博士学习，2008 年获四川大学口腔临床医院博士学位。2009 年到 2011 年在美国哈佛大学牙学院从事博士后研究。现任四川大学华西口腔医学院教授，博士生导师，口腔修复学系主任。兼任中华口腔医学会口腔种植专业委员会委员，口腔教育专业委员会和口腔生物专业委员会青年委员；四川省口腔种植专业委员会副主任委员；《华西口腔医学杂志》常务编委。主要从事口腔种植与骨生物学研究，重点阐述骨代谢异常的分子机制，及其对口腔种植体骨结合的影响。主持多项国际，国家和省部级课题，发表 SCI 论文 30 余篇，入选教育部新世纪优秀人才计划和四川省杰出青年人才支持计划。

（四川大学华西口腔医学院供稿）

张君

张君，男，1962 年 8 月出生，山东聊城人。1985 年，毕业于山东医科大学口腔医学系（现山东大学）并留校，一直从事口腔正畸学的教学、临床和科研工作。在教学、临床和科研工作方面均有较全面的知识积累和丰富的工作经验。现为山东大学口腔医学院（山东省口腔医院/山东大学口腔医院）教授，博士研究生导师。中华口腔正畸专委会委员，山东省口腔正畸分会常委。国内核心专业学术期刊《上海口腔医学》和《山东大学学报（医学版）》编委和审稿专家。主要研究方向：口腔生物力学和牙周组织改建；颅颌面畸形影像学诊治；临床颅颌面畸形诊断和治疗技术的改进和完善。

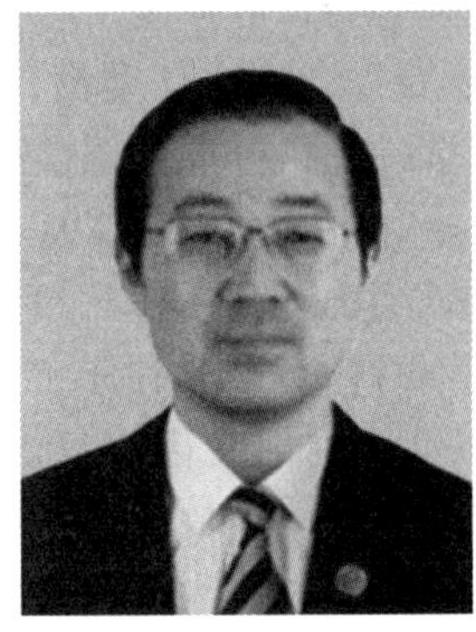

自 2000 年到现在，在国内外专业学术期刊上发表论著 149 篇。其中 SCI 收录论著 5 篇，EI 收录论著 3 篇，CSSCI 收录论著 1 篇，MEDLINE 收录论著 40 篇，其它核心期刊论著 34 篇。参编专业著作 3 部。主持国家自然基金课题 1 项和省部级科研课题 10 项，厅级课题和市级课题各 1 项，主研省部级课题 7 项。近几年先后荣获省科技进步三等奖第 1 位 1 项，厅局级科技成果奖 7 项，获国家发明专利 3 项和实用新型专利 5 项。直接指导研究生十三届共 44 人，现已毕业 33 人。

（山东大学口腔医学院供稿）

张凌琳

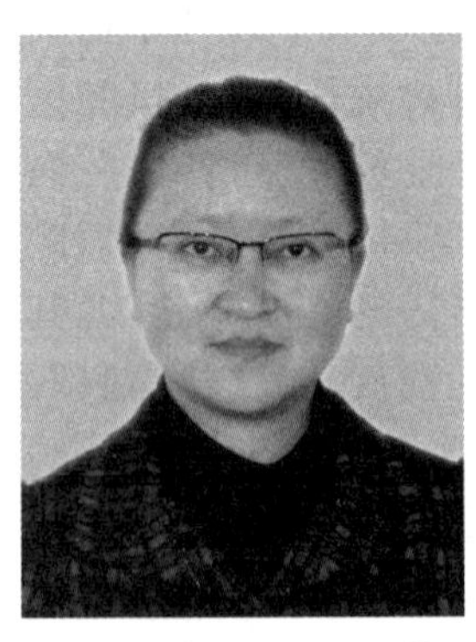

张凌琳，女，1976 年 9 月出生于四川省乐山市。医学博士，副教授，博士研究生导师。1995 年于华西医科大学口腔医学院 7 年制本硕连读，2002 年获口腔医学学士、硕士学位，同年留校从事医教研工作至今。2005 年于四川大学华西口腔医学院攻读博士研究生，2009 年获博士学位。2007 年至 2008 年，由留学基金委公派到加拿大英属哥伦比亚大学（University of British Columbia)牙学院研修。2014 年 1 月始于美国加州大学洛杉矶分校(University of California Los Angeles)牙学院研修。主要从事龋病病因及其防治研究。先后主持国家自然科学基金项目 3 项、省部级科研课题 3 项,获教育部新世纪优秀人才支持计划。主编、参编教材与专著 6 部,发表论文 50 余篇,以第一或通讯作者身份发表 SCI 论文 10 篇,获国家发明专利 2 项。

(四川大学华西口腔医学院供稿)

张旻

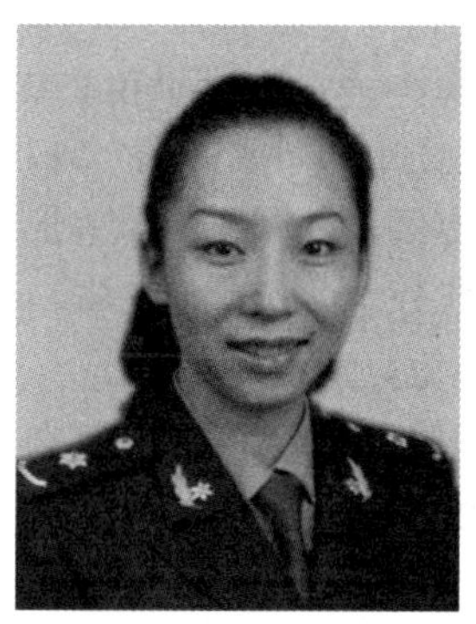

张旻,女,1973 年 11 月出生于新疆乌鲁木齐。1995 年本科毕业于第四军医大学口腔医学院,先后于 2000 年和 2005 年在第四军医大学口腔医学院获得口腔医学硕士学位及口腔医学博士学位。2007 年至 2008 年在日本大阪大学齿学院做访问学者。现任第四军医大学口腔医学院急诊与综合临床科副主任、副主任医师、副教授、博士研究生导师。兼任中国生物力学专业委员会委员、中华口腔医学会颞下颌关节病学与合学专业委员会青年委员、陕西省口腔医学会全科与民营口腔医疗分会常委、陕西省预防医学会口腔保健专业委员会常委,并担任国家基金委评审专家、《牙体牙髓牙周病学杂志》编委。主要研究方向为口腔生物力学。围绕该研究方向以第一负责人先后获得国家自然科学基金 4 项。研究成果先后获得 IADR 中国分会杰出青年学者奖、在日华人生命科学优秀论文奖、亚太地区医学生物工程学大会青年学者奖等,并参与获得陕西省科技进步一等奖和军队科技进步二等奖各一项。在国内外公开杂志发表论文 70 余篇,其中以第一作者或通讯作者发表 SCI/EI 收录论文 27 篇,获得国家发明专利及实用新型专利授权 3 项。

(第四军医大学口腔医学院供稿)

张韬

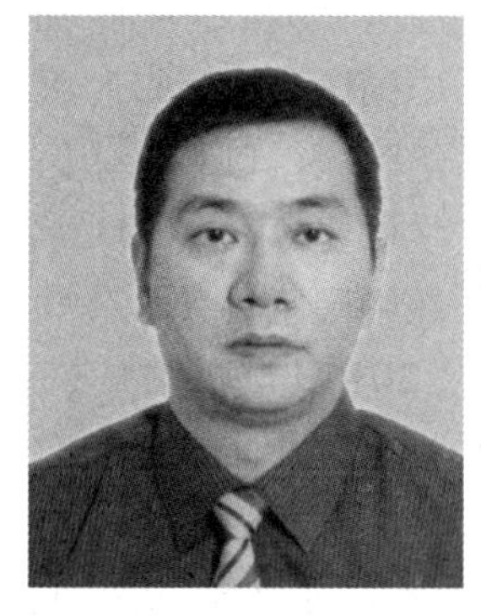

张韬,男,1969 年 11 月出生于河南省洛阳市。1992 年毕业于郑州大学医学院口腔医学系,1997 年中国医学科学院北京协和医院获口腔颌面外科硕士学位,2005 年获中国协和医科大学中国医学科学院整形外科博士学位。2007 年获香港大学医学院郑裕彤奖学金在香港大学玛丽医院头颈及整形重建外科学习半年;2010 年作为 Surgical Fellow 在美国马里兰大学医学中心颌面外科工作一年,主要工作方向为颌面肿瘤及头颈部缺损的显微外科重建;2011 年获国家公派留学选派,作为访问学者分别在美国 MD Anderson 癌症中心、哈佛大学医学院头颈及整形重建外科进行临床研修。现为中国医学科学院北京协和医院口腔颌面外科教授、主任医师、博士研究生导师,主要从事口腔颌面-头颈肿瘤,头颈缺损畸形整形,显微外科重建、口腔颌面损伤等工作。2004 年至 2013 年五次作为第一完成人获北京协和医院医疗成果奖。作为课题负责人承担完成国家、北京市及部级课题 4 项,北京协和医院科研基金 3 项;作为课题第二负责人完成北京市自然科学基金 1 项;参加国家科技部“十二五”科技支撑计划课题 1 项。以第一作者及通讯作者在国内外权威期刊发表论著 20 篇,其中 SCI 论著 4 篇。兼任北京自然科学基金评审专家、《Head and Neck》、《Plastic aestheic research》、《Ann oral maxillofacial》及《中华临床医师杂志》审稿专家。

(中国医学科学院北京协和医院供稿)

张颖

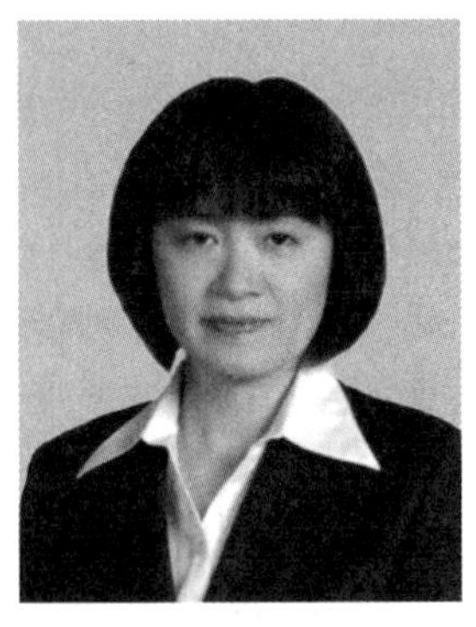

张颖，女，1969年7月出生于辽宁省沈阳市。1992年毕业于中国医科大学口腔医学院，1994年在中国医科大学口腔医学院获得口腔临床医学硕士学位，2003年在中国医科大学公共卫生学院获得博士学位。2010年至2011年，在美国伊利诺伊州立大学芝加哥分校牙学院作为访问学者从事龋病预防的研究。2014年至2015年，美国杜克大学访问学者，从事卫生政策和体系科学的研究。

现任中国医科大学口腔医学院口腔预防科主任，教授，主任医师，博士研究生导师，国际牙医师学院院士、国际牙科研究会（IADR）会员。兼任中华口腔医学会口腔预防专业委员会常委、中华预防医学会口腔卫生保健专业委员会常委，辽宁省口腔医学会口腔预防专业委员会主任委员，辽宁省口腔病防治办公室主任。国家卫生计生委“十二五”规划数字教材《口腔预防医学》编委，《中国实用口腔科杂志》、《广东牙病防治》等杂志编委。主持并参与多项国家自然科学基金、省部级重大科技计划项目的研究工作。

（中国医科大学口腔医学院供稿）

赵克

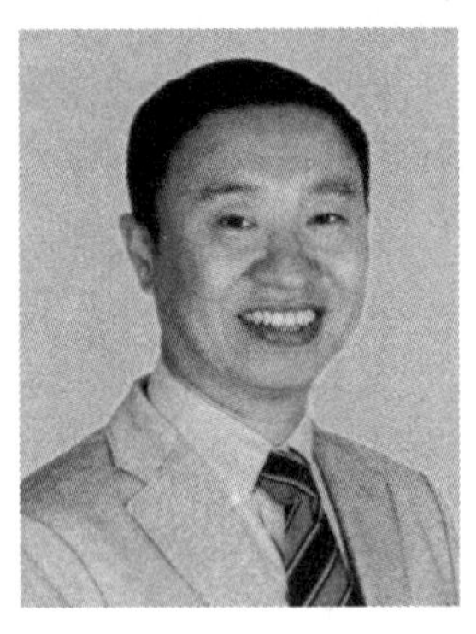

赵克，男，1970年4月出生于河南省郑州市。教授，主任医师，博士研究生导师。1995年硕士毕业于郑州大学，2000年博士毕业于武汉大学，同年赴四川大学华西口腔医学院从事博士后研究工作，2002年出站后在中山大学附属口腔医院从事口腔修复学、口腔材料学及口腔种植的医疗、教学与科研工作。2009年至2010年于德国University of Freiburg大学牙学院访问学者。现任中华口腔医学会口腔修复学、口腔材料学专委会常委，中国整形美容协会口腔整形美容分会委员，广东省口腔医学会口腔修复学专委会副主任委员等。

擅长牙美学与微创修复，种植义齿，复杂牙列缺损修复等。致力于牙科全瓷材料及修复体疲劳与失效行为，多孔金属种植材料的生物学行为等基础研究及牙修复、牙种植的循证医学研究。主持国家自然科学基金面上项目3项，国家科技支撑计划子课题1项，省部厅级科研与教学课题5项。以第一或通信作者在国内外学术刊物发表论文60余篇（SCI收录11篇）。现指导在读硕士生10名，毕业硕士生25名。

（中山大学光华口腔医学院供稿）

逝世人物

李宏毅(1915—2014)

中国著名口腔医学专家、口腔医学教育家、中国儿童口腔医学创始人之一、北京大学口腔医院儿童口腔科李宏毅教授因病医治无效,于 2014 年 2 月 3 日凌晨 3 时在北京不幸逝世,享年 99 岁。

李宏毅教授,1915 年 12 月生于北京市。1944 年毕业于华西协合大学牙医学院(现四川大学华西口腔医学院),获博士学位。历任华西协合大学儿童牙病学助教、讲师,北京医科大学副教授、教授,北京大学教授。李宏毅教授作为中国儿童口腔医学界的先驱,为中国儿童口腔医学事业的创建和发展奉献了毕生精力,他以高超的诊断水平、高尚的医德医风、辛勤耕耘培养人才的园丁精神、严谨求实的学术作风为中国儿童口腔医学事业的发展做出了卓越贡献。

法律法规

中华人民共和国教育部令 第 35 号

《高等学校学术委员会规程》已于 2014 年 1 月 8 日经教育部 2014 年第 1 次部长办公室会议审议通过，现予公布，自 2014 年 3 月 1 日起施行。

教育部部长 袁贵仁

二〇一四年一月二十九日

高等学校学术委员会规程

第一章 总则

第一条 为促进高等学校规范和加强学术委员会建设，完善内部治理结构，保障学术委员会在教学、科研等学术事务中有效发挥作用，根据《中华人民共和国高等教育法》及相关规定，制定本规程。

第二条 高等学校应当依法设立学术委员会，健全以学术委员会为核心的学术管理体系与组织架构；并以学术委员会作为校内最高学术机构，统筹行使学术事务的决策、审议、评定和咨询等职权。

实施本科以上教育的普通高等学校学术委员会的组成、职责与运行等，适用本规程。

第三条 高等学校应当充分发挥学术委员会在学科建设、学术评价、学术发展和学风建设等事项上的重要作用，完善学术管理的体制、制度和规范，积极探索教授治学的有效途径，尊重并支持学术委员会独立行使职权，并为学术委员会正常开展工作提供必要的条件保障。

第四条 高等学校学术委员会应当遵循学术规律，尊重学术自由、学术平等，鼓励学术创新，促进学术发展和人才培养，提高学术质量；应当公平、公正、公开地履行职责，保障教师、科研人员和学生在教学、科研和学术事务管理中充分发挥主体作用，促进学校科学发展。

第五条 高等学校应当结合实际，依据本规程，制定学术委员会章程或者通过学校章程，具体明确学术委员会组成、职责，以及委员的产生程序、增补办法，会议制度和议事规则及其他本规程未尽事宜。

第二章 组成规则

第六条 学术委员会一般应当由学校不同学科、专业的教授及具有正高级以上专业技术职务的人员组成，并应当有一定比例的青年教师。

学术委员会人数应当与学校的学科、专业设置相匹配，并为不低于 15 人的单数。其中，担任学校及职能部门党政领导职务的委员，不超过委员总人数的 14；不担任党政领导职务及院系主要负责人的专任教授，不少于委员总人数的 12。

学校可以根据需要聘请校外专家及有关方面代表，担任专门学术事项的特邀委员。

第七条 学术委员会委员应当具备以下

条件：

（一）遵守宪法法律，学风端正、治学严谨、公道正派；

（二）学术造诣高，在本学科或者专业领域具有良好的学术声誉和公认的学术成果；

（三）关心学校建设和发展，有参与学术议事的意愿和能力，能够正常履行职责；

（四）学校规定的其他条件。

第八条　学校应当根据学科、专业构成情况，合理确定院系（学部）的委员名额，保证学术委员会的组成具有广泛的学科代表性和公平性。

学术委员会委员的产生，应当经自下而上的民主推荐、公开公正的遴选等方式产生候选人，由民主选举等程序确定，充分反映基层学术组织和广大教师的意见。

特邀委员由校长、学术委员会主任委员或者 13 以上学术委员会委员提名，经学术委员会同意后确定。

第九条　学术委员会委员由校长聘任。

学术委员会委员实行任期制，任期一般可为 4 年，可连选连任，连任最长不超过 2 届。

学术委员会每次换届，连任的委员人数应不高于委员总数的 23。

第十条　学术委员会设主任委员 1 名，可根据需要设若干名副主任委员。主任委员可由校长提名，全体委员选举产生；也可以采取直接由全体委员选举等方式产生，具体办法由学校规定。

第十一条　学术委员会可以就学科建设、教师聘任、教学指导、科学研究、学术道德等事项设立若干专门委员会，具体承担相关职责和学术事务；应当根据需要，在院系（学部）设置或者按照学科领域设置学术分委员会，也可以委托基层学术组织承担相应职责。

各专门委员会和学术分委员会根据法律规定、学术委员会的授权及各自章程开展工作，向学术委员会报告工作，接受学术委员会的指导和监督。

学术委员会设立秘书处，处理学术委员会的日常事务；学术委员会的运行经费，应当纳入学校预算安排。

第十二条　学术委员会委员在任期内有下列情形，经学术委员会全体会议讨论决定，可免除或同意其辞去委员职务：

（一）主动申请辞去委员职务的；

（二）因身体、年龄及职务变动等原因不能履行职责的；

（三）怠于履行职责或者违反委员义务的；

（四）有违法、违反教师职业道德或者学术不端行为的；

（五）因其他原因不能或不宜担任委员职务的。

第三章　职责权限

第十三条　学术委员会委员享有以下权利：

（一）知悉与学术事务相关的学校各项管理制度、信息等；

（二）就学术事务向学校相关职能部门提出咨询或质询；

（三）在学术委员会会议中自由、独立地发表意见，讨论、审议和表决各项决议；

（四）对学校学术事务及学术委员会工作提出建议、实施监督；

（五）学校章程或者学术委员会章程规定的其他权利。

特邀委员根据学校的规定，享有相应权利。

第十四条　学术委员会委员须履行以下义务：

（一）遵守国家宪法、法律和法规，遵守学术规范、恪守学术道德；

（二）遵守学术委员会章程，坚守学术专业判断，公正履行职责；

（三）勤勉尽职，积极参加学术委员会会

议及有关活动；

（四）学校章程或者学术委员会章程规定的其他义务。

第十五条　学校下列事务决策前，应当提交学术委员会审议，或者交由学术委员会审议并直接做出决定：

（一）学科、专业及教师队伍建设规划，以及科学研究、对外学术交流合作等重大学术规划；

（二）自主设置或者申请设置学科专业；

（三）学术机构设置方案，交叉学科、跨学科协同创新机制的建设方案、学科资源的配置方案；

（四）教学科研成果、人才培养质量的评价标准及考核办法；

（五）学位授予标准及细则，学历教育的培养标准、教学计划方案、招生的标准与办法；

（六）学校教师职务聘任的学术标准与办法；

（七）学术评价、争议处理规则，学术道德规范；

（八）学术委员会专门委员会组织规程，学术分委员会章程；

（九）学校认为需要提交审议的其他学术事务。

第十六条　学校实施以下事项，涉及对学术水平做出评价的，应当由学术委员会或者其授权的学术组织进行评定：

（一）学校教学、科学研究成果和奖励，对外推荐教学、科学研究成果奖；

（二）高层次人才引进岗位人选、名誉（客座）教授聘任人选，推荐国内外重要学术组织的任职人选、人才选拔培养计划人选；

（三）自主设立各类学术、科研基金、科研项目以及教学、科研奖项等；

（四）需要评价学术水平的其他事项。

第十七条　学校做出下列决策前，应当通报学术委员会，由学术委员会提出咨询意见：

（一）制订与学术事务相关的全局性、重大发展规划和发展战略；

（二）学校预算决算中教学、科研经费的安排和分配及使用；

（三）教学、科研重大项目的申报及资金的分配使用；

（四）开展中外合作办学、赴境外办学，对外开展重大项目合作；

（五）学校认为需要听取学术委员会意见的其他事项。

学术委员会对上述事项提出明确不同意见的，学校应当做出说明、重新协商研究或者暂缓执行。

第十八条　学术委员会按照有关规定及学校委托，受理有关学术不端行为的举报并进行调查，裁决学术纠纷。

学术委员会调查学术不端行为、裁决学术纠纷，应当组织具有权威性和中立性的专家组，从学术角度独立调查取证，客观公正地进行调查认定。专家组的认定结论，当事人有异议的，学术委员会应当组织复议，必要的可以举行听证。

对违反学术道德的行为，学术委员会可以依职权直接撤销或者建议相关部门撤销当事人相应的学术称号、学术待遇，并可以同时向学校、相关部门提出处理建议。

第四章　运行制度

第十九条　学术委员会实行例会制度，每学期至少召开 1 次全体会议。根据工作需要，经学术委员会主任委员或者校长提议，或者 13 以上委员联名提议，可以临时召开学术委员会全体会议，商讨、决定相关事项。

学术委员会可以授权专门委员会处理专项学术事务，履行相应职责。

第二十条　学术委员会主任委员负责召集和主持学术委员会会议，必要时，可以委托副主任委员召集和主持会议。学术委员会委员全体会议应有23以上委员出席方可举行。

学术委员会全体会议应当提前确定议题并通知与会委员。经与会13以上委员同意，可以临时增加议题。

第二十一条　学术委员会议事决策实行少数服从多数的原则，重大事项应当以与会委员的23以上同意，方可通过。

学术委员会会议审议决定或者评定的事项，一般应当以无记名投票方式做出决定；也可以根据事项性质，采取实名投票方式。

学术委员会审议或者评定的事项与委员本人及其配偶和直系亲属有关，或者具有利益关联的，相关委员应当回避。

第二十二条　学术委员会会议可以根据议题，设立旁听席，允许相关学校职能部门、教师及学生代表列席旁听。

学术委员会做出的决定应当予以公示，并设置异议期。在异议期内如有异议，经13以上委员同意，可召开全体会议复议。经复议的决定为终局结论。

第二十三条　学术委员会应当建立年度报告制度，每年度对学校整体的学术水平、学科发展、人才培养质量等进行全面评价，提出意见、建议；对学术委员会的运行及履行职责的情况进行总结。

学术委员会年度报告应提交教职工代表大会审议，有关意见、建议的采纳情况，校长应当做出说明。

第五章　附则

第二十四条　高等职业学校、成人高等学校可以参照本规程，结合自身特点，确定学术委员会的组成及职责，制定学术委员会章程。

第二十五条　高等学校现有学术委员会的组成、职责等与本规程不一致的，学校通过经核准的章程已予以规范的，可以按照学校章程的规定实施；学校章程未规定的，应当按照本规程进行调整、规范。

第二十六条　本规程自2014年3月1日起施行。

教育部此前发布的有关规章、文件中的相关规定与本规程不一致的，以本规程为准。

中华人民共和国教育部令　第36号

《普通高等学校招生违规行为处理暂行办法》已经于2014年6月9日第17次部长办公会议审议通过，现予公布，自公布之日起施行。

教育部部长　袁贵仁

二〇一四年七月八日

普通高等学校招生违规行为处理暂行办法

第一章　总则

第一条　为规范对普通高等学校招生违规行为的处理，保证招生公开、公平、公正，根据《中华人民共和国教育法》《中华人民共和国高等教育法》等法律法规，制定本办法。

第二条　本办法所称普通高等学校（以下简称高校）招生，是指高校通过国家教育考试或者国家认可的入学方式选拔录取本科、专科学生的活动。

高校、高级中等学校(含中等职业学校,以下简称高中)、招生考试机构、主管教育行政部门及其招生工作人员、考生等,在高校招生工作过程中,违反国家有关教育法律法规和国家高等教育招生管理规定的行为认定及处理,适用本办法。

第三条 国务院教育行政部门主管全国高校招生工作。

县级以上各级人民政府教育行政部门按照职责分工,依法处理各类违反国家高等教育招生管理制度的行为。

国务院有关主管部门在职责范围内加强对所属高校招生的监督管理。

第四条 高校招生应当遵循公开、公平、公正原则,接受考生、社会的监督。

高校招生接受监察部门的监督。

第五条 对高校招生违规行为的处理,应当事实清楚、证据确凿、依据明确、程序合法、处理适当。

第二章 违规行为认定及处理

第六条 高校违反国家招生管理规定,有下列情形之一的,由主管教育行政部门责令限期改正,给予警告或者通报批评;情节严重的,给予减少招生计划、暂停特殊类型招生试点项目或者依法给予停止招生的处理。对直接负责的主管人员和其他直接责任人员,视情节轻重依法给予相应处分;涉嫌犯罪的,依法移送司法机关处理。

(一)发布违反国家规定的招生简章,或者进行虚假宣传、骗取钱财的;

(二)未按照信息公开的规定公开招生信息的;

(三)超出核定办学规模招生或者擅自调整招生计划的;

(四)违反规定降低标准录取考生或者拒绝录取符合条件的考生的;

(五)在特殊类型招生中出台违反国家规定的报考条件,或者弄虚作假、徇私舞弊,录取不符合条件的考生的;

(六)违规委托中介机构进行招生录取,或者以承诺录取为名向考生收取费用的;

(七)其他违反国家招生管理规定的行为。

第七条 高中有下列情形之一的,由主管教育行政部门责令限期改正,给予警告或者通报批评。对直接负责的主管人员和其他直接责任人员,视情节轻重依法给予相应处分;涉嫌犯罪的,依法移送司法机关处理。

(一)未按照规定的标准和程序,以照顾特定考生为目的,滥用推荐评价权力的;

(二)未按规定公示享受优惠政策的考生名单、各类推荐考生的名额、名单及相关证明材料的;

(三)在考生报名、推荐等工作过程中出具与事实不符的成绩单、推荐材料、证明材料等虚假材料,在学生综合素质档案中虚构事实或者故意隐瞒事实的;

(四)违规办理学籍档案、违背考生意愿为考生填报志愿或者有偿推荐、组织生源的;

(五)其他违反国家招生管理规定的行为。

第八条 招生考试机构违反国家招生管理规定,有下列情形之一的,由主管教育行政部门责令限期改正,给予警告或者通报批评。对直接负责的主管人员和其他直接责任人员,视情节轻重依法给予相应处分;涉嫌犯罪的,依法移送司法机关处理。

(一)为高校擅自超计划招生办理录取手续的;

(二)对降低标准违规录取考生进行投档的;

(三)违反录取程序投档操作的;

(四)在招生结束后违规补录的;

(五)未按照信息公开的规定公开招生工

作信息的；

（六）对高校录取工作监督不力、造成严重不良后果的；

（七）其他违反国家招生管理规定的行为。

第九条　省级教育行政部门违反有关管理职责，有下列情形之一的，由国务院教育行政部门责令限期改正，并可给予通报批评。对直接负责的主管人员和其他直接责任人员，由有关主管部门依法给予处分；涉嫌犯罪的，依法移送司法机关处理。

（一）出台与国家招生政策相抵触的招生规定或者超越职权制定招生优惠政策的；

（二）擅自扩大国家核定的招生规模和追加招生计划，擅自改变招生计划类型的；

（三）要求招生考试机构和高校违规录取考生的；

（四）对高校和招生考试机构招生工作监管不力、造成严重不良后果的；

（五）其他违反国家招生管理规定的行为。

第十条　招生工作人员有下列情形之一的，其所在单位应当立即责令暂停其负责的招生工作，由有关部门视情节轻重依法给予相应处分或者其他处理；涉嫌犯罪的，依法移送司法机关处理。

（一）违规更改考生报名、志愿、资格、分数、录取等信息的；

（二）对已录取考生违规变更录取学校或者专业的；

（三）在特殊类型招生中泄露面试考核考官名单或者利用职务便利请托考核评价的教师，照顾特定考生的；

（四）泄露尚未公布的考生成绩、考生志愿、录取分数线等可能影响录取公正信息的，或者对外泄露、倒卖考生个人信息的；

（五）为考生获得相关招生资格弄虚作假、徇私舞弊的；

（六）违反回避制度，应当回避而没有回避的；

（七）索取或收受考生及家长财物，接受宴请等可能影响公正履职活动安排的；

（八）参与社会中介机构或者个人非法招生活动的；

（九）其他影响高校招生公平、公正的行为。

第十一条　考生有下列情形之一的，应当如实记入其考试诚信档案。下列行为在报名阶段发现的，取消报考资格；在入学前发现的，取消入学资格；入学后发现的，取消录取资格或者学籍；毕业后发现的，由教育行政部门宣布学历、学位证书无效，责令收回或者予以没收；涉嫌犯罪的，依法移送司法机关处理。

（一）提供虚假姓名、年龄、民族、户籍等个人信息，伪造、非法获得证件、成绩证明、荣誉证书等，骗取报名资格、享受优惠政策的；

（二）在综合素质评价、相关申请材料中提供虚假材料、影响录取结果的；

（三）冒名顶替入学，由他人替考入学或者取得优惠资格的；

（四）其他严重违反高校招生规定的弄虚作假行为。

违反国家教育考试规定、情节严重受到停考处罚，在处罚结束后继续报名参加国家教育考试的，由学校决定是否予以录取。

第三章　招生责任制及责任追究

第十二条　实行高校招生工作问责制。高校校长、招生考试机构主要负责人、教育行政部门主要负责人是招生工作的第一责任人，对本校、本部门、本地区的招生工作负全面领导责任。

在招生工作中，因违规行为造成严重后果和恶劣影响的，除追究直接负责人的责任外，还应当根据领导干部问责的相关规定，对有关责任人实行问责。

第十三条　对在高校招生工作中违规人

员的处理，由有权查处的部门按照管理权限，依据《中华人民共和国行政监察法》《行政机关公务员处分条例》《事业单位工作人员处分暂行规定》等相关规定，依法予以监察处理、作出处分决定或者给予其他处理。

第十四条 高校招生工作以外的其他人员违规插手、干预招生工作，影响公平公正、造成严重影响和后果的，相关案件线索移送纪检监察机关或者司法机关查处。

第十五条 出现本办法第二章规定的违规情形的，有关主管部门应当立即启动相关程序，进行调查处理。情节严重、影响恶劣或者案情复杂、社会影响大的，应当及时上报，必要时由国务院教育行政部门参与或者直接进行处理。

第十六条 对有关责任人员违规行为的处理，应当按照国家规定的程序进行。对有关责任人员和考生的违规行为调查和收集证据，应当有 2 名以上工作人员。作出处理决定之前，应当听取当事人的陈述和申辩。

第十七条 对处理决定不服的有关责任人员和考生，可以按照国家有关规定提出复核或者申诉；符合法律规定受案范围的，可以依法提起行政复议或者诉讼。

第四章 附 则

第十八条 本办法所称特殊类型招生，是指自主选拔录取、艺术类专业、体育类专业、保送生等类型的高校招生。

第十九条 研究生招生、成人高校招生有关违规行为的处理，参照本办法执行。

第二十条 本办法自发布之日起施行。

中华人民共和国教育部令 第 37 号

《普通高等学校理事会规程(试行)》已经 2014 年 7 月 8 日第 21 次部长办公会议审议通过，现予发布，自 2014 年 9 月 1 日起施行。

教育部部长 袁贵仁

二〇一四年七月十六日

普通高等学校理事会规程(试行)

第一条 为推进中国特色现代大学制度建设，健全高等学校内部治理结构，促进和规范高等学校理事会建设，增强高等学校与社会的联系、合作，根据《中华人民共和国高等教育法》及国家有关规定，制定本规程。

第二条 本规程所称理事会，系指国家举办的普通高等学校(以下简称：高等学校)根据面向社会依法自主办学的需要，设立的由办学相关方面代表参加，支持学校发展的咨询、协商、审议与监督机构，是高等学校实现科学决策、民主监督、社会参与的重要组织形式和制度平台。

高等学校使用董事会、校务委员会等名称建立的相关机构适用本规程。

第三条 高等学校应当依据本规程及学校章程建立并完善理事会制度，制定理事会章程，明确理事会在学校治理结构中的作用、职能，增强理事会的代表性和权威性，健全与理事会成员之间的协商、合作机制；为理事会及其成员了解和参与学校相关事务提供条件保障和工作便利。

第四条 高等学校应当结合实际，在以下事项上充分发挥理事会的作用：

（一）密切社会联系，提升社会服务能力，与相关方面建立长效合作机制；

（二）扩大决策民主，保障与学校改革发展相关的重大事项，在决策前，能够充分听取相关方面意见；

（三）争取社会支持，丰富社会参与和支持高校办学的方式与途径，探索、深化办学体制改革；

（四）完善监督机制，健全社会对学校办学与管理活动的监督、评价机制，提升社会责任意识。

第五条 理事会一般应包含以下方面的代表：

（一）学校举办者、主管部门、共建单位的代表；

（二）学校及职能部门相关负责人，相关学术组织负责人，教师、学生代表；

（三）支持学校办学与发展的地方政府、行业组织、企业事业单位和其他社会组织等理事单位的代表；

（四）杰出校友、社会知名人士、国内外知名专家等；

（五）学校邀请的其他代表。

各方面代表在理事会所占的比例应当相对均衡，有利于理事会充分、有效地发挥作用。

第六条 理事会组成人员一般不少于21人，可分为职务理事和个人理事。

职务理事由相关部门或者理事单位委派；理事单位和个人理事由学校指定机构推荐或者相关组织推选。学校主要领导和相关职能部门负责人可以确定为当然理事。

根据理事会组成规模及履行职能的需要和学校实际，可以设立常务理事、名誉理事等。

第七条 理事会每届任期一般为5年，理事可以连任。

理事会可设理事长一名，副理事长若干名。理事长可以由学校提名，由理事会全体会议选举产生；也可以由学校举办者或者学校章程规定的其他方式产生。

第八条 理事、名誉理事应当具有良好的社会声誉、在相关行业、领域具有广泛影响，积极关心、支持学校发展，有履行职责的能力和愿望。

理事、名誉理事不得以参加理事会及相关活动，获得薪酬或者其他物质利益；不得借职务便利获得不当利益。

第九条 理事会主要履行以下职责：

（一）审议通过理事会章程、章程修订案；

（二）决定理事的增补或者退出；

（三）就学校发展目标、战略规划、学科建设、专业设置、年度预决算报告、重大改革举措、学校章程拟定或者修订等重大问题进行决策咨询或者参与审议；

（四）参与审议学校开展社会合作、校企合作、协同创新的整体方案及重要协议等，提出咨询建议，支持学校开展社会服务；

（五）研究学校面向社会筹措资金、整合资源的目标、规划等，监督筹措资金的使用；

（六）参与评议学校办学质量，就学校办学特色与教育质量进行评估，提出合理化建议或者意见；

（七）学校章程规定或者学校委托的其他职能。

第十条 理事会应当建立例会制度，每年至少召开一次全体会议；也可召开专题会议，或者设立若干专门小组负责相关具体事务。

第十一条 理事会会议应遵循民主协商的原则，建立健全会议程序和议事规则，保障各方面代表能够就会议议题充分讨论、自主发表意见，并以协商或者表决等方式形成共识。

第十二条 理事会可以设秘书处，负责安排理事会会议,联系理事会成员,处理理事会的日常事务等。

高等学校应当提供必要的经费保证理事会正常开展活动。

第十三条　理事会组织、职责及运行的具体规则,会议制度,议事规则,理事的权利义务、产生办法等,应当通过理事会章程予以规定。

理事会章程经理事会全体会议批准后生效。

第十四条　高等学校应当向社会公布理事会组成及其章程。

理事会应当主动公开相关信息及履行职责的情况,接受教职工、社会和高等学校主管部门的监督。

第十五条　已设立理事会或相关机构的普通高等学校,其组成或者职责与本规程不一致的,应依据本规程予以调整。

高等职业学校可以参照本章程组建理事会,并可以按照法律和国家相关规定,进一步明确行业企业代表在理事会的地位与作用。

民办高等学校理事会或者董事会依据《民办教育促进法》组建并履行职责,不适用本规程;但可参照本规程,适当扩大理事会组成人员的代表性。

第十六条　本规程自 2014 年 9 月 1 日起施行。

中华人民共和国国务院令　第 650 号

《医疗器械监督管理条例》已经 2014 年 2 月 12 日国务院第 39 次常务会议修订通过,现将修订后的《医疗器械监督管理条例》公布,自 2014 年 6 月 1 日起施行。

总理　李克强

二〇一四年三月七日

医疗器械监督管理条例

(2000 年 1 月 4 日中华人民共和国国务院令第 276 号公布 2014 年 2 月 12 日国务院第 39 次常务会议修订通过)

第一章　总则

第一条　为了保证医疗器械的安全、有效,保障人体健康和生命安全,制定本条例。

第二条　在中华人民共和国境内从事医疗器械的研制、生产、经营、使用活动及其监督管理,应当遵守本条例。

第三条　国务院食品药品监督管理部门负责全国医疗器械监督管理工作。国务院有关部门在各自的职责范围内负责与医疗器械有关的监督管理工作。

县级以上地方人民政府食品药品监督管理部门负责本行政区域的医疗器械监督管理工作。县级以上地方人民政府有关部门在各自的职责范围内负责与医疗器械有关的监督管理工作。

国务院食品药品监督管理部门应当配合国务院有关部门,贯彻实施国家医疗器械产业规划和政策。

第四条　国家对医疗器械按照风险程度实行分类管理。

第一类是风险程度低,实行常规管理可以保证其安全、有效的医疗器械。

第二类是具有中度风险，需要严格控制管理以保证其安全、有效的医疗器械。

第三类是具有较高风险，需要采取特别措施严格控制管理以保证其安全、有效的医疗器械。

评价医疗器械风险程度，应当考虑医疗器械的预期目的、结构特征、使用方法等因素。

国务院食品药品监督管理部门负责制定医疗器械的分类规则和分类目录，并根据医疗器械生产、经营、使用情况，及时对医疗器械的风险变化进行分析、评价，对分类目录进行调整。制定、调整分类目录，应当充分听取医疗器械生产经营企业以及使用单位、行业组织的意见，并参考国际医疗器械分类实践。医疗器械分类目录应当向社会公布。

第五条　医疗器械的研制应当遵循安全、有效和节约的原则。国家鼓励医疗器械的研究与创新，发挥市场机制的作用，促进医疗器械新技术的推广和应用，推动医疗器械产业的发展。

第六条　医疗器械产品应当符合医疗器械强制性国家标准；尚无强制性国家标准的，应当符合医疗器械强制性行业标准。

一次性使用的医疗器械目录由国务院食品药品监督管理部门会同国务院卫生计生主管部门制定、调整并公布。重复使用可以保证安全、有效的医疗器械，不列入一次性使用的医疗器械目录。对因设计、生产工艺、消毒灭菌技术等改进后重复使用可以保证安全、有效的医疗器械，应当调整出一次性使用的医疗器械目录。

第七条　医疗器械行业组织应当加强行业自律，推进诚信体系建设，督促企业依法开展生产经营活动，引导企业诚实守信。

第二章　医疗器械产品注册与备案

第八条　第一类医疗器械实行产品备案管理，第二类、第三类医疗器械实行产品注册管理。

第九条　第一类医疗器械产品备案和申请第二类、第三类医疗器械产品注册，应当提交下列资料：

（一）产品风险分析资料；

（二）产品技术要求；

（三）产品检验报告；

（四）临床评价资料；

（五）产品说明书及标签样稿；

（六）与产品研制、生产有关的质量管理体系文件；

（七）证明产品安全、有效所需的其他资料。

医疗器械注册申请人、备案人应当对所提交资料的真实性负责。

第十条　第一类医疗器械产品备案，由备案人向所在地设区的市级人民政府食品药品监督管理部门提交备案资料。其中，产品检验报告可以是备案人的自检报告；临床评价资料不包括临床试验报告，可以是通过文献、同类产品临床使用获得的数据证明该医疗器械安全、有效的资料。

向我国境内出口第一类医疗器械的境外生产企业，由其在我国境内设立的代表机构或者指定我国境内的企业法人作为代理人，向国务院食品药品监督管理部门提交备案资料和备案人所在国（地区）主管部门准许该医疗器械上市销售的证明文件。

备案资料载明的事项发生变化的，应当向原备案部门变更备案。

第十一条　申请第二类医疗器械产品注册，注册申请人应当向所在地省、自治区、直辖市人民政府食品药品监督管理部门提交注册申请资料。申请第三类医疗器械产品注册，注册申请人应当向国务院食品药品监督管理部门提交注册申请资料。

向我国境内出口第二类、第三类医疗器

械的境外生产企业，应当由其在我国境内设立的代表机构或者指定我国境内的企业法人作为代理人，向国务院食品药品监督管理部门提交注册申请资料和注册申请人所在国（地区）主管部门准许该医疗器械上市销售的证明文件。

第二类、第三类医疗器械产品注册申请资料中的产品检验报告应当是医疗器械检验机构出具的检验报告；临床评价资料应当包括临床试验报告，但依照本条例第十七条的规定免于进行临床试验的医疗器械除外。

第十二条 受理注册申请的食品药品监督管理部门应当自受理之日起 3 个工作日内将注册申请资料转交技术审评机构。技术审评机构应当在完成技术审评后向食品药品监督管理部门提交审评意见。

第十三条 受理注册申请的食品药品监督管理部门应当自收到审评意见之日起 20 个工作日内作出决定。对符合安全、有效要求的，准予注册并发给医疗器械注册证；对不符合要求的，不予注册并书面说明理由。

国务院食品药品监督管理部门在组织对进口医疗器械的技术审评时认为有必要对质量管理体系进行核查的，应当组织质量管理体系检查技术机构开展质量管理体系核查。

第十四条 已注册的第二类、第三类医疗器械产品，其设计、原材料、生产工艺、适用范围、使用方法等发生实质性变化，有可能影响该医疗器械安全、有效的，注册人应当向原注册部门申请办理变更注册手续；发生非实质性变化，不影响该医疗器械安全、有效的，应当将变化情况向原注册部门备案。

第十五条 医疗器械注册证有效期为 5 年。有效期届满需要延续注册的，应当在有效期届满 6 个月前向原注册部门提出延续注册的申请。

除有本条第三款规定情形外，接到延续注册申请的食品药品监督管理部门应当在医疗器械注册证有效期届满前作出准予延续的决定。逾期未作决定的，视为准予延续。

有下列情形之一的，不予延续注册：

（一）注册人未在规定期限内提出延续注册申请的；

（二）医疗器械强制性标准已经修订，申请延续注册的医疗器械不能达到新要求的；

（三）对用于治疗罕见疾病以及应对突发公共卫生事件急需的医疗器械，未在规定期限内完成医疗器械注册证载明事项的。

第十六条 对新研制的尚未列入分类目录的医疗器械，申请人可以依照本条例有关第三类医疗器械产品注册的规定直接申请产品注册，也可以依据分类规则判断产品类别并向国务院食品药品监督管理部门申请类别确认后依照本条例的规定申请注册或者进行产品备案。

直接申请第三类医疗器械产品注册的，国务院食品药品监督管理部门应当按照风险程度确定类别，对准予注册的医疗器械及时纳入分类目录。申请类别确认的，国务院食品药品监督管理部门应当自受理申请之日起 20 个工作日内对该医疗器械的类别进行判定并告知申请人。

第十七条 第一类医疗器械产品备案，不需要进行临床试验。申请第二类、第三类医疗器械产品注册，应当进行临床试验；但是，有下列情形之一的，可免于进行临床试验：

（一）工作机理明确、设计定型，生产工艺成熟，已上市的同品种医疗器械临床应用多年并且无严重不良事件记录，不改变常规用途的；

（二）通过非临床评价能够证明该医疗器械安全、有效的；

（三）通过对同品种医疗器械临床试验或者临床使用获得的数据进行分析评价，能够证明该医疗器械安全、有效的。

免于进行临床试验的医疗器械目录由国务院食品药品监督管理部门制定、调整并且公布。

第十八条　开展医疗器械临床试验，应当按照医疗器械临床试验质量管理规范的要求，在有资质的临床试验机构进行，并向临床试验提出者所在地省、自治区、直辖市人民政府食品药品监督管理部门备案。接受临床试验备案的食品药品监督管理部门应当将备案情况通报临床试验机构所在地的同级食品药品监督管理部门和卫生计生主管部门。

医疗器械临床试验机构资质认定条件和临床试验质量管理规范，由国务院食品药品监督管理部门会同国务院卫生计生主管部门制定并公布；医疗器械临床试验机构由国务院食品药品监督管理部门会同国务院卫生计生主管部门认定并公布。

第十九条　第三类医疗器械进行临床试验对人体具有较高风险的，应当经国务院食品药品监督管理部门批准。临床试验对人体具有较高风险的第三类医疗器械目录由国务院食品药品监督管理部门制定、调整并公布。

国务院食品药品监督管理部门审批临床试验，应当对拟承担医疗器械临床试验机构的设备、专业人员等条件，该医疗器械的风险程度，临床试验实施方案，临床受益与风险对比分析报告等进行综合分析。准予开展临床试验的，应当通报临床试验提出者以及临床试验机构所在地省、自治区、直辖市人民政府食品药品监督管理部门和卫生计生主管部门。

第三章　医疗器械生产

第二十条　从事医疗器械生产活动，应当具备下列条件：

（一）有与生产的医疗器械相适应的生产场地、环境条件、生产设备以及专业技术人员；

（二）有对生产的医疗器械进行质量检验的机构或者专职检验人员以及检验设备；

（三）有保证医疗器械质量的管理制度；

（四）有与生产的医疗器械相适应的售后服务能力；

（五）产品研制、生产工艺文件规定的要求。

第二十一条　从事第一类医疗器械生产的，由生产企业向所在地设区的市级人民政府食品药品监督管理部门备案并提交其符合本条例第二十条规定条件的证明资料。

第二十二条　从事第二类、第三类医疗器械生产的，生产企业应当向所在地省、自治区、直辖市人民政府食品药品监督管理部门申请生产许可并提交其符合本条例第二十条规定条件的证明资料以及所生产医疗器械的注册证。

受理生产许可申请的食品药品监督管理部门应当自受理之日起 30 个工作日内对申请资料进行审核，按照国务院食品药品监督管理部门制定的医疗器械生产质量管理规范的要求进行核查。对符合规定条件的，准予许可并发给医疗器械生产许可证；对不符合规定条件的，不予许可并书面说明理由。

医疗器械生产许可证有效期为 5 年。有效期届满需要延续的，依照有关行政许可的法律规定办理延续手续。

第二十三条　医疗器械生产质量管理规范应当对医疗器械的设计开发、生产设备条件、原材料采购、生产过程控制、企业的机构设置和人员配备等影响医疗器械安全、有效的事项作出明确规定。

第二十四条　医疗器械生产企业应当按照医疗器械生产质量管理规范的要求，建立健全与所生产医疗器械相适应的质量管理体系并保证其有效运行；严格按照经注册或者备案的产品技术要求组织生产，保证出厂的医疗器械符合强制性标准以及经注册或者备案的产品技术要求。

医疗器械生产企业应当定期对质量管理体系的运行情况进行自查，并向所在地省、自治区、直辖市人民政府食品药品监督管理部门提交自查报告。

第二十五条　医疗器械生产企业的生产条件发生变化，不再符合医疗器械质量管理体系要求的，医疗器械生产企业应当立即采取整改措施；可能影响医疗器械安全、有效的，应当立即停止生产活动，并向所在地县级人民政府食品药品监督管理部门报告。

第二十六条　医疗器械应当使用通用名称。通用名称应当符合国务院食品药品监督管理部门制定的医疗器械命名规则。

第二十七条　医疗器械应当有说明书、标签。说明书、标签的内容应当与经注册或者备案的相关内容一致。

医疗器械的说明书、标签应当标明下列事项：

（一）通用名称、型号、规格；

（二）生产企业的名称和住所、生产地址及联系方式；

（三）产品技术要求的编号；

（四）生产日期和使用期限或者失效日期；

（五）产品性能、主要结构、适用范围；

（六）禁忌症、注意事项以及其他需要警示或者提示的内容；

（七）安装和使用说明或者图示；

（八）维护和保养方法，特殊储存条件、方法；

（九）产品技术要求规定应当标明的其他内容。

第二类、第三类医疗器械还应当标明医疗器械注册证编号和医疗器械注册人的名称、地址及联系方式。

由消费者个人自行使用的医疗器械还应当具有安全使用的特别说明。

第二十八条　委托生产医疗器械，由委托方对所委托生产的医疗器械质量负责。受托方应当是符合本条例规定、具备相应生产条件的医疗器械生产企业。委托方应当加强对受托方生产行为的管理，保证其按照法定要求进行生产。

具有高风险的植入性医疗器械不得委托生产，具体目录由国务院食品药品监督管理部门制定、调整并公布。

第四章　医疗器械经营与使用

第二十九条　从事医疗器械经营活动，应当具有与经营规模和经营范围相适应的经营场所和贮存条件，以及与经营的医疗器械相适应的质量管理制度和质量管理机构或者人员。

第三十条　从事第二类医疗器械经营的，由经营企业向所在地设区的市级人民政府食品药品监督管理部门备案并提交其符合本条例第二十九条规定条件的证明资料。

第三十一条　从事第三类医疗器械经营的，经营企业应当向所在地设区的市级人民政府食品药品监督管理部门申请经营许可并提交其符合本条例第二十九条规定条件的证明资料。

受理经营许可申请的食品药品监督管理部门应当自受理之日起 30 个工作日内进行审查，必要时组织核查。对符合规定条件的，准予许可并发给医疗器械经营许可证；对不符合规定条件的，不予许可并书面说明理由。

医疗器械经营许可证有效期为 5 年。有效期届满需要延续的，依照有关行政许可的法律规定办理延续手续。

第三十二条　医疗器械经营企业、使用单位购进医疗器械，应当查验供货者的资质和医疗器械的合格证明文件，建立进货查验记录制度。从事第二类、第三类医疗器械批发业务以及第三类医疗器械零售业务的经营企业,还应当建立销售记录制度。

记录事项包括:

(一)医疗器械的名称、型号、规格、数量;

(二)医疗器械的生产批号、有效期、销售日期;

(三)生产企业的名称;

(四)供货者或者购货者的名称、地址及联系方式;

(五)相关许可证明文件编号等。

进货查验记录和销售记录应当真实,并按照国务院食品药品监督管理部门规定的期限予以保存。国家鼓励采用先进技术手段进行记录。

第三十三条　运输、贮存医疗器械,应当符合医疗器械说明书和标签标示的要求;对温度、湿度等环境条件有特殊要求的,应当采取相应措施,保证医疗器械的安全、有效。

第三十四条　医疗器械使用单位应当有与在用医疗器械品种、数量相适应的贮存场所和条件。

医疗器械使用单位应当加强对工作人员的技术培训,按照产品说明书、技术操作规范等要求使用医疗器械。

第三十五条　医疗器械使用单位对重复使用的医疗器械,应当按照国务院卫生计生主管部门制定的消毒和管理的规定进行处理。

一次性使用的医疗器械不得重复使用,对使用过的应当按照国家有关规定销毁并记录。

第三十六条　医疗器械使用单位对需要定期检查、检验、校准、保养、维护的医疗器械,应当按照产品说明书的要求进行检查、检验、校准、保养、维护并予以记录,及时进行分析、评估,确保医疗器械处于良好状态,保障使用质量;对使用期限长的大型医疗器械,应当逐台建立使用档案,记录其使用、维护、转让、实际使用时间等事项。记录保存期限不得少于医疗器械规定使用期限终止后 5 年。

第三十七条　医疗器械使用单位应当妥善保存购入第三类医疗器械的原始资料,并确保信息具有可追溯性。

使用大型医疗器械以及植入和介入类医疗器械的,应当将医疗器械的名称、关键性技术参数等信息以及与使用质量安全密切相关的必要信息记载到病历等相关记录中。

第三十八条　发现使用的医疗器械存在安全隐患的,医疗器械使用单位应当立即停止使用,并通知生产企业或者其他负责产品质量的机构进行检修;经检修仍不能达到使用安全标准的医疗器械,不得继续使用。

第三十九条　食品药品监督管理部门和卫生计生主管部门依据各自职责,分别对使用环节的医疗器械质量和医疗器械使用行为进行监督管理。

第四十条　医疗器械经营企业、使用单位不得经营、使用未依法注册、无合格证明文件以及过期、失效、淘汰的医疗器械。

第四十一条　医疗器械使用单位之间转让在用医疗器械,转让方应当确保所转让的医疗器械安全、有效,不得转让过期、失效、淘汰以及检验不合格的医疗器械。

第四十二条　进口的医疗器械应当是依照本条例第二章的规定已注册或者已备案的医疗器械。

进口的医疗器械应当有中文说明书、中文标签。说明书、标签应符合本条例规定以及相关强制性标准的要求,并在说明书中载明医疗器械的原产地以及代理人的名称、地址、联系方式。没有中文说明书、中文标签或者说明书、标签不符合本条规定的,不得进口。

第四十三条　出入境检验检疫机构依法对进口的医疗器械实施检验;检验不合格的,不得进口。

国务院食品药品监督管理部门应当及时向国家出入境检验检疫部门通报进口医疗器

械的注册和备案情况。进口口岸所在地出入境检验检疫机构应当及时向所在地设区的市级人民政府食品药品监督管理部门通报进口医疗器械的通关情况。

第四十四条 出口医疗器械的企业应当保证其出口的医疗器械符合进口国(地区)的要求。

第四十五条 医疗器械广告应当真实合法,不得含有虚假、夸大、误导性的内容。

医疗器械广告应当经医疗器械生产企业或者进口医疗器械代理人所在地省、自治区、直辖市人民政府食品药品监督管理部门审查批准,并取得医疗器械广告批准文件。广告发布者发布医疗器械广告,应当事先核查广告的批准文件及其真实性;不得发布未取得批准文件、批准文件的真实性未经核实或者广告内容与批准文件不一致的医疗器械广告。省、自治区、直辖市人民政府食品药品监督管理部门应当公布并及时更新已经批准的医疗器械广告目录以及批准的广告内容。

省级以上人民政府食品药品监督管理部门责令暂停生产、销售、进口和使用的医疗器械,在暂停期间不得发布涉及该医疗器械的广告。

医疗器械广告的审查办法由国务院食品药品监督管理部门会同国务院工商行政管理部门制定。

第五章　不良事件的处理与医疗器械的召回

第四十六条 国家建立医疗器械不良事件监测制度,对医疗器械不良事件及时进行收集、分析、评价、控制。

第四十七条 医疗器械生产经营企业、使用单位应当对所生产经营或者使用的医疗器械开展不良事件监测;发现医疗器械不良事件或者可疑不良事件,应当按照国务院食品药品监督管理部门的规定,向医疗器械不良事件监测技术机构报告。

任何单位和个人发现医疗器械不良事件或者可疑不良事件,有权向食品药品监督管理部门或者医疗器械不良事件监测技术机构报告。

第四十八条 国务院食品药品监督管理部门应当加强医疗器械不良事件监测信息网络建设。

医疗器械不良事件监测技术机构应当加强医疗器械不良事件信息监测,主动收集不良事件信息;发现不良事件或者接到不良事件报告的,应当及时进行核实、调查、分析,对不良事件进行评估,并向食品药品监督管理部门和卫生计生主管部门提出处理建议。

医疗器械不良事件监测技术机构应当公布联系方式,方便医疗器械生产经营企业、使用单位等报告医疗器械不良事件。

第四十九条 食品药品监督管理部门应当根据医疗器械不良事件评估结果及时采取发布警示信息以及责令暂停生产、销售、进口和使用等控制措施。

省级以上人民政府食品药品监督管理部门应当会同同级卫生计生主管部门和相关部门组织对引起突发、群发的严重伤害或者死亡的医疗器械不良事件及时进行调查和处理,并组织对同类医疗器械加强监测。

第五十条 医疗器械生产经营企业、使用单位应当对医疗器械不良事件监测技术机构、食品药品监督管理部门开展的医疗器械不良事件调查予以配合。

第五十一条 有下列情形之一的,省级以上人民政府食品药品监督管理部门应当对已注册的医疗器械组织开展再评价:

(一)根据科学研究的发展,对医疗器械的安全、有效有认识上的改变的;

（二）医疗器械不良事件监测、评估结果表明医疗器械可能存在缺陷的；

（三）国务院食品药品监督管理部门规定的其他需要进行再评价的情形。

再评价结果表明已经注册的医疗器械不能保证安全、有效的，由原发证部门注销医疗器械注册证，并向社会公布。被注销医疗器械注册证的医疗器械不得生产、进口、经营、使用。

第五十二条　医疗器械生产企业发现其生产的医疗器械不符合强制性标准、经注册或者备案的产品技术要求或者存在其他缺陷的，应当立即停止生产，通知相关生产经营企业、使用单位和消费者停止经营和使用，召回已经上市销售的医疗器械，采取补救、销毁等措施，记录相关情况，发布相关信息，并将医疗器械召回和处理情况向食品药品监督管理部门和卫生计生主管部门报告。

医疗器械经营企业发现其经营的医疗器械存在前款规定情形的，应当立即停止经营，通知相关生产经营企业、使用单位、消费者，并记录停止经营和通知情况。医疗器械生产企业认为属于依照前款规定需要召回的医疗器械，应当立即召回。

医疗器械生产经营企业未依照本条规定实施召回或者停止经营的，食品药品监督管理部门可以责令其召回或者停止经营。

第六章　监督检查

第五十三条　食品药品监督管理部门应当对医疗器械的注册、备案、生产、经营、使用活动加强监督检查，并对下列事项进行重点监督检查：

（一）医疗器械生产企业是否按照经注册或者备案的产品技术要求组织生产；

（二）医疗器械生产企业的质量管理体系是否保持有效运行；

（三）医疗器械生产经营企业的生产经营条件是否持续符合法定要求。

第五十四条　食品药品监督管理部门在监督检查中有下列职权：

（一）进入现场实施检查、抽取样品；

（二）查阅、复制、查封、扣押有关合同、票据、账簿以及其他有关资料；

（三）查封、扣押不符合法定要求的医疗器械，违法使用的零配件、原材料以及用于违法生产医疗器械的工具、设备；

（四）查封违反本条例规定从事医疗器械生产经营活动的场所。

食品药品监督管理部门进行监督检查，应当出示执法证件，保守被检查单位的商业秘密。

有关单位和个人应当对食品药品监督管理部门的监督检查予以配合，不得隐瞒有关情况。

第五十五条　对人体造成伤害或者有证据证明可能危害人体健康的医疗器械，食品药品监督管理部门可以采取暂停生产、进口、经营、使用的紧急控制措施。

第五十六条　食品药品监督管理部门应当加强对医疗器械生产经营企业和使用单位生产、经营、使用的医疗器械的抽查检验。抽查检验不得收取检验费和其他任何费用，所需费用纳入本级政府预算。

省级以上人民政府食品药品监督管理部门应当根据抽查检验结论及时发布医疗器械质量公告。

第五十七条　医疗器械检验机构资质认定工作按照国家有关规定实行统一管理。经国务院认证认可监督管理部门会同国务院食品药品监督管理部门认定的检验机构，方可对医疗器械实施检验。

食品药品监督管理部门在执法工作中需要对医疗器械进行检验的，应当委托有资质的医疗器械检验机构进行,并支付相关费用。

当事人对检验结论有异议的,可以自收到检验结论之日起 7 个工作日内选择有资质的医疗器械检验机构进行复检。承担复检工作的医疗器械检验机构应当在国务院食品药品监督管理部门规定的时间内作出复检结论。复检结论为最终检验结论。

第五十八条　对可能存在有害物质或者擅自改变医疗器械设计、原材料和生产工艺并存在安全隐患的医疗器械,按照医疗器械国家标准、行业标准规定的检验项目和检验方法无法检验的,医疗器械检验机构可以补充检验项目和检验方法进行检验;使用补充检验项目、检验方法得出的检验结论,经国务院食品药品监督管理部门批准,可作为食品药品监督管理部门认定医疗器械质量的依据。

第五十九条　设区的市级和县级人民政府食品药品监督管理部门应当加强对医疗器械广告的监督检查;发现未经批准、篡改经批准的广告内容的医疗器械广告,应当向所在地省、自治区、直辖市人民政府食品药品监督管理部门报告,由其向社会公告。

工商行政管理部门应当依照有关广告管理的法律、行政法规的规定,对医疗器械广告进行监督检查,查处违法行为。食品药品监督管理部门发现医疗器械广告违法发布行为,应当提出处理建议并按照有关程序移交所在地同级工商行政管理部门。

第六十条　国务院食品药品监督管理部门建立统一的医疗器械监督管理信息平台。食品药品监督管理部门应当通过信息平台依法及时公布医疗器械许可、备案、抽查检验、违法行为查处情况等日常监督管理信息。但是,不得泄露当事人的商业秘密。

食品药品监督管理部门对医疗器械注册人和备案人、生产经营企业、使用单位建立信用档案,对有不良信用记录的增加监督检查频次。

第六十一条　食品药品监督管理等部门应当公布本单位的联系方式,接受咨询、投诉、举报。食品药品监督管理等部门接到与医疗器械监督管理有关的咨询,应当及时答复;接到投诉、举报,应当及时核实、处理、答复。对咨询、投诉、举报情况及其答复、核实、处理情况,应当予以记录、保存。

有关医疗器械研制、生产、经营、使用行为的举报经调查属实的,食品药品监督管理等部门对举报人应当给予奖励。

第六十二条　国务院食品药品监督管理部门制定、调整、修改本条例规定的目录以及与医疗器械监督管理有关的规范,应当公开征求意见;采取听证会、论证会等形式,听取专家、医疗器械生产经营企业和使用单位、消费者以及相关组织等方面的意见。

第七章　法律责任

第六十三条　有下列情形之一的,由县级以上人民政府食品药品监督管理部门没收违法所得、违法生产经营的医疗器械和用于违法生产经营的工具、设备、原材料等物品;违法生产经营的医疗器械货值金额不足 1 万元的,并处 5 万元以上 10 万元以下罚款;货值金额 1 万元以上的,并处货值金额 10 倍以上 20 倍以下罚款;情节严重的,5 年以内不受理相关责任人及企业提出的医疗器械许可申请:

(一)生产、经营未取得医疗器械注册证的第二类、第三类医疗器械的;

(二)未经许可从事第二类、第三类医疗器械生产活动的;

(三)未经许可从事第三类医疗器械经营活动的。

有前款第一项情形、情节严重的,由原发证部门吊销医疗器械生产许可证或者医疗器械经营许可证。

第六十四条　提供虚假资料或者采取其他欺骗手段取得医疗器械注册证、医疗器械生产许可证、医疗器械经营许可证、广告批准文件等许可证件的，由原发证部门撤销已经取得的许可证件，并处 5 万元以上 10 万元以下罚款，5 年内不受理相关责任人及企业提出的医疗器械许可申请。

伪造、变造、买卖、出租、出借相关医疗器械许可证件的，由原发证部门予以收缴或者吊销，没收违法所得；违法所得不足 1 万元的，处 1 万元以上 3 万元以下罚款；违法所得 1 万元以上的，处违法所得 3 倍以上 5 倍以下罚款；构成违反治安管理行为的，由公安机关依法予以治安管理处罚。

第六十五条　未依照本条例规定备案的，由县级以上人民政府食品药品监督管理部门责令限期改正；逾期不改正的，向社会公告未备案单位和产品名称，可以处 1 万元以下罚款。

备案时提供虚假资料的，由县级以上人民政府食品药品监督管理部门向社会公告备案单位和产品名称；情节严重的，直接责任人员 5 年内不得从事医疗器械生产经营活动。

第六十六条　有下列情形之一的，由县级以上人民政府食品药品监督管理部门责令改正，没收违法生产、经营或者使用的医疗器械；违法生产、经营或者使用的医疗器械货值金额不足 1 万元的，并处 2 万元以上 5 万元以下罚款；货值金额 1 万元以上的，并处货值金额 5 倍以上 10 倍以下罚款；情节严重的，责令停产停业，直至由原发证部门吊销医疗器械注册证、医疗器械生产许可证、医疗器械经营许可证：

（一）生产、经营、使用不符合强制性标准或者不符合经注册或者备案的产品技术要求的医疗器械的；

（二）医疗器械生产企业未按照经注册或者备案的产品技术要求组织生产，或者未依照本条例规定建立质量管理体系并保持有效运行的；

（三）经营、使用无合格证明文件、过期、失效、淘汰的医疗器械，或者使用未依法注册的医疗器械的；

（四）食品药品监督管理部门责令其依照本条例规定实施召回或者停止经营后，仍拒不召回或者停止经营医疗器械的；

（五）委托不具备本条例规定条件的企业生产医疗器械，或者未对受托方的生产行为进行管理的。

第六十七条　有下列情形之一的，由县级以上人民政府食品药品监督管理部门责令改正，处 1 万元以上 3 万元以下罚款；情节严重的，责令停产停业，直至由原发证部门吊销医疗器械生产许可证、医疗器械经营许可证：

（一）医疗器械生产企业的生产条件发生变化、不再符合医疗器械质量管理体系要求，未依照本条例规定整改、停止生产、报告的；

（二）生产、经营说明书、标签不符合本条例规定的医疗器械的；

（三）未按照医疗器械说明书和标签标示要求运输、贮存医疗器械的；

（四）转让过期、失效、淘汰或者检验不合格的在用医疗器械的。

第六十八条　有下列情形之一的，由县级以上人民政府食品药品监督管理部门和卫生计生主管部门依据各自职责责令改正，给予警告；拒不改正的，处 5 000 元以上 2 万元以下罚款；情节严重的，责令停产停业，直至由原发证部门吊销医疗器械生产许可证、医疗器械经营许可证：

（一）医疗器械生产企业未按照要求提交质量管理体系自查报告的；

（二）医疗器械经营企业、使用单位未依

照本条例规定建立并执行医疗器械进货查验记录制度的；

（三）从事第二类、第三类医疗器械批发业务以及第三类医疗器械零售业务的经营企业未依照本条例规定建立并执行销售记录制度的；

（四）对重复使用的医疗器械，医疗器械使用单位未按照消毒和管理的规定进行处理的；

（五）医疗器械使用单位重复使用一次性使用的医疗器械，或者未按照规定销毁使用过的一次性使用的医疗器械的；

（六）对需要定期检查、检验、校准、保养、维护的医疗器械，医疗器械使用单位未按照产品说明书要求检查、检验、校准、保养、维护并予以记录，及时进行分析、评估，确保医疗器械处于良好状态的；

（七）医疗器械使用单位未妥善保存购入第三类医疗器械的原始资料，或者未按照规定将大型医疗器械以及植入和介入类医疗器械的信息记载到病历等相关记录中的；

（八）医疗器械使用单位发现使用的医疗器械存在安全隐患未立即停止使用、通知检修，或者继续使用经检修仍不能达到使用安全标准的医疗器械的；

（九）医疗器械生产经营企业、使用单位未依照本条例规定开展医疗器械不良事件监测，未按照要求报告不良事件，或者对医疗器械不良事件监测技术机构、食品药品监督管理部门开展的不良事件调查不予配合的。

第六十九条 违反本条例规定开展医疗器械临床试验的，由县级以上人民政府食品药品监督管理部门责令改正或者立即停止临床试验，可以处 5 万元以下罚款；造成严重后果的，依法对直接负责的主管人员和其他直接责任人员给予降级、撤职或者开除的处分；有医疗器械临床试验机构资质的，由授予其资质的主管部门撤销医疗器械临床试验机构资质，5 年内不受理其资质认定申请。

医疗器械临床试验机构出具虚假报告的，由授予其资质的主管部门撤销医疗器械临床试验机构资质，10 年内不受理其资质认定申请；由县级以上人民政府食品药品监督管理部门处 5 万元以上 10 万元以下罚款；有违法所得的，没收违法所得；对直接负责的主管人员和其他直接责任人员，依法给予撤职或者开除的处分。

第七十条 医疗器械检验机构出具虚假检验报告的，由授予其资质的主管部门撤销检验资质，10 年内不受理其资质认定申请；处 5 万元以上 10 万元以下罚款；有违法所得的，没收违法所得；对直接负责的主管人员和其他直接责任人员，依法给予撤职或者开除的处分；受到开除处分的，自处分决定作出之日起 10 年内不得从事医疗器械检验工作。

第七十一条 违反本条例规定，发布未取得批准文件的医疗器械广告，未事先核实批准文件的真实性即发布医疗器械广告，或者发布广告内容与批准文件不一致的医疗器械广告的，由工商行政管理部门依照有关广告管理的法律、行政法规的规定给予处罚。

篡改经批准的医疗器械广告内容的，由原发证部门撤销该医疗器械的广告批准文件，2 年内不受理其广告审批申请。

发布虚假医疗器械广告的，由省级以上人民政府食品药品监督管理部门决定暂停销售该医疗器械，并向社会公布；仍然销售该医疗器械的，由县级以上人民政府食品药品监督管理部门没收违法销售的医疗器械，并处 2 万元以上 5 万元以下罚款。

第七十二条 医疗器械技术审评机构、医疗器械不良事件监测技术机构未依照本条例规定履行职责，致使审评、监测工作出现重大失误的，由县级以上人民政府食品药品监督管理部门责令改正，通报批评，给予警告；

造成严重后果的，对直接负责的主管人员和其他直接责任人员，依法给予降级、撤职或者开除的处分。

第七十三条　食品药品监督管理部门及其工作人员应当严格依照本条例规定的处罚种类和幅度，根据违法行为的性质和具体情节行使行政处罚权，具体办法由国务院食品药品监督管理部门制定。

第七十四条　违反本条例规定，县级以上人民政府食品药品监督管理部门或者其他有关部门不履行医疗器械监督管理职责或者滥用职权、玩忽职守、徇私舞弊的，由监察机关或者任免机关对直接负责的主管人员和其他直接责任人员依法给予警告、记过或者记大过的处分；造成严重后果的，给予降级、撤职或者开除的处分。

第七十五条　违反本条例规定，构成犯罪的，依法追究刑事责任；造成人身、财产或者其他损害的，依法承担赔偿责任。

第八章　附则

第七十六条　本条例下列用语的含义：

医疗器械，是指直接或者间接用于人体的仪器、设备、器具、体外诊断试剂及校准物、材料以及其他类似或者相关的物品，包括所需要的计算机软件；其效用主要通过物理等方式获得，不是通过药理学、免疫学或者代谢的方式获得，或者虽然有这些方式参与但是只起辅助作用；其目的是：

（一）疾病的诊断、预防、监护、治疗或者缓解；

（二）损伤的诊断、监护、治疗、缓解或者功能补偿；

（三）生理结构或者生理过程的检验、替代、调节或者支持；

（四）生命的支持或者维持；

（五）妊娠控制；

（六）通过对来自人体的样本进行检查，为医疗或者诊断目的提供信息。

医疗器械使用单位，是指使用医疗器械为他人提供医疗等技术服务的机构，包括取得医疗机构执业许可证的医疗机构，取得计划生育技术服务机构执业许可证的计划生育技术服务机构，以及依法不需要取得医疗机构执业许可证的血站、单采血浆站、康复辅助器具适配机构等。

第七十七条　医疗器械产品注册可以收取费用。具体收费项目、标准分别由国务院财政、价格主管部门按照国家有关规定制定。

第七十八条　非营利的避孕医疗器械管理办法以及医疗卫生机构为应对突发公共卫生事件而研制的医疗器械的管理办法，由国务院食品药品监督管理部门会同国务院卫生计生主管部门制定。

中医医疗器械的管理办法，由国务院食品药品监督管理部门会同国务院中医药管理部门依据本条例的规定制定；康复辅助器具类医疗器械的范围及其管理办法，由国务院食品药品监督管理部门会同国务院民政部门依据本条例的规定制定。

第七十九条　军队医疗器械使用的监督管理，由军队卫生主管部门依据本条例和军队有关规定组织实施。

第八十条　本条例自 2014 年 6 月 1 日起施行。

国家卫生和计划生育委员会令　第 4 号

《医师资格考试违纪违规处理规定》已于 2014 年 7 月 7 日经国家卫生计生委委主任会议讨论通过，现予公布，自 2014 年 9 月 10 日起施行。

主任　李斌

二〇一四年八月十日

医师资格考试违纪违规处理规定

第一章　总则

第一条　为加强医师资格考试工作的管理，规范医师资格考试违纪违规行为的认定与处理，保障考试公平、公正，维护考生和考试工作人员的合法权益，根据《中华人民共和国执业医师法》（以下简称《执业医师法》）及相关法律法规，制定本规定。

第二条　本规定适用于在医师资格考试中对考生、命审题人员、考试工作人员、其他相关人员及考点违纪违规行为的认定和处理。

第三条　对考试违纪违规行为的认定与处理，应当做到事实清楚、证据确凿、程序规范、适用规定准确。

第四条　国家卫生计生委负责全国医师资格考试违纪违规行为认定和处理的监督管理。

设区的市级以上地方卫生计生行政部门负责本辖区医师资格考试违纪违规行为的认定、处理和监督管理。

国家医学考试中心在国家卫生计生委的领导下，负责全国医师资格考试结果的分析和管理，违纪违规行为认定、处理的指导和信息管理，并向国家卫生计生委报告全国医师资格考试违纪违规处理工作的相关情况。

国家中医药管理局中医师资格认证中心（以下简称中医师资格认证中心）根据职责分工负责相关工作。

考区、考点的考试机构在同级卫生计生行政部门领导下，分别负责本辖区考试违纪违规行为认定、处理等相关工作的具体实施。

第二章　考生及相关人员违纪违规行为的认定与处理

第五条　考生有下列行为之一的，当年该单元或者考站考试成绩无效：

（一）考试开始信号发出后，在规定之外位置就座并参加考试的；

（二）进入考室时，经提醒仍未按要求将规定物品放在指定位置的；

（三）考试开始信号发出前答题或者考试结束信号发出后继续答题，经提醒仍不改正的；

（四）未按要求使用考试规定用笔或者纸答题，经提醒仍不改正的；

（五）未按要求在试卷、答卷（含答题卡，下同）上正确书写本人信息、填涂答题信息或者标记其他信息，经提醒仍不改正的；

（六）考试开始 30 分钟内，经提醒仍不在答卷上填写本人信息的；

（七）在考试过程中，旁窥、交头接耳、互打暗号或者手势，经提醒仍不改正的；

（八）未经考试工作人员同意，在考试过

程中擅自离开座位或者考室的；

（九）拒绝、妨碍考试工作人员履行管理职责的；

（十）在考室或者考场禁止的范围内，喧哗、吸烟或者实施其他影响考试秩序的行为，经劝阻仍不改正的；

（十一）同一考室、同一考题两份以上主观题答案文字表述、主要错点高度一致的；

（十二）省级以上卫生计生行政部门规定的其他一般违纪违规行为。

第六条　考生有下列行为之一的，当年考试成绩无效：

（一）考试开始信号发出后，被查出携带记载医学内容的材料的；

（二）抄袭或者协助他人抄袭试题答案或者考试内容相关资料的；

（三）将试卷、答卷或者涉及试题的作答信息材料带出考室的；

（四）故意损毁试卷、答卷或者考试设备、材料的；

（五）省级以上卫生计生行政部门规定的其他较为严重的违纪违规行为。

第七条　考生有下列行为之一的，当年考试成绩无效，在 2 年内不得报考医师资格：

（一）考试开始信号发出后，被查出携带电子作弊工具的；

（二）抢夺、窃取他人试卷、答卷或者强迫他人为自己抄袭提供方便的；

（三）在考场警戒线范围内交接或者交换试卷、答卷等考试相关材料的；

（四）拒不服从考试工作人员管理，故意扰乱考场、评卷场所等考试工作秩序的；

（五）与考试工作人员串通作弊的；

（六）威胁、侮辱、殴打考试工作人员的；

（七）利用伪造证件、证明及其他虚假材料报名的；

（八）填写他人考试识别信息或者试卷标识信息的；

（九）省级以上卫生计生行政部门规定的其他严重违纪违规行为。

第八条　考生有下列行为之一的，认定为参与有组织作弊，当年考试成绩无效，终身不得报考医师资格：

（一）由他人代替参加考试的；

（二）在考场警戒线范围内对外进行通讯、传递、发送或者接收试卷内容或者答案的；

（三）散布谣言，扰乱考试环境，造成严重不良社会影响的；

（四）考前非法获取、持有、使用、传播试题或者答案的；

（五）省级以上卫生计生行政部门规定的其他有组织作弊行为。

第九条　考试结束后发现并认定考生有违纪违规行为的，依照本规定进行处理。

第十条　考生通过违纪违规行为获得考试成绩并取得医师资格证书、医师执业证书的，由发放证书的卫生计生行政部门依据有关法律法规进行处理，撤销并收回医师资格证书、医师执业证书，并进行通报。

在校医学生、在职教师参与有组织作弊，由卫生计生行政部门将有关情况通报其所在学校，由其所在学校根据有关规定进行处理。在校医学生参与有组织作弊情节严重的，终身不得报考医师资格。

医师参与有组织作弊，已经取得医师资格但尚未注册的，卫生计生行政部门将不予注册；已经注册取得医师执业证书的，由注册的卫生计生行政部门依法注销其执业注册，收回医师执业证书，并不再予以注册。有其他违纪违规行为的，卫生计生行政部门应当依法进行处理。卫生计生行政部门对医师的处理情况应当及时通报其所在单位。

除考生外的其他人员参与有组织作弊的，卫生计生行政部门应当向有关部门或者单位通报，并建议给予其相应处分。

第三章　命审题人员和考试工作人员违纪违规行为的认定与处理

第十一条　命审题人员应当具有良好的政治素质和品行，具有胜任命审题及涉密岗位所要求的工作能力。

命审题人员应当履行以下保密义务：

（一）遵守国家保密法律法规及其他相关规定，不得以任何方式泄露属国家秘密的医师资格考试试卷、试题内容；

（二）凡有直系亲属、利害关系人参加当年考试的，应当主动回避，不得参加当年命审题和组卷工作；

（三）应当接受保密教育和培训，签订《保密责任承诺书》；

（四）不得参与和考试有关的应试培训工作。

第十二条　命审题人员有下列行为之一的，国家医学考试中心或者中医师资格认证中心应当停止其参加命审题工作，视情节轻重作出或者建议其所在单位给予相应处分，并调离命审题工作岗位：

（一）非法获取、持有国家秘密载体的；

（二）买卖、转送或者私自销毁国家秘密载体的；

（三）通过普通邮政、快递等无保密措施的渠道传递国家秘密载体的；

（四）邮寄、托运国家秘密载体出境，或者未经有关主管部门批准，携带、传递国家秘密载体出境的；

（五）非法复制、记录、存储国家秘密的；

（六）在私人交往和通信中泄露国家秘密的；

（七）在互联网及其他公共信息网络或者未采取保密措施的有线和无线通信中传递国家秘密的；

（八）将涉密计算机、涉密存储设备接入互联网及其他公共信息网络的；

（九）在涉密信息系统与互联网及其他公共信息网络之间进行信息交换的；

（十）使用非涉密计算机、非涉密存储设备存储、处理国家秘密信息的；

（十一）擅自卸载、修改涉密信息系统的安全技术程序、管理程序的；

（十二）将未经安全技术处理的退出使用的涉密计算机、涉密存储设备赠送、出售、丢弃或者改作其他用途的；

（十三）参与和医师资格考试有关的培训工作的；

（十四）未经国家医学考试中心或者中医师资格认证中心批准，在聘用期内参与编写、出版医师资格考试辅导用书和相关资料的。

第十三条　考试工作人员应当认真履行工作职责。在考试考务管理工作中，有下列行为之一的，考试机构应当停止其参加考试工作，视情节轻重作出或者建议其所在单位给予相应的处分，并调离考试工作单位或者岗位：

（一）为考生或者考试工作人员提供虚假证明、证件，或者违规修改考生档案（含电子档案）的；

（二）擅自变更考试时间、地点或者考试安排的；

（三）因工作失误，导致辖区内部分考生未能如期参加考试，并造成恶劣社会影响的；

（四）通过提示或者暗示帮助考生答题的；

（五）擅自将试题、答卷以及与考试内容相关的材料带出考室或者传递给他人的；

（六）偷换、涂改考生答卷、考试成绩或者考场原始记录材料的；

（七）未按照规定保管、使用、销毁考试材料的；

（八）未认真履行职责，造成所负责标准考室的雷同率达到60%的；

(九)评阅卷人员造成卷面成绩明显错误,成绩错误试卷数量占其评卷总量 1% 以上的;

(十)与考生或者其他人员串通,在考试期间帮助考生实施违纪违规行为的;

(十一)具有应当回避考试工作的情形但隐瞒不报的;

(十二)利用考试工作便利,进行索贿、受贿或者牟取不正当利益的;

(十三)诬陷、打击报复考生或者其他考试工作人员的;

(十四)省级以上卫生计生行政部门规定的其他违反考务管理的行为。

第十四条　考点的考试工作人员严重不负责任,造成考试组织管理混乱、违纪违规现象突出的,由卫生计生行政部门进行通报批评,并给予警告。

考点违纪违规现象严重,影响恶劣的,由省级卫生计生行政部门取消该考点承办考试的资格,责令整改,在 2 年内不得承办考试工作,并追究相关管理人员的责任。

第十五条　除考试工作人员外,其他有关人员有干扰考试行为的,卫生计生行政部门或者考试机构应当建议有关单位给予相应行政处分。

第四章　违纪违规行为的认定与处理程序

第十六条　考试工作人员对考试过程中发现的违纪违规行为应当及时予以纠正,并采取必要措施收集、保全违纪违规证据。

对考试过程中发现的违纪违规行为,应当由 2 名以上考试工作人员共同填写全国统一样式的《医师资格考试违纪违规行为记录单》。记录单内容包括:违纪违规事实、情节及现场处理情况。记录单填写完成并经考试工作人员签字后,应当及时报考点主考签字认定。考试工作人员应当如实将记录内容和拟处理意见告知被处理人。

对事实清楚、证据确凿的违纪违规行为,卫生计生行政部门应当及时作出处理决定,出具全国统一样式的《医师资格考试违纪违规行为处理决定书》,并按要求及时送达被处理人或者其所在单位。

第十七条　考点考试机构负责汇总考点各考场违纪违规情况,并及时报送考点所在地设区的市级卫生计生行政部门。

第十八条　违纪违规考生的处理决定由设区的市级卫生计生行政部门作出。除当年单元或者考站考试成绩无效、当年考试成绩无效的处理决定外,设区的市级卫生计生行政部门作出其他处理决定后,应当自处理决定作出之日起 15 日内报省级卫生计生行政部门备案。对发现的不当处理决定,省级卫生计生行政部门应当自收到备案材料之日起 30 日内进行调查、纠正,也可以要求设区的市级卫生计生行政部门重新调查处理。

第十九条　设区的市级以上地方卫生计生行政部门应当加强对考点、考场的监督管理,有第十三条、第十四条所列情形且情节严重的,可以直接介入调查和处理,并将有关情况及时上报国家卫生计生委,同时抄送国家医学考试中心或者中医师资格认证中心。

第二十条　命审题人员、考试工作人员在试题命制、考场、考点及评卷过程中有违反本规定行为的,国家医学考试中心或者中医师资格认证中心负责人、考点主考、评卷负责人应当暂停其工作,并依照本规定报卫生计生行政部门处理。

第二十一条　卫生计生行政部门作出处理决定时,应当将拟作出的处理决定及时告知被处理人。

被处理人对卫生计生行政部门认定的违纪违规事实或者拟作出的处理决定存在异议

的，有权进行陈述和申辩。

被处理人对处理决定不服的，可以依法申请行政复议或者提起行政诉讼。

第二十二条 考区考试机构应当在省级卫生计生行政部门指导下建立国家医师资格考试考生诚信档案，记录、保留并向国家医学考试中心提供在医师资格考试中违纪违规考生的相关信息。

考区考试机构应当汇总本辖区考试违纪违规行为的认定和处理情况，分别报送至省级卫生计生行政部门和国家医学考试中心，由国家医学考试中心纳入考生个人信息库进行管理。

第五章 附 则

第二十三条 考生、命审题人员、考试工作人员和其他相关人员违反本规定构成犯罪的，依法追究刑事责任。

第二十四条 本规定中下列用语的含义：

当年考试，是指考生当年从报名参加医师资格考试至考试所有测试内容完成的全过程。

考站或者考试单元，是指进行实践技能考试或者医学综合笔试时，将考试分成的不同阶段。实践技能考试中称为考站，医学综合笔试中称为考试单元。

考生，是指根据《执业医师法》和国家卫生计生委制定的考试办法，报名参加医师资格考试的人员。

命审题人员，是指参与医师资格考试命题、审题、组卷的专家和工作人员。

考试工作人员，是指参与医师资格考试考务管理、评阅卷和考试服务工作的人员。

考试机构，是指各级卫生计生行政部门指定的负责医师资格考试考务工作的单位。

考区和考点，是指为进行医师资格考试考务管理划定的考试管理区域。考区指省、自治区、直辖市所辖区域；考点指地或者设区市所辖区域。

考场，是指医师资格考试实施的具体场所，一般指学校、医院等。

考室，是指考场内实施医师资格考试的独立区域，如教室、诊室等。

第二十五条 本规定自 2014 年 9 月 10 日起施行。

索　引

M

N

H

P

Q

R

S

T

W

X

Y

Z